全国中医药行业高等教育"十四五"创新教材

医药信息系统建模理论与实践

（第2版）

（供医学信息工程、智能医学工程、生物医学数据科学、生物医学工程、信息管理与信息系统、信息资源管理、大数据管理与应用等医药信息类专业用）

主　编　张文学　连世新

全国百佳图书出版单位
中国中医药出版社
·北京·

图书在版编目（CIP）数据

医药信息系统建模理论与实践 / 张文学，连世新主编 . —2 版 . —北京：中国中医药出版社，2023.12

全国中医药行业高等教育"十四五"创新教材

ISBN 978-7-5132-5439-7

Ⅰ . ①医…　Ⅱ . ①张…　②连…　Ⅲ . ①医药学—信息系统—系统建模—中医学院—教材　Ⅳ . ① R-39

中国国家版本馆 CIP 数据核字（2023）第 022199 号

免费使用本书数字资源步骤说明

本书为融合出版物，相关数字化资源（如图片、视频等）在全国中医药行业教育云平台"医开讲"发布。

资源访问说明

扫描二维码下载"医开讲"APP 或到"医开讲网站"（www.e-lesson.cn）注册登录，在搜索框内输入书名，点击"立即购买"，选择"全部"，点击"选择支付"（0.00 元），显示支付成功。

点击 APP 首页下方"书架"–"我的订单"，找到本书，即可阅读并使用数字资源。

中国中医药出版社出版

北京经济技术开发区科创十三街 31 号院二区 8 号楼

邮政编码　100176

传真　010 - 64405721

山东华立印务有限公司印刷

各地新华书店经销

开本 787 × 1092　1/16　印张 22.25　字数 635 千字

2023 年 12 月第 2 版　2023 年 12 月第 1 次印刷

书号　ISBN 978 – 7 – 5132 – 5439 – 7

定价　70.00 元

网址　www.cptcm.com

服 务 热 线　010-64405510　微信服务号　zgzyycbs

购 书 热 线　010-89535836　官 方 微 博　http://e.weibo.com/cptcm

维 权 打 假　010-64405753　天猫旗舰店网址　https://zgzyycbs.tmall.com

如有印装质量问题请与本社出版部联系（010 - 64405510）

版权专有　侵权必究

全国中医药行业高等教育"十四五"创新教材

《医药信息系统建模理论与实践》编委会

主　　编　张文学（宁夏医科大学）
　　　　　连世新（宁夏医科大学）
副 主 编　董富江（宁夏医科大学）
　　　　　王玉锋（济宁医学院）
　　　　　章新友（江西中医药大学）
　　　　　浦科学（重庆医科大学）
编　　委　（以姓氏笔画为序）
　　　　　马宜青（宁夏医科大学）
　　　　　刘　哲（宁夏医科大学）
　　　　　刘学锐（西部安全认证中心有限责任公司）
　　　　　杨　柳（宁夏医科大学）
　　　　　杨德仁（宁夏医科大学）
　　　　　宋　斐（宁夏医科大学）
　　　　　张　倩（宁夏医科大学）
　　　　　张　甜（宁夏医科大学）
　　　　　张海宏（宁夏医科大学）
　　　　　胡孔法（南京中医药大学）
　　　　　段彩芳（银川市第三人民医院）
　　　　　袁　渊（宁夏医科大学）

前　言

当前，大数据、云计算、人工智能等数字化技术发展速度很快，新医科与理工结合促进了医学的快速发展。医学机器人、智能诊疗、"互联网＋"医疗已获得广泛应用；面向新型冠状病毒感染的大数据流行病学调研、语音随访、肺炎影像诊断、物流配送、卫生应急管理等场景，各种新技术快速落地应用；基于新科技对人的全生命周期的健康数据收集、分析、利用，必将助力医学模式从预防医学、临床医学和健康养老转变为健康管理、临床医学、慢病管理和健康养老。智慧医疗的发展更具有引领性和前瞻性，有助于实现医疗服务的供给侧改革，让患者得以享受便捷高效的诊疗和自助服务，让医院科技成果快速转化，并实现智能化的管理运营。

2018 年《医药信息系统建模理论与实践》（第 1 版）（以下简称第 1 版教材）针对卫生部与国家中医药管理局印发的《关于加强卫生信息化建设的指导意见》（卫办发〔2012〕38 号）和国务院办公厅印发的《关于促进和规范健康医疗大数据应用发展的指导意见》（国办发〔2016〕47 号）要求重点培养具有医学和信息学双重背景的复合型人才和服务于技术、应用的实用型专门人才的培养定位，打破了传统学科知识体系，针对应用型本科学生特点，依据工作过程和岗位胜任能力，将信息系统分析与设计基本理论、先进理念、新型技术等融入医药信息系统的具体开发中。第 1 版教材突出理论和实践相统一的特征，强调知识应用的综合性、实践性；针对信息系统建模理论抽象、学习难度大的问题，通过剖析预约挂号案例，由浅入深、循序渐进地阐释信息系统开发的基本概念、基本理论、方法、模型、工具与技术；强调结构化开发方法、面向对象开发方法及开发实际应用系统的基本素质和项目开发能力；充分体现基础教学改革重在实践能力培养，融岗位技能培养与适度创新能力培养于一体的卫生信息化专业人才培养目标。第 1 版教材丰富和完善了可追溯可验证的软件工程方法，不仅突出了信息系统规划、需求获取、需求分析、系统分析、系统设计各阶段建模之间的逻辑联系，而且梳理了各阶段内部每项工作任务、活动和步骤的逻辑联系，使得每一项建模任务都有目的、有输入、有方法、有成果，使得所有建模工作逻辑清晰、联系紧密。

本教材在知识点方面的主要变化：增加了面向对象方法的内容，以面向对象为主线全面介绍了信息系统的分析和开发，建立了面向对象信息系统分析与开发方法的新体系。新体系丰富和完善了基于用例的软件建模方法，采用了5种不同类型的用例，包括业务用例、概念用例、控制用例、系统用例、测试用例；并使用了两种不同的概念类，包括分析类和设计类。新体系通过这些基本元素规范表达需求分析、系统分析、系统设计和软件测试各阶段的工作任务和工作成果。同时，本教材大幅精简了结构化方法的内容，并删除了第1版教材中的医药信息资源安全。

本教材共九章。第一章绪论，在第1版教材基础上增加了医药大数据、智能临床决策系统、业务流程建模、Stacey矩阵内容，完善了预约挂号的核心业务和信息系统建模知识点，并重新组织各知识点的逻辑关系；第二章信息系统规划建模增加了医院信息规划、项目规划类文档写作，并重新组织各知识点的逻辑关系；第三章信息系统分析建模是新增章，主要包括信息系统分析概述、面向对象概念及方法、UML（统一建模语言）和面向对象系统分析的软件建模；第四章面向对象业务需求分析，增加了非功能性需求和系统原型，完善了业务视角业务用例、业务对象模型、关键概念用例、对象实体模型，规范了图形建模元素；第五章面向对象信息系统分析，增加了微服务 Spring Boot 框架、定义分析类、微信小程序预约挂号系统的软件架构与框架，规范了图形建模元素；第六章信息系统设计建模是新增章，主要包括信息系统设计概述、系统应用架构设计、面向对象设计建模、系统设计说明书；第七章面向对象信息系统设计，增加了用例设计、测试用例设计，完善了包设计和接口设计（用户界面数据和事件设计、各层之间的接口设计、内部接口设计、外部接口设计），规范了图形建模元素；第八章面向对象信息系统实现，增加了小程序预约挂号关键模块实现、用例测试；第九章结构化信息系统建模，将第1版教材中关于结构化的三章内容精简为一章内容。

本教材落实教育部《高等学校课程思政建设指导纲要》（教高〔2020〕

3号）和《习近平新时代中国特色社会主义思想进课程教材指南》（国教材〔2021〕2号）文件精神，根据医药卫生健康信息学科专业的特色和优势，打造培根铸魂、启智增慧、适应时代要求的教材。第一，深度挖掘提炼专业知识体系中所蕴含的思想价值和精神内涵，尤其探索体现习近平新时代中国特色社会主义思想所蕴含的马克思主义思想方法，将基本立场观点方法转化为育人立意和价值导向，形成正确的世界观、人生观、价值观；第二，将马克思主义立场观点方法的教育与科学精神的培养结合起来，提高学生正确认识问题、分析问题和解决问题的能力；第三，注重科学思维方法的训练，培养学生探索未知、追求真理、勇攀科学高峰的责任感和使命感；第四，注重强化学生工程伦理教育和职业素养教育，培养学生工匠精神、团队精神和终身学习精神，激发学生科技报国的家国情怀和使命担当；第五，阐释人民至上、生命至上思想，以及患者隐私保护与信息安全，科学合理拓展教材的广度、深度和温度，增加教材的知识性、人文性，提升引领性、时代性和开放性。

本教材吸收了近年来医药卫生健康行业信息化、智能化和智慧化最佳实践。第一，国家应用评级政策直接推动的数据共享互认、智慧医院建设及新一代信息技术应用；第二，国家医药卫生改革深化相关政策，现代医院管理制度、完善医疗服务、预约诊疗、分级诊疗、公立医院综合改革和高质量发展、"三医"联动改革、医疗机构设置规划等，推动的信息技术应用；第三，国家的数字化战略引领的智能医疗、智能健康养老、互联网诊疗、预约诊疗、报告查询、远程会诊、医疗科研大数据、智慧医防等创新应用；第四，信息安全强制推动的患者信息保护、医院信息安全和等级保护应用。

本教材注重产教研融合，同时实现了医理工管等多学科深度交叉融合。我们在编纂过程中保留了第1版教材对原理的讲解，强调了医药案例的融入，将软件工程的设计、建设和管理领域的知识融为一体，通过医药信息系统案例将理论与工程实际紧密结合，注重工程训练，突出应用价值。

本教材新增了数字资源，包含教学PPT课件、思考题答案要点、模拟试卷与答案、扫一扫与测一测、富媒体资源（微课视频）、扩展阅读（信息化项目案例），便于学生自学、教师备课、医信人参考。

综上，本教材具有以下特点：第一，教材知识体系的编排充分体现了

"优化结构、突出主线、精选内容"的 12 字理念，优化知识点的定义构成条件背景用途、优化知识之间的逻辑结构、优化精深的专门知识与广博的知识面，以信息系统生命周期为主线、以面向对象方法为主线、以成果导向教育理念为主线，精选学科基础核心内容、精选行业最佳实践案例、精选学科前沿知识。第二，本教材是产教研融合实践成果，强调核心素养，让学生跨越知识走向能力。以理论与案例结合为重点，不仅注重原理的讲解，而且融入了经典案例分析，方便学生通过理论学习拓宽解决问题的思路，通过案例实践掌握解决问题的方法，从而快速适应医药信息系统相关工作岗位需求。第三，本教材致力于培根铸魂、启智增慧、适应时代要求。第四，本教材增加了 6 种类型的数字资源，拓展为融合教材，将信息技术有效融入"教""学"全过程。

本教材编写分工：第一、二、五章由张文学编写；第三章由章新友、刘学锐、段彩芳编写；第四章由王玉锋、袁渊、胡孔法、张海宏、张倩编写；第六、九章由连世新编写；第七章由董富江、张甜、杨德仁、宋斐编写；第八章由浦科学、马宜青、杨柳、刘哲编写。

感谢宁夏"互联网＋教育"信息化骨干培训项目（高端教学类培养对象，XXHC2021003），宁夏教育厅产教融合人才培养示范专业"电子信息科学与技术"（2018SFZY09），宁夏高校高水平本科教育项目一流本科课程"文献检索"（宁教高办〔2021〕7 号），宁夏医科大学校级学术技术带头人后备培育对象（宁医校发〔2020〕53 号），宁夏医科大学理学院教学科研项目"医学信息系统分析与设计"课程思政教材教学评价一体化建设与实践（NYLXY202101）、医疗文本挖掘中有监督学习的实体消歧模型和算法研究（NYLXY202110），2022 年宁夏医科大学优质示范课程建设项目"医学信息系统分析与设计"，2023 年宁夏高等教育教学改革研究与实践项目"基于 OBE 的'医学信息系统分析与设计'教学改革与实践"（bjg2021047）的资助。

本教材在编写过程中得到了中国中医药出版社、宁夏医科大学领导的关心和支持，参阅了大量的文献资料，在此一并表示感谢。并感谢宁夏医科大学本科生杜荣、李凯、单小兵、王政煜、姚佳兴在稿件整理与图形绘制过程中的辛勤劳动。

本书编委会
2023 年 8 月

目　录

第一章　绪论 ▷▷▷▷

扫码看PPT

◎ 导学

思维导图：预习、听课、做笔记、整理思维导图。

讨论：医药信息化、管理信息系统、医药信息系统的概念、内容、关系、作用等。某医药信息系统建设项目的影响因素、管理流程、管理内容等。

实践：运用信息、系统和信息系统知识，分析某医药信息系统的要素、作用、特征、功能等。

教授给他人：信息系统建模专题分享、汇报、讲座，至少包含系统模型与工具、软件工程方法、业务流程建模等内容。

育人目标：增强医学信息工程类专业职业认同感、责任感、使命感，激发创新精神，厚植科技报国情怀。

先进信息技术是领先于行业传统生产服务技术的成熟的各种信息技术，先进的开发工具其实就代表了目前本行业最先进的理论和思想。信息系统的目标就是研究信息技术、信息以及人三种因素如何协同工作，帮助人们完成与信息处理和信息管理相关的一切任务。虽然成熟的信息技术是信息系统的基础，但并不能成为企业成功的充分条件。要想开发成功的信息系统，必须在其中纳入先进的管理理念，同时还要强调使用信息系统的人的素质。本章首先介绍医药信息系统的背景、基本概念、相关信息系统，然后介绍信息系统建模的概念、模型、开发、方法、工具、管理。

第一节　医药信息化概述

微课视频

微课PPT

信息化就是在经济和社会活动中，通过普遍采用信息技术和电子信息装备，更有效地开发和利用信息资源，推动经济发展和社会进步，使利用信息资源创造的劳动价值在国民生产总值中的比重逐步上升直至占主导地位的过程。

医药信息化是基于先进的管理理念和信息技术，从根本上考虑和彻底地设计医疗卫生服务过程与药品运营管理的过程，更加充分有效地开发和利用医药信息资源，为决策层、战略层、战术层提供及时准确的数据信息，使其在成本、质量、服务和速度等关键指标上取得显著的提高，加强其"核心竞争力"。

医院管理信息系统发展初期的动力，主要是医院为对接医保系统处理医保报销而被动信息化。但近年来，临床信息化获得了快速发展，医院信息系统（hospital information system，HIS）、影像归档和通信系统（picture archiving and communication systems，PACS）、医技信息管理系统（laboratory information management system，LIMS）、电子病历（electronic medical record，EMR）等软件的应用，对医疗诊断水平的提高发挥了重要作用，数字医院、健康档案、远程医疗、移动医疗新概念已经成为今后明确发展的领域。

按照应用领域，医疗卫生信息化可分为：医院信息化，HIS、HRP、数智中心；临床信息化，CIS、EMR、CDSS、PACS；区域医疗信息化，医疗集团、医联体；药企信息化，信息化转型、数字化转型。

一、信息技术推动医学变革

医学经历了数千年的发展，从最原始阶段到现在发生了巨大的变化。特别是随着近代自然科学的发展，医学科学再次进入了快速发展阶段。但是，真正对医学产生翻天覆地影响的是信息技术。由于信息技术在医学领域的深入应用，医学从分子水平、个体水平到群体水平都发生了重大变化，产生了数字医学、精准医学、智能医学、智慧医学等多个学科方向。

（一）数字医学

数字医学（digital medicine，DM）的"数字"是数字化的计算机科学与信息技术，"医学"是通信技术、网络技术与信息技术的应用领域。数字医学是以数字化技术武装与再造的新医学科学和新医疗技术。数字医学技术涉及临床技术、医学信息和医学装置数据系统三个领域。

狭义的数字医学是应用数字化手段、基础医学与临床医学工程辅助原有医疗技术的实施和提供全新的数字医疗技术，将数字化技术渗透到临床医学领域，以达到更加精确可靠的临床诊断和更加准确有效的临床治疗。

广义的数字医学是在整个医学科技领域应用数字化手段的探索与创新。它关注数字化医疗设备的研发与应用、医疗管理信息系统和临床信息系统的开发与实施、数字化医院的建设与管理、临床医疗技术的数字化、区域医疗协同与信息资源共享、远程医疗会诊与远程医学教育、基础医学各个分支学科的数字技术应用、疾病预防控制与公共卫生管理的数字化等。因此，数字医学可分类为涉及仪器设备的数字医学工程、辅助诊疗决策的数字医疗技术、辅助医院运营的数字医院。

数字医学工程主要研究计算机断层扫描（computed tomography，CT）、正电子发射型计算机断层显像（positron emission computed tomography，PET）、核磁共振成像（magnetic resonance imaging，MRI）、数字减影、数字超声及数字医疗机器人等仪器设备。

数字医疗技术包括外科手术计划与导航系统、肿瘤化疗和放疗决策系统、临床药学系统等。

数字医院（digital hospital，DH）是由医院业务软件、数字化医疗设备、网络平台、患者、医生、护士、管理者所组成的多位一体的综合人造系统，可实现就医流程网络化、医疗方式电子化、管理全程信息化、医疗设备数字化、楼宇空间智能化、医院总体现代化（无线化、自助化、无纸化、无胶片化）。一方面，其基于数字化技术构建一个以患者为中心的现代医疗服务体系，通过医院内部的服务模式创新，让患者获得最佳的医疗效果、最低的医疗费用、最短的医疗时间、最少的中间环节、最满意的健康服务；另一方面，其通过数字化手段实现医院资源整合、流程优化，降低运行成本，提高服务质量、工作效率和管理水平。2019 年 1 月 30 日，国务院办公厅印发《国务院办公厅关于加强三级公立医院绩效考核工作的意见》（国办发〔2019〕4 号），实施健康中国战略，建立健全基本医疗卫生制度，加强和完善公立医院管理，坚持公益性，调动积极性，引导三级公立医院进一步落实功能定位，提高医疗服务质量和效率，推进分级诊疗制度建设，为人民群众提供高质量的医疗服务。三级公立医院绩效考核指标体系由医疗质量、运营效率、持续发展、满意度评价等四个方面的指标构成。其支撑体系包括提高病案首页质量、统一编码和术语集、完善满意度调查平台和建立考核信息系统。要求在 2019 年 3 月底前，国家卫生健康委建立全国三级公立医院绩效考核信息系统；2019 年 6 月底前，各省份建立省级绩效考核信息系统，与全国三级公立医院绩效考核信息系统互联互通，以数据信息考核为主，必要现场复核为辅，利用"互联网＋考核"的方式采集客观考核数据，开展三级公立医院绩效考核工作。

现代化的医院信息化要求数字医院解决方案的同时考虑三个层面的问题：第一层面，医疗业务的信息化，即实现网络化、无纸化、无胶片办公；第二层面，信息资源的管理，即实现信息的整合、应用的整合，发挥信息化的优势；第三层面，即从服务出发，激活医疗信息化的需求，消除时空阻隔，使信息充分流通共享，持续创新，不断满足医疗服务的发展。

（二）精准医学

精准医学是生物技术和信息技术在医学临床实践的交汇融合应用，对于加快重大疾病防控技术突破、占据未来医学及相关产业发展主导权、打造我国生命健康产业发展的新驱动力至关重要。为了实现数据资源的有效汇聚和信息共享，需要建立精准医学大数据重点疾病信息标准框架模型，注重数据采集端信息标准研制与推广应用；制定疾病特性的数据采集内容规范；注重精准医学大数据管理和共享技术平台端的数据库设计、数据存储、分析、应用和展示等。

精准医学就是根据患者的临床信息和人群队列信息、应用现代遗传技术、分子影像技术、生物信息技术，结合患者的生活环境和方式，实现精准的疾病分类及诊断，制定具有个性化的疾病预防和治疗方案。

精准医学为复杂疾病的防控和治疗提供了新思路，通过对个人基因组和其他生物大数据的挖掘，为患者提供个体化的风险预测、诊断和治疗方案，从而优化医疗资源的配置。发展精准医学，科学有效地配置医疗资源，是医疗卫生事业发展的迫切需求。医疗大数据中心正在精准医学数据的整合分析和生物统计分析平台的构建方面不断斩获科研成果。

（三）智能医学

智能医学是通过人类智能与人工智能的方法，辅助或替代人类进行医疗行为的医、理、工高度交叉的科学，包含了人工智能、虚拟现实、计算机手术导航、3D 打印、机器人、可穿戴医疗设备、云平台、远程医疗、医疗大数据、5G 医疗、脑机接口、数字孪生等众多医学前沿领域。智能医学是研究人的生命和疾病现象的本质及其规律，探索人机协同的智能化诊疗方法和临床应用的新兴交叉学科。当前人工智能在医学领域的应用主要有疾病的诊断与治疗方案分析，包括临床决策支持系统、智能影像分析、疾病风险预测和健康管理。

（四）智慧医学

智慧医学（智慧医疗）是通过打造健康档案区域医疗信息平台，利用最先进的物联网技术，实现患者与医务人员、医疗机构、医疗设备之间的互动，逐步达到信息化，以减少医疗差错、提高医疗效率、优化资源配置。医疗信息化相关的政策主要集中在以电子病历为核心的临床信息化系统建设、以控费为目的的医保控费系统建设、以居民电子健康档案为核心的区域卫生信息化系统建设等。医疗数字化逐渐加速发展的四大趋势：电子病历、智能诊断、在线医疗，以及智慧医院提供的外延性服务。

二、医疗卫生信息化

医疗卫生信息化（medical and health information，MHI）是基于先进的通信技术、网络技术与信息技术采集、存储、传输和处理医疗卫生服务过程中的患者信息、医学信息、卫生信息和管理信息，并将医疗信息系统与银行信息系统、社会医疗保健信息系统连接。根据国际统一的医疗系统信息化水平划分标准，医疗信息化的建设分为三个层次：医院管理信息化、临床管理信息化和公共卫生信息化。

（一）医院管理信息化

医院管理信息化（医院信息管理系统）建设内容是财务收费管理系统、人力资源管理系统等。其主要特征是数据共享和以财务核算为中心。

20 世纪 80 年代末至 90 年代初，是医院信息化起步与探索阶段。医院信息管理系统经历了从独立应用、部门级系统到全院级医院信息系统的发展过程。随着当时 Novell 网和 FoxBase、FoxPro 数据库的日益盛行，越来越多有实力的医院进行了信息化建设，信息化覆盖患者入出转和病案、统计、药品、收费核算等领域。例如，20 世纪 80 年代末单机小型管理软件出现，1993 年"八五"国家重点科技项目"医院综合信息系统研究"立项启动，1994 年城镇职工保险试点推动医院计费系统。

一方面，1995—2000 年，支持图形化用户界面的 Windows95 操作系统、支持 Windows NT 的 SQL Server 数据库、支持面向对象的 Oracle 8 相继问世。医院信息系统建设过程经历了由"DOS+FoxBase"转向"Windows+ 大型关系型数据库"的技术路线变化，并且最终推出了 C/S 架构下的软件系统。另一方面，1995 年"金卫"工程将医院信息系统建设作为主要的攻关目标，1996 年中国医院信息系统（CHIS）在北京大学人民医院上线成功，1997 年《医院信息系统软件基本功能规范》发布，标志着医院信息化进入一体化的医院管理信息系统建设阶段。

（二）临床管理信息化

临床管理信息化（临床信息管理系统）的建设内容是电子病例、医生工作站、PACS（影像归档和通信系统）、LIS（实验室信息管理系统）、RIS（放射信息管理系统）等系统。其主要特征为信息系统的整合，集成平台、临床数据中心（CDA）。

自 2000 年以来，以电子病历为核心的临床信息化涉及临床业务的全流程，通过电子化流程改造，优化和重塑临床业务，应重视与完善流程的闭环管理，并需在基于知识库的智能提醒中扩大应用，以减少人为差错。对数据质量的治理与利用是电子病历建设的最终使用落脚点。同时，从 HIS 一枝独秀发展到 HIS、PACS、LIS、EMR 等百花齐放。

2003 年 3 月 24 日，卫生部印发《全国卫生信息化发展规划纲要（2003—2010 年）》（卫办发〔2003〕74 号），以积极贯彻党的十六大精神，加快卫生系统信息化建设步伐，其中要求：①要加大卫生信息化建设投资力度。卫生信息化建设的实践表明，信息化对于降低整个医疗成本，提高医疗服务水平，合理使用卫生资源具有重要作用。因此，在明确需求、做好规划的基础上，要加大卫生信息化建设的投资力度。要把信息化建设投资纳入卫生事业经费预算，保证信息化建设的资金专项投入、专项使用。同时，为确保资金使用效益，信息化建设投资应仿照基本建设和大型设备采购管理办法，建立审批制度，选择先进、适用的软硬件产品，避免重复投资和浪费，努力实现以信息化投入促进效益增长，以效益增长加大信息化投入的良性循环。②加快卫生信息化标准制定，建立健全卫生信息化建设规章和政策，创建良好的卫生信息化发展环境。标准化是卫生信息化建设的重要基础，尽快建立统一的卫生信息化标准体系，制定相应的卫生信息化规章、政策是卫生信息化建设的首要任务。卫生部信息化工作领导小组将会同有关单位，结合电子化、信息化发展的需求，适当引用国际标准，贯彻国家标准，开发和研制行业标准，推广普及现有的标准。

2008 年 10 月 14 日，国家发展和改革委员会发布《关于深化医药卫生体制改革的意见》（下称新医改方案），明确指出，深化医药卫生体制改革的总体目标是建立覆盖城乡居民的基本医疗卫生制度，为群众提供安全、有效、方便、价廉的医疗卫生服务。新医改方案提出要完善四大体系，即建设覆盖城乡居民的公共卫生服务体系、医疗服务体系、医疗保障体系、药品供应保障体系；要建立 8 种机制或制度，即"八柱"，分别为协调统一的医药卫生管理体制、高效规范的医药卫生机构运行机制、政府主导的多元卫生投入机制、科学合理的医药价格形成机制、严格有效的医药卫生监管体制、可持续发展的医药卫生科技创新机制和人才保障机制、实用共享的医药卫生信息系统、医药卫生法律制度；在建立实用共享的医药卫生信息系统部分指出，要大力推进医药卫生信息化建设，加快医疗卫生信息系统建设，建立和完善医疗保障信息系统。

2012 年，卫生部、国家中医药管理局印发《关于卫生信息化建设的指导意见》，明确提出"十二五"期间卫生信息化建设的"3521"工程总体框架：建设国家、省和地（市、县）3 级卫生信息平台；加强公共卫生、医疗服务、医疗保障、药品供应保障和综合管理等 5 项业务应用；建设居民电子健康档案、电子病历 2 个基础数据库；健全覆盖全行业的卫生信息网络，推动居民健康卡建设，加强信息标准和信息安全体系建设。"十二五"期间，卫生信息化工作的重点是着力于互联互通、资源共享，着力于为群众健康服务，着力于强化标准和安全管理。

2014 年国家卫生、计生资源整合顶层设计规划——"4631-2 工程"启动。其中，"4"代表 4 级卫生信息平台，分别是国家级人口健康管理平台、省级人口健康信息平台、地市级人口健康区域信息平台及区县级人口健康区域信息平台；"6"代表 6 项业务应用，分别是公共卫生、医疗服务、医疗保障、药品管理、计划生育、综合管理；"3"代表 3 个基础数据库，分别是电子健康档案数据库、电子病历数据库和全员人口个案数据库；"1"代表 1 个融合网络，即人口健康统一网络；最后一个"2"是人口健康信息标准体系和信息安全防护体系。依托中西医协同公共卫生信息系统、基层医疗卫生管理信息系统、医疗健康公共服务系统打造全方位、立体化的国家卫生计生资源体系。

2017 年，国家卫生和计划生育委员会印发《"十三五"全国人口健康信息化发展规划的通知》（国卫规划发〔2017〕6 号）。文件指出，人口健康信息化和健康医疗大数据是国家信息化建设及战略资源的重要内容，是深化医药卫生体制改革、建设健康中国的重要支撑。为指导人口健康信息化建设和推动健康医疗大数据应用发展，提高人民群众获得感，增强经济发展新动能，根据《"健康中国 2030"规划纲要》《国家信息化发展战略纲要》《国务院促进大数据发展行动纲要》《国务院办公厅关于促进和规范健康医疗大数据应用发展的指导意见》《"十三五"国家信息化规划》《"十三五"卫生与健康规划》等文件精神，编制本规划。发展目标：到 2020 年，基本建成统一权威、互联互通的人口健康信息平台，实现与人口、法人、空间地理等基础数据资源跨部门、跨区域共享，医疗、医保、医药和健康各相关领域数据融合应用取得明显成效；统筹区域布局，依托现有资源基本建成健康医疗大数据国家中心及区域中心、100 个区域临床医学数据示范中心，基本实现城乡居民拥有规范化的电子健康档案和功能完备的健康卡；加快推进健康危害因素监测信息系统和重点慢病监测信息系统建设，传染病动态监测信息系统医疗机构覆盖率达到 95%；政策法规标准体系和信息安全保障体系进一步健全，行业治理和服务能力全面提升，基于感知技术和产品的新型健康信息服务逐渐普及，覆盖全人口、全生命周期的人口健康信息服务体系基本形成，人口健康信息化和健康医疗大数据应用发展在实现人人享有基本医疗卫生服务中发挥显著作用。

2018 年 4 月 12 日，国务院常务会议确定发展"互联网＋医疗健康"措施，缓解看病就医难题，提升人民健康水平。加快发展"互联网＋医疗健康"，可以提高医疗服务效率，让患者少跑腿、更便利，使更多群众能分享优质医疗资源。会议确定，一是加快二级以上医院普遍提供预约诊疗、检验检查结果查询等线上服务，允许医疗机构开展部分常见病、慢性病复诊等互联网医疗服务。二是推进远程医疗覆盖全国所有医联体和县级医院，推动东部优质医疗资源对接中西部需求。支持高速宽带网络覆盖城乡医疗机构，建立互联网专线保障远程医疗需要。三是探索医疗机构处方与药品零售信息共享，推行医保智能审核和"一站式"结算。健全"互联网＋医疗健康"标准体系，加快信息互通共享，强化医疗质量监管和信息安全防护。

（三）公共卫生信息化

公共卫生信息化（区域卫生信息化，HGIS）的建设内容是建设国家级、省级、地级市级、县级4级卫生信息平台，依托于电子健康档案和电子病历，支撑公共卫生、医疗服务、医疗保障、药品管理、计划生育、综合管理等6项业务应用，构建电子监控档案数据库、电子病历数据库、全员人口个案数据库3个数据库，建立一个安全的卫生网络，加强卫生标准体系和安全体系建设，组成"4631-2"工程。其主要特征有云计算、移动医疗、大数据、物联网、智慧医疗。当前我国卫生健康信息化建设的两条主线是以电子健康档案为核心进行区域全民健康信息化建设和以电子病历为核心进行医院信息化建设，"城乡居民健康档案基本数据集"和"电子病历基本数据集"正是这两条信息化建设主线直接对应的基础性标准。

2003年，SARS（严重急性呼吸综合征）传染病疫情让公共卫生信息化进入了快车道，在全国组建了公共卫生监测预警系统，形成了一套严谨的信息报告制度。其中，最引人注目的是疫情网络直报系统。这套覆盖中央、省、市、县、乡5级行政机构的信息系统，可以将全国各地包括传染病疫情在内的突发公共卫生事件，通过网络直接报告给中央政府。

2019年年末新型冠状病毒感染疫情爆发。2020年2月，为了充分发挥信息化在辅助疫情研判、创新诊疗模式、提升服务效率等方面的支撑作用，国家卫生健康委员会在总结各地典型做法的基础上，制定出台了《关于加强信息化支撑新型冠状病毒感染的肺炎疫情防控工作的通知》（以下简称《通知》）。《通知》主要包括强化数据采集分析应用、积极开展远程医疗服务、规范互联网诊疗咨询服务、深化"互联网＋"政务服务、加强基础和安全保障等五方面内容。《通知》要求各地积极运用"互联网＋"、大数据等信息技术助力疫情阻击战，减少线下诊疗压力和交叉感染风险，减轻基层统计填报负担，对疫情发展进行高效跟踪、筛查、预测，为科学防治、精准施策、便民服务提供有力支撑。

2020年12月，国家卫生健康委员会办公厅和国家中医药管理局局办公室联合发布《全国公共卫生信息化建设标准与规范（试行）》。其中明确规定省级卫生健康管理部门和疾病预防控制中心需具备突发公共卫生事件信息、传染病监测信息、其他部门通报信息、互联网监测信息采集等4项功能，以实现对各类突发公共卫生事件的动态监测与汇总。要依托全民健康信息平台开展公共卫生信息化建设，有效支撑国家和地方卫生健康委的管理与决策，一方面满足"平时"国家对公共卫生机构的宏观管理、政策制定、资源配置、绩效评价等方面的管理信息需求；另一方面满足"战时"对建立健全分级、分层、分流的传染病等重大疫情救治机制的有效支撑，提升公共卫生信息化"平战结合"能力。这是改革完善疾病预防控制体系，建设平战结合的重大疫情防控救治体系，切实提高应对突发重大公共卫生事件的能力和水平的关键举措。

随着服务型政府理念的深入，我国卫生信息化正处于逐步从信息系统建设向信息化服务转型的阶段。当前"互联网+"、云计算、大数据、物联网和人工智能等新技术的变革正在不断重塑和推进全国卫生信息化的发展，这是机遇更是挑战，在新的形势下掌握和利用新技术服务卫生信息化发展至关重要。当前区域和医院信息化存在标准不统一、信息安全保障能力不足和数据应用水平不高等方面的问题，亟须做好信息化顶层设计工作，有目的、有步骤，稳步推进信息化建设。

（四）行业信息化实践

国家应用评级政策直接推动的数据共享互认、智慧医院建设及新一代信息技术应用，如《电子病历系统应用水平分级评价管理办法（试行）》和《电子病历系统应用水平分级评价标准（试行）》《国家医疗健康信息医院信息互联互通标准化成熟度测评方案（2020年版）》（国卫统信便函〔2020〕30号）、《医院智慧管理分级评估标准体系（试行）》（国卫办医函〔2021〕86号）等。

国家医药卫生改革深化相关政策，现代医院管理制度、完善医疗服务、预约诊疗、分级诊疗、公立医院综合改革和高质量发展、"三医"联动改革、医疗机构设置规划等推动的信息技术应用，如《关于加强三级公立医院绩效考核工作的意见》（国办发〔2019〕4号）、《三级医院评审标准（2020年版）》（国卫医发〔2020〕26号）、《关于推动公立医院高质量发展的意见》（国办发〔2021〕18号）等。

国家的数字化战略引领的智能医疗、智能健康养老、互联网诊疗、预约诊疗、报告查询、远程会诊、医疗科研大数据、智慧医防等创新应用，例如《促进和规范健康医疗大数据应用发展的指导意见》（国办发〔2016〕47号）、《促进"互联网+医疗健康"发展的意见》（国办发〔2018〕26号）、《关于进一步完善预约诊疗制度加强智慧医院建设的通知》（国卫办医函〔2020〕405号）等。

信息安全强制推动的患者信息保护、医院信息安全和等级保护应用，如《中华人民共和国网络安全法》（2017年6月1日起施行）、《中华人民共和国数据安全法》（2021年9月1日起施行）、《信息安全技术网络安全等级保护基本要求》（2019年12月1日起施行）、《中华人民共和国个人信息保护法》（2021年11月1日起施行）等。

三、药品信息化

（一）药品信息化概念

药品信息化是指在药品研发、生产、运输、仓储、销售、用药、监管、回收等全生命周期使用现代信息技术与采用先进管理方法，具体表现为药品研发企业、生产企业、物流配送中心、批发企业、医院、连锁药店等组织单位将其涉及药品的业务流程与管理过程进行信息化。药品信息化包括各组织单位内部的信息化、组织单位之间的药品供应链信息化：药品生产企业和物流配送中心之间、药品生产企业和药品批发企业之间、以及医院和供货商（药品生产企业、药品批发企业）、医院与患者、医院和管制者之间的信息传递与共享。将供应链信息集成，实现对终端医院运营效率的优化，以及对上游厂商的信息收集、处理、反馈等增值服务，已经成为今后药品流通企业的核心竞争力之一。

（二）制药企业信息化

近年来，制药企业为了适应制药行业的激烈竞争和全球经济一体化的发展需要，通过信息技术实现对全球市场需求的快速响应、生产计划与调度的动态优化、库存动态控制、财务动态预算管控等集约型敏捷管理，充分利用资源以提高企业决策层对信息的分析和决策能力。针对产品品种多、散、变化快的情况，通过企业资源规划（enterprise resource planning，ERP）及时、准确地掌握每一品种的销售状况、库存分布、质量信息等，不仅能够科学地整合企业的自有资源，而且能够整合企业供应链上的资源（供应商、客户和渠道）；信息采集、控制、分析能具体到每一个环节和步骤，适应不同类型的产品生产管理；严格按照药品生产质量管理规范（good manufacturing practice，GMP），强化药品生产车间流程化的管理，实现相关联的追踪、查询；规范车间生产过程中的领料、返工和报废等操作，实时掌握和监控产品生产的进度和质量，以加强对药品的质量监控。

随着医药市场发展的规模化和集中化，医药企业突破了地域的限制，形成了跨区域、多分支机构的集团型企业。医药企业需要全面信息化的解决方案，涵盖集团管控（财务、供应链、资金、预算）、采购、生产、储存、分销、批发（物流）、连锁药店、人力资源、商业智能（business intelligence，BI）等运营管理的全过程；应对购销单位、经营品种和销售人员等建立数据库，对其法定资质和经营权限进行自动关联控制，对库存药品进行有效管理；有实现接受药品监督管理部门监管的条件；帮助企业实现完整的经营管理循环，不断提升管理水平，构建创新的增长模式。

（三）药品监管信息化

药品监管要建立以零售药店远程电子监管、医疗机构远程电子监管等为主要内容的监管信息化体系，着眼于信息化建设的战略性、长期性、整体性的特点，立足实际，创新思路，整合资源，统筹兼顾，不断拓展监管信息化建设的内涵。

国家药品监督管理局信息中心主要职责：①承担国家药品监管信息化重点工程、重大项目的申报和实施相关工作，承担国家药品安全监管信息平台建设，组织推进国家药品监管业务应用信息系统建设。②归口管理国家局机关和直属单位网络安全和信息化建设，指导地方药品监管系统信息化相关业务工作。③参与起草国家药品（含医疗器械、化妆品）监管信息化建设发展规划，组织开展药品监管信息政策研究，研究建立国家药品监管信息化标准体系。④负责中国食品药品监管数据中心的建设，承担监管信息数据的采集、整理、存储、分析、利用、监测、评价等管理工作。⑤负责国家局机关电子政务建设，承担国家局机关电子政务信息系统运行维护和网络安全技术保障工作。⑥承担药品监管统计业务工作，健全统计指标体系，开展数据采集、汇总、分析工作，编辑和提供统计资料。⑦研究开发药品信息产品，通过网络、期刊及其他技术交流与合作方式，面向系统、社会和行业开展信息服务。⑧开展药品监管信息相关领域的国际（地区）交流与合作。⑨承办国家局及其网络安全和信息化领导小组交办的其他事项。

2012 年 5 月 5 日，国家发展和改革委员会印发《"十二五"国家政务信息化工程建设规划》（发改高技〔2012〕1202 号）。该规划提到药品安全监管信息化工程建设目标：实现相关政务部门的信息共享和业务协同，进一步加强对药品和医疗器械研制、生产、流通和使用全过程监督，实现药品流通过程的透明监管，有效提高对药品全生命周期安全监管的水平，强化药品（含医疗器械）安全监管，满足国家基本药物制度和深化医药卫生体制改革的需求。药品安全监管信息化工程建设内容：建设药品监管信息化工程。建成国家药品监管信息系统一期工程，支持药品真伪鉴别、来源追溯、过程追踪、快速召回和紧急调配。在此基础上，加快建设药品安全监管信息系统。

2019 年 5 月 24 日，国家药品监督管理局印发《国家药品监督管理局关于加快推进药品智慧监管的行动计划》。党的十九大以来，根据党中央国务院关于网络安全与信息化工作的决策部署，各级药品监督管理部门积极探索运用信息化手段提升药品监管能力，推动实现药品、医疗器械、化妆品监管业务网络化，建立日常监管数据便利化查询渠道，加强网络基础设施和安全防护建设，取得重要进展。但是，也存在顶层设计不足、系统建设分散、创新应用缺乏、数据支撑不够等问题。为加快推进药品智慧监管，构建监管"大系统、大平台、大数据"，实现监管工作与云计算、大数据、"互联网＋"等信息技术的融合发展，创新监管方式，服务改革发展，制订了以上行动计划。发展目标：①基础设施进一步夯实。建设药品监管云，打破各系统间的物理壁垒，实现资源共享。综合利用互联网、国家电子政务网等网络资源，构建全国药监一张网，实现网络高速、畅通。②数据基础进一步巩固。制定药品监管信息化标准规范，加快政策法规、行政许可、批签发、检验、检查、不良反应监测等监管数据整合；根据监管需求，采集、汇聚行业相关数据。到 2019 年年底，理顺数据资源汇聚渠道，打通国家局数据中心和各直属单位的"信息孤岛"，实现国家、省两级数据中心的数据及时交换；到 2020 年，基本实现数据资源高效采集和有效整合，大数据融合应用取得初步成效。③业务应用水平进一步提升。建立协同高效的药品、医疗器械、化妆品三大业务应用平台，实现重要监管业务在线办理、信息及时上传、问题及时处置、记录全程留痕，探索基于大数据的药品安全风险管理，逐步提升监管的预见性、靶向性、时效性。④政务服务能力进一步提高。建立"互联网＋政务服务"平台，持续深化"放管服"改革，优化准入服务。充分运用"互联网＋"信息化技术手段，建成网络政务服务大厅，实现药品监管政务事项的在线办理，切实提升药品监管政务事项的服务能力和水平。⑤网络信息安全进一步加强。完善网络安全管理制度，建立安全运维一体化平台，强化安全防护技术手段，实现基于大数据、云计算技术的统一网络安全防护，对各类网络攻击威胁和安全事件及时发现、有效处置。

《国家药品监督管理局关于加快推进药品智慧监管的行动计划》的重点任务：药品监管云建设，国家局电子政务内外网建设，药品监管信息化标准体系建设，药品监管数据共享平台建设与管理，建立药品、医疗器械和化妆品品种档案，数据应用与合作，国家药品监管应用平台建设，国家局"互联网＋政务服务"平台建设，药品追溯协同服务及监管系统建设，国家药品监管电子证照数据库建设，国家局安全运维平台建设，国家局信任体系建设，移动应用管理平台建设，信息化项目管理系统建设。

（四）医药电子商务

联合国国际贸易程序简化工作组对电子商务的定义：采用电子形式开展商务活动，它包括在供应商、客户、政府及其他参与方之间通过任何电子工具，如电子数据交换（electronic data interchange，EDI）、Web 技术、电子邮件等共享非结构化商务信息，并管理和完成在商务活动、管理活动和消费活动中的各种交易。

医药电子商务（pharmaceutical e-commerce）是以医疗机构、医药批发企业、银行、药品生产企业、医药信息服务提供商及保险公司为网络成员，通过 Internet 网络应用平台为用户提供安全、可靠、开放并易于维护的医药贸易服务的商务活动。其中，企业对企业模式（business to business，B2B）作为医药电子商务中的一种模式被定义为药品生产企业、药品批发企业通过自身网站与本企业成员之外的其他企业进行的互联网药品交易。

美国作为电子商务的发源地，是药品电子商务开展得较早的国家，政府积极支持药品电子商务的发展。美国的医药电子商务经过十多年的发展，不断深入和完善，形成了B2B、企业对个人（business to consumer，B2C）、第三方医药电子商务交易平台等多种形式并存的局面，并且通过发达的第三方物流网络完成药品的分销与配送。美国医药电子商务 B2B 模式主要由大型的医药批发商及医药企业发展而成。

日本的制药企业协会设立了药品交易网，供各制药企业进行大宗药品和原料交易。日本的医药批发商协会则在制定数据交换接口标准、标准药品编码等事务上起了决定性作用。这些标准化工作为日本 B2B 医药电子商务的广泛开展奠定了基础。在欧洲，欧盟统一市场的进程将继续推进，医药行业将经历频繁和剧烈的兼并重组，医药电子商务的发展也将获得更为巨大的机会。目前，欧洲医药电子商务的主流形式仍然是 B2B，并且还停留在企业级的应用上，尚未出现影响广泛的第三方医药电子商务平台。B2B 电子商务在医药领域的应用，大大扩展了医药企业的业务空间。无论是制药企业还是医药批发企业，都应该制定合适的电子商务。

药品市场是一个特殊管制的市场，首先它禁止在网上零售，比如我们做其他产品一般都可以在网上零售，可是药品是禁止零售的，就是说药品做电子商务只能做 B2B，不能做 B2C。其次，即使在电子医药最发达的美国也没有形成真正的电子化市场。最后，就是药物的特殊性，它事关人命。另外目前也存在反对意见：有一个既得利益群体的阻力，如医院等都是医药市场最大的受益者，所以他们很反对医药的电子化交易。药品生产企业实力非常雄厚，发展得很好，也反对改革。但随着相关法律法规的完善，非处方药 B2C 模式电子商务将有广阔的发展前景。

我国为加强药品监督管理，规范互联网药品信息服务活动，保证互联网药品信息的真实、准确，根据《中华人民共和国药品管理法》《互联网信息服务管理办法》，制定了《互联网药品信息服务管理办法》，并于 2004 年 7 月 8 日以国家食品药品监督管理局令第 9 号公布，根据 2017 年 11 月 17 日国家食品药品监督管理总局令第 37 号《国家食品药品监督管理总局关于修改部分规章的决定》（以下简称《决定》）修正。该《决定》共 29 条，由国家食品药品监督管理总局负责解释，自公布之日起施行。《互联网药品信息服务管理暂行规定》（国家药品监督管理局令第 26 号）同时废止。

我国《中医药信息化建设"十二五"规划》（以下简称《规划》）是根据《"十二五"期间深化医药卫生体制改革规划暨实施方案》《"十二五"国家政务信息化工程建设规划》《关于加强卫生信息化建设的指导意见》《中医药事业发展"十二五"规划》编制的。《规划》明确提出了中医药信息化"十二五"时期的建设目标：到 2015 年，基本构建统一高效的国家、省、区域（地市或县级）三级中医药信息平台，满足各级中医药管理部门业务应用的需要；初步建成基于信息平台的五大主要业务系统，形成一批覆盖中医药主要业务的应用系统；中医药数据资源库和中医药信息标准体系基本建立，进一步推进中医药信息资源共享、互联互通；建立一支中医药信息化专业复合型人才队伍，为中医药信息化工作开展提供必要的人才保障。

四、医药健康大数据

（一）数据

数据（data）是事实或观察的结果，是对客观事物的逻辑归纳，是用于表示客观事物的未经加工的原始素材。数据可以是连续的值，比如声音、图像，称为模拟数据；也可以是离散的，如符号、文字，称为数字数据。

数据是为反映客观世界而记录下来可以鉴别的物理符号。数据的含义包括两个方面：客观性是对客观事物的描述，反映了某一客观实体的属性，这种属性是通过属性名和属性值来表达的；可鉴别性是对客观事实的记录，这种记录是通过一些特定的符号来表现的，而且这些特定的符号是可以鉴别的。

数据处理的发展：第一阶段（公元前 4000—1900 年），数据由人工处理；第二阶段（1900—1955 年），应用打孔卡设备和电子机械型机器；第三阶段（1955—1965 年），数据存储于磁带，存储程序型计算机批处理顺序文件；第四阶段（1965—1980 年），数据库轮廓的概念及数据的在线导航访问；第五阶段（1980—1995 年），关系数据库的自动访问及分布式和客户机 / 服务器处理的加入；第六阶段（1996—2010 年），通过采用多媒体和互联网技术，信息系统可存储更加丰富的数据类型，如文档、图像、声音、视频数据和网络日志等；第七阶段（2011 年至今），数据管理日益进入大数据（big data）时代。

（二）大数据

大数据目前还没有公认的定义。麦肯锡研究院对大数据的定义：所涉及的数据集规模已经超过了传统数据库软件获取、存储、管理和分析的能力。维基百科给出的大数据定义：数据量规模巨大到无法通过人工在合理时间内达到截取、管理、处理并整理成为人类所能解读的信息。

数据增长速度与 IT 界的摩尔定律很类似，即社交网络、物联网、电子商务，35ZB 的数据全部刻录到容量为 9GB 的光盘上，其叠加的长度将达到 233 万 km，相当于在地球与月球之间往返 3 次。我们正处于大数据时代的边缘，85% 的数据属于广泛存在于社交网络、物联网、电子商务等之中的非结构化数据。因为如今的数据类型早已不是单一的文本形式，如订单、日志、音频，所以对数据处理能力提出了更高的要求。

1TB=2 的 40 次方 Byte ＝ 1 099 511 627 776 Byte

1PB=2 的 50 次方 Byte ＝ 1 125 899 906 842 624Byte

1EB=2 的 60 次方 Byte ＝ 1 152 921 504 606 846 976 Byte

1ZB=2 的 70 次方 Byte ＝ 1 180 591 620 717 411 303 424 Byte

1YB=2 的 80 次方 Byte ＝ 1 208 925 819 614 629 174 706 176 Byte

1DB=2 的 90 次方 Byte ＝ 1 237 940 039 285 380 274 899 124 224 Byte

1NB=2 的 100 次方 Byte ＝ 1 267 650 600 228 229 401 496 703 205 376 Byte

1. 大数据层次观 从微观层次看，大数据是在新一代信息基础设施支撑下，物理空间运动过程加速向网络空间映射的结果，表现为规模巨大、种类多样、内在关联的数据集，趋向于无限接近真实世界；从中观层次看，大数据是信息经济时代主要的生产要素，是改造"生产力"和"生产关系"的基础性力量，个人角色、企业组织结构与战略、国家治理方式、国家之间竞争方式，将在数字空间中被重新构建；从宏观层次看，大数据是认识论的变革，大量对象从不可知到可知，从不确定到精确预测，从小样本近似到全样本把握，是认识世界和改造世界能力的升华。

2. 大数据的表现形态 大数据在当今社会非常时髦，大数据的信息是海量的，这个海量并不是某个时间端点的量级总结，而是持续更新，持续增量。大数据产生过程中的诸多不确定性，使得大数据的表现形态多种多样。①多源性：大数据来源的复杂性。网络技术的迅猛发展使得数据产生的途径多样化。②大数据结构的复杂性：非结构化数据的格式多样化，而这些非结构化数据中可能蕴藏着非常有价值的信息。③实时性：体现在数据更新的实时性。如何及时、有效、全面地捕获到互联网、物联网、云计算上产生的大量不同来源的数据是会直接影响数据价值体现的关键因素。④不确定性：体现的是数据的不确定性。原始数据的不准确及数据采集处理粒度、应用需求与数据集成和展示等因素使得数据在不同尺度、不同维度上都有不同程度的不确定性。

3. 怎么理解"大" large、vast 和 big 都可以用于形容大小。big 更强调的是相对大小的大，是抽象意义上的大。大数据是抽象的大，是思维方式上的转变。量变带来质变，思维方式、方法论都应该和以往不同。计算机并不能很好地解决人工智能中的诸多问题，而利用大数据突破性地解决了，其核心问题就变成了数据问题。

4. 重新定义大数据的本质特征　多维度：特征维度多。完备性：全面性，全局数据。关联性：数据间的关联性。不确定性：数据的真实性难以确定，噪音。

5. 大数据的特点　IBM 则用 4 个特征相结合来定义大数据：数量（volume）、种类多样（variety）、速度（velocity）和真实（veracity）。互动百科和国家数据公司 IDC 也提出 4 个特征来定义大数据，但与 IBM 定义不同的地方，是将第 4 个特征由真实（veracity）替换为价值（value）。

大数据特点可以概括为以下几方面：big data：大数据，海量数据；volume：TB级数据；velocity：流数据；variety：时间空间变化；value：巨大的商业与社会价值；complexity：复杂系统，复杂语义关系。

（三）数据科学

数据科学是一门将"现实世界"映射到"数据世界"之后，在"数据层次"上研究"现实世界"的问题，根据"数据世界"洞见现实解释或决策的新兴科学。

数据科学是一门以"数据"，尤其是"大数据"为研究对象，并以数据统计、机器学习、数据可视化等为理论基础，主要研究数据预处理、数据管理、数据计算、数据产品开发等活动的交叉性学科。

数据科学是一门以实现"从数据到信息""从数据到知识"和（或）"从数据到智慧"的转化为主要研究目的，以"数据驱动""数据业务化""数据洞见""数据产品研发"和（或）"数据生态系统的建设"为主要内容的独立学科。

数据科学是以"数据时代"，尤其是"大数据时代"面临的新挑战、新机会、新思维和新方法为核心内容的，包括新的理论、方法、模型、技术、平台、工具、应用和最佳实践在内的一整套知识体系。

1. 数据科学的知识体系　①大数据基础：基本概念、数据洞察、技术架构、应用场景。②大数据技术原理：感知采集、存储、管理、计算、分析、可视化。③大数据创新实践：创新方法、数据工程、开放数据、行业实践。

2. 数据科学的理论基础　①大数据表达理论方面，包括大数据的生命周期、演化与传播规律，数据科学与社会学、经济学等之间的互动机制，以及大数据的结构与效能的规律性。②大数据计算理论方面，研究大数据的表示以及大数据的计算模型及其复杂性。③大数据应用基础理论方面，研究大数据与知识发现、大数据环境下的实验与验证方法及大数据的安全与隐私。

数据科学 = 思维 + 计算机科学 + 统计 + 应用。首先，建立大数据思维方式，学习怎样利用数据。其次，应该了解数据清理、集成、探索等相关技术。最后，洞见和商业意识也至关重要。

（四）医药健康大数据来源

全球医疗数据量 2013 年已达到 153 EB，2017 年超过了 600EB，2020 年达到 2.314PB。在各医院的信息系统中也积累了大量的、宝贵的临床信息，尤其是结构化的电子病历系统更是产生了大量的、临床科研所必需的临床病例信息，这些数据又分散地存储于电子病历、收费、医嘱、药品、检验、PACS、手术等业务系统中。

医院信息系统是医疗数据的重要来源。医院信息系统包括电子病例系统（EMRS）、实验室信息管理系统（LIS）、影像归档和通信系统（PACS）、放射信息管理系统（RIS）、临床决策支持系统（CDSS）等。除此之外，各种健康设备可以帮助收集用户的生命体征信息，比如心电数据、血氧浓度、呼吸、血压、体温、脉搏、运动量等。社交网络和搜索引擎也包含了潜在的人口健康信息。

1. 医疗大数据 医疗大数据是一个横跨生物医学、心理学、信息学、网络科学、系统科学等诸多学科的新兴交叉性热点领域。医疗大数据的特征有数据海量化、服务及时性、存储多样化、价值属性高等。如何使其得到更好的规范、管理和共享利用，应结合临床实践做预测，改变医学实践的发展模式，最终实现个体化治疗和群体性预防的目的。电子化的医疗数据方便了存储和传输，但是并未达到进行数据分析的要求。大部分的医疗数据是自由文本构成的非结构化数据，其中不仅包括大段的文字描述，也包括非统一文字的表格字段。深度医学语言理解技术不仅能识别各种医学概念在自然语言中的丰富表达，还可通过医学语意分析识别否定、推测、假设、条件、个人病史、家庭病史等语意，以及严重程度、解剖位置等各种修饰。语意分析结果可以方便各种维度、深度的数据分析，以及利用语意搜索技术进行病历的精准查询和匹配。

2. 健康大数据 世界卫生组织早已言明，健康是一种生理、心理与社会适应都臻于完满的状态，而不仅是没有疾病或虚弱。大数据可以提高卫生健康部门、医保部门的决策精准性、精细化水平。健康大数据涵盖人类个体产生的所有作为健康影响因素的数据，如生理大数据（含基因等多组学大数据）、心理大数据、环境健康大数据、生活方式大数据等；同时涵盖国民健康服务、国民健康保障这两大体系所产生的数据，如医疗机构大数据、公共卫生大数据、健康管理大数据、医疗保障大数据、商业保险大数据等。健康大数据的意义不在于这些庞大的信息，而在于对这些健康数据进行专业化处理和再利用。健康大数据的整合再利用对于身体状况监测、疾病预防和健康趋势分析都具有积极的意义。健康大数据的处理和专业分析，需要很强的医学背景，手环与眼镜获得每天走多少步、消耗了多少卡路里、心跳多少次等只是健康大数据的前期准备工作，要对数据展开专业分析并从中发现相关性建立模型，最后再诞生出具有创造性的商业模式。

3. 卫生大数据 公共卫生数据资源中，不仅包括传染病、慢性病，而且包括健康危险因素等；既有以人群为基础的个案信息、以实验室为基础的生物与环境信息，也有以组织机构为基础的管理信息、以人群社会化活动为基础的结构化、半结构化和非结构化信息；有手工录入信息，如调查问卷、访谈记录等，还有机器自动产生的信息，如电子病历、互联网舆情信息、卫星遥感信息。这些公共卫生大数据资源对于公共卫生治理、疫情监测预警、营养学、慢性病、全民健康管理等领域的应用探索，深入地认识疾病危险因素、因果关系，提高疾病的预测预警能力，改善促进健康具有重要作用。大数据分析有数据挖掘与传统统计分析两大类方法，两者相互补充。此外，人工智能如自然语言处理、模式识别、机器学习、地理信息系统等新方法，构建了以大数据驱动的智慧化公共卫生管理体系，为应对全民健康管理和重大公共卫生挑战，提供更科学、精准的管理思路和工具。

4. 医药大数据 医药大数据涉及解剖、病理、生理、遗传、免疫、微生物等基础医学数据，患者的影像病历数据、检验检查诊疗费用等临床医学数据，基因组、转录组、蛋白质组、代谢组、表观遗传组等组学数据，药事资源研发生产使用管理等，以及新药、临床合理用药、药品不良反应、药物警戒、临床用药、药用天然产物提取物活性、虚拟化合物、中国医药研发专利、新药研发政策等药物数据。大数据技术可以向医生提供临床辅助决策和科研支持，向管理者提供管理辅助决策、行业监管、绩效考核支持，向居民提供健康监测支持，向药品研发提供统计学分析、就诊行为分析支持。

（五）医药健康大数据特点

电子病历里的数据包括影像资料数据、电子处方数据、化验结果数据、病案首页数据、病程记录、诊断信息、护理病历记录、手术麻醉记录等各种不同类型的数据。其中包含结构化的数据，如患者的基本资料、所开医嘱等数据；同时包含大多数非结构化数据或半结构化数据，如患者的主诉、诊断信息等数据，虽然是以结构化保存在表中的，但是其构成的语言是自然语言，往往带有一定的主观性；还包含一些特定格式的数据，包括各类检查信息，如血管造影、彩色多普勒等图片和检查报告。

1. 异构性 医疗数据类型的多样化，包括数值型数据、类别型数据、图像、文字、信号、语音、视频。医疗数据的异构性增大了知识发现的难度，使开发基于医疗数据库的通用软件系统较为复杂。

2. 海量性 缘于医疗工作自身的特点，如病情观察的不可间断、各种医疗检查结果纷繁复杂以及存有大量的医学文献专著等。高科技的医学检查设备［如单光子发射型计算机断层或像（SPEC）、MRI、PET等］每天都会产生数千兆字节数据。

3. 数学特征不显著 医疗数据混合了文字、图形等非数值型数据，使得数据挖掘人员并不能很好地找到可以反映数据间联系的模型。

4. 难以发掘知识 主观性试验和诊断会带有主观性，难以发掘知识。同一个领域的顶尖专家往往会对对方的诊断带有异议，这就会难以整合。

5. 标准化危机 在医学界，很多概念都没有规范，例如一个简单的概念"结肠腺癌，转移到肝"，有很多的表达形式；再如有的中药有很多别名。

6. 伦理性、社会性、法律性　涉及数据归属权问题、数据安全问题、法律诉讼问题等。

现有医疗信息化体系面向业务需求，缺乏面向医疗大数据有效利用的技术体系；数据可及性差，例如数据不开放、信息碎片化、新数据不断产生；数据可用性低，数据不准确、数据不完备、结构化程度低。绝大多数的医疗数据是处于归档状态的，检索是十分复杂的。缺乏数据标准，导致无法统一。但是，未来的数据利用前景是十分广阔的，不仅可用于临床诊断、临床科研，而且对政府公共卫生决策及个人管理健康都会发挥积极的作用。

（六）医药健康大数据应用

2016 年，国务院办公厅印发《关于促进和规范健康医疗大数据应用发展的指导意见》（以下简称《意见》），部署通过"互联网＋健康医疗"探索服务新模式、培育发展新业态，努力建设人民满意的医疗卫生事业，为打造健康中国提供有力支撑。《意见》指出，要坚持以人为本、创新驱动，规范有序、安全可控，开放融合、共建共享的原则，以保障全体人民健康为出发点，大力推动政府健康医疗信息系统和公众健康医疗数据互联融合、开放共享，积极营造促进健康医疗大数据安全规范、创新应用的发展环境。到 2017 年年底，实现国家和省级人口健康信息平台及全国各级药品招标采购业务应用平台互联互通，基本形成跨部门健康医疗数据资源共享共用格局。到 2020 年，建成国家医疗卫生信息分级开放应用平台，依托现有资源，建成 100 个区域临床医学数据示范中心，基本实现城乡居民拥有规范化的电子健康档案和功能完备的健康卡。适应国情的健康医疗大数据应用发展模式基本建立，健康医疗大数据产业体系初步形成，人民群众得到更多实惠。

近年来，"云大物移智"等新兴技术与健康医疗加速融合，健康医疗大数据蓬勃发展，带来健康医疗模式的深刻变化，有利于激发深化医药卫生体制改革的动力和活力，提升健康医疗服务效率和质量，扩大资源供给，不断满足人民群众多层次、多样化的健康需求；有利于培育新的业态和经济增长点，正在成为国家重要的基础性战略资源。但健康医疗大数据作为新兴事物，也遇到一些新情况、新问题，需要及时加以引导规范。2018 年 7 月 12 日，国家卫生健康委员会印发《国家健康医疗大数据标准、安全和服务管理办法（试行）》（国卫规划发〔2018〕23 号），以加强健康医疗大数据服务管理，促进"互联网＋医疗健康"发展，充分发挥健康医疗大数据作为国家重要基础性战略资源的作用。在推动健康医疗大数据应用发展的过程中，严格遵守相关法律法规和文件规定，在强化标准管理和安全管理的基础上，寓管理于服务之中，为提升健康医疗大数据的服务能力和管理水平奠定基础。在数据采集方面，责任单位要严格执行国家和行业相关标准和程序，要做到标准统一、术语规范、内容准确，并严格实行信息复核终审程序，确保数据质量。在数据存储方面，健康医疗大数据应当存储在境内，因业务需要向境外提供时，应按相关法律法规和要求进行安全评估审核。在服务提供方面，要确保服务提供商具备履行相关法规制度、落实相关标准和确保数据安全的能力，并建有安全管理、隐私保护等管理制度。在数据利用方面，责任单位应坚持包容审慎的态度，加强数据的规范应用和服务，推动部分健康医疗大数据在线查询。同时，不得泄露国家秘密、商业秘密和个人隐私，切实保障各相关方合法权益。在数据共享方面，国家卫生健康委员会负责建立健康医疗大数据开放共享机制，统筹建设资源目录体系和数据共享交换体系，强化对健康医疗大数据全生命周期的服务与管理。

医疗行业拥有大量的病例、病理报告、治愈方案、药物报告等，通过对这些数据进行整理和分析将会极大地辅助医生制订治疗方案，帮助患者早日康复。可以构建大数据平台来收集不同病例和治疗方案，以及患者的基本特征，建立针对疾病特点的数据库，帮助医生进行疾病诊断。医疗行业的大数据应用一直在进行，但是数据并没有完全打通，基本都是孤岛数据，没办法进行大规模的应用。未来可以将这些数据统一采集起来，纳入统一的大数据平台，为人类健康造福。

1. 在医疗行业治理的典型应用 ①卫生体制改革评估监测：对分级诊疗效果进行监测评估，对医院进行风险监控管理，对居民健康状况等重要数据进行精准统计和预测评价。②医院精细化运营管理：利用医疗成本大数据促进医疗资源运营管理提升，基于DRGS的医疗服务能力分析，评价体系真实反映医院实际运营水平，通过大数据供应链开放平台，助力医疗机构上下联动、公开透明，对采购全过程综合监督。③医疗保险控费：实现医疗保险由事后监控为主，逐步向事前提示、事中监控的立体化监管模式过渡，实现商业保险基于数据的保障设计与精准定价、理赔运营、市场和销售推广，通过系统实时监控，审核刷卡行为，对比医疗行为审查违规现象。④在数据的初步探索及应用方面，主要包括预约、现场患者与门诊/住院的指标分析，患者类别与是否门诊转住院的关联，门诊患者类别与住院总费用的关联，患者类别与年龄的关联，普通、专家、特需门诊的费用指标分析，患者年龄与费用的关联分析，每日门诊预测模型等。

2. 在数据惠民服务的典型应用 ①通过互联网模式，不断增强"自主健康"服务体验，让健康数据"多跑路"，让人民群众"少跑腿"，在互联网健康咨询、预约就诊、预约挂号、诊间结算、医保联网异地结算、移动支付等方面，给百姓带来更加便捷的应用服务。②大数据技术与健康医疗服务的深度融合应用，能够使优势资源"下得去"，更好地推动分级诊疗落地，加快远程医疗普及，推动精准医疗发展。③通过大数据分析应用，推动覆盖全生命周期的预防、治疗、康复和健康管理的一体化健康服务。

3. 疾病预测中的应用 2009 年 H1N1 甲型流感造成全球 20 万人死亡。谷歌的"流行感冒预测"把 5000 万条美国人最频繁检索的词条和美国疾控中心在 2003 年至 2008 年间季节性流感传播时期的数据进行了比较。通过数学模型，构成了预测系统，在 2009 年发布了冬季流行感冒预测结果，与官方数据的相关性高达 97%，但提早了两周。

4. 在中文电子病历文本信息处理方面的应用 电子病历文本包含大量医疗信息，属于高度非结构化数据。如患者昨日有低热，今早暂无发热、无明显头痛、头晕，左侧胸痛较前好转，活动后稍感气促，偶感腹痛不适，伴双膝关节肿痛，双下肢及臀部可见红色皮疹，无瘙痒。

5. 在临床业务、付款和定价、研发、大数据基因等方面的应用 在临床业务方面，开展比较效果研究、临床决策支持系统、医疗数据透明度、远程患者监控、对患者档案的分析。在付款和定价方面，开展药品定价、检测医疗欺诈。在研发方面，建立预测建模，提高临床试验设计的统计工具和算法、临床试验数据的分析、个性化治疗、疾病模式分析的水平。在新的商业模式方面，汇总患者的临床记录和医疗保险数据集，扩展网络平台和社区。在大数据基因方面，人类可以将自身和生物体基因分析的结果进行记录和存储，建立基于大数据技术的基因数据库。人类蛋白质组计划的主要目标是以我国重大疾病的防治需求为牵引，发展蛋白质组研究相关设备及关键技术，绘制人类蛋白质组生理和病理精细图谱，构建人类蛋白质组"百科全书"，全景式揭示生命奥秘，为提高重大疾病预防诊治水平提供有效手段，为我国生物医药产业发展提供原动力。

第二节　信息系统概述

微课视频

微课PPT

一、信息

（一）信息的概念

信息（information）是普遍存在于人类社会的现象，它无时不有，无处不在。现代社会，信息似乎已成为人所共知的流行词，但是关于信息的定义却多种多样：从哲学看，信息是物质到精神的转化物；从系统论看，信息是系统内外联系的特殊形式；从信息论看，信息是事物确定性程度的标志；从管理看，信息是经过加工处理的、有意义的数据。

信息论的创始人克劳德·艾尔伍德·香农（Claude Elwood Shannon，1916年4月30日—2001年2月24日）的贡献是把信息作为科学概念确定下来。香农认为，信息是"用来消除未来的某种不定性的东西"。

控制论的创始人诺伯特·维纳（Norbert Wiener，1894年11月26日—1964年3月18日）认为，信息是人们在适应客观世界的过程中与客观世界进行交换的内容的名称。在这里，维纳把人与外界环境交换信息的过程看成一种广义的通信过程。信息是人与外部世界的中介。没有信息，没有这种中介，人类将同外部世界隔绝，就无法认识世界，更谈不上去改造世界。

根据近年来人们对信息的研究成果，信息的概念应为：信息是客观世界中各种事物的运动和变化的反映，是客观事物之间相互联系和相互作用的表征，表现的是客观事物运动和变化的实质内容。

（二）信息的特征

了解信息的特征是人们有效获取、利用信息的前提，信息通常具有以下特征：

1. 事实性 信息是对现实世界中客观事物属性的反映，无论使用什么载体，信息都不会改变所反映对象的属性。事实性（客观性）是信息最基本的属性，不符合事实的信息不仅不能使人增加任何知识，而且有害。保证信息的事实性，也就是保证信息的真实性、准确性、精确性和客观性等，从而达到信息的可信性。

2. 时效性 信息的时效性是信息的重要特征。信息的价值与信息产生、传递和提供的时间有关，与时间呈反方向变化。信息的时效性与信息的价值密不可分，任何信息的价值超过一定的时限就会减弱甚至消失，信息只有及时传递和有效利用，才能实现它的价值。信息的时效是指从信息源发送信息，经过接收、加工、传递、利用所经历的时间间隔及其效率。时间间隔越短，使用信息越及时，使用程度越高，则时效性越强。

3. 价值性 人们收集、加工、储存、传递信息的原因在于信息具有使用价值，能够提高人们在生产、生活、学习等方面活动的效率、效益。信息是商品，当信息产品和信息服务进入市场后，不仅具有使用价值，还具有交换价值。有价值的信息不仅要有可靠的来源，以及信息的内容与实际相符外，还要具有时效性。信息的可靠性、准确性和时效性是衡量信息价值的基本要素，信息的价值只有与人们有目的决策活动相联系时，才能体现出来。

信息是有价值的，信息的价值有两种衡量方法：一种是按所花的社会必要劳动量来计算，另一种是按使用效果的方法来衡量。前者说明信息是劳动创造的，是一种资源，后者说明在获取信息所花的费用及得到信息后产生的收益。信息的使用价值必须经过转换方能得到。用于某种目的的信息，随着时间的推移价值耗尽，但对另一目的可能又显示用途。如天气预报的信息，预报期一过，对指导当前的生产不再有用，但对于天气预报的研究者，可用来做对比分析，预测未来的天气。因此，"管理的艺术在于驾驭信息"。

4. 可记载性 信息必须借助文字、图像、声波、电波、光波等物质形式存在或表现。用来储存信息的物质被称为信息载体，信息不能离开载体而独立存在。文字、电波和磁盘都是信息的载体，人的大脑是最复杂的信息载体。

5. 传输性 信息的传输性也称为传递性或传播性，其含义是信息源可以通过载体把信息传递给接收者。信息的传递需要时间，所以接收者获取的信息总是时滞于信息源。信息传输的载体和传输手段决定了信息传输的速度和效率。信息的传输手段与信息载体的性质和采用的传输技术有关。现代信息传输技术可以在数秒内把一个信息传遍全世界。

6. 可加工性 加工是指对信息的整理、变换、压缩、分解、综合、排序等处理。对信息的加工反映了人们因对信息的内容、形式和时效性等方面的需要而对信息做出的处理。人们总是通过一定的手段，把信息加工处理成更符合人们需要的形式。经过筛选、整理、概括、归纳、排序等处理，可以使信息更精练，含量更丰富，价值更高。需要说明的是，信息加工的过程中要保证语法、语义和语调三者的统一，以免造成信息的失真。

信息的加工手段决定着人们对信息再利用的水平。信息的加工手段由一个阶段信息技术的总体水平决定。在古代，信息技术水平很低，再用信息十分有限。现代信息技术把信息加工能力提高到了一个空前的水平，信息成了十分丰富的社会资源，并成为现代社会的特征和标志。

7. 可传递性　信息可以在时间和空间上通过多种渠道（个人、团体、组织、政府），利用多种方式（电视、报纸、广播、网络等）进行传递。信息在传递过程中可以转换载体而不影响信息的内容。信息的可传递性是信息共享和信息价值实现的重要条件。随着计算机技术和通信技术的不断发展，信息传输的形式各种各样，不仅可传输文字、数字，而且可传输声音、图像等，且传输的可靠性越来越高，误码率越来越低。

8. 可存储性　信息可借助于各种载体（如纸、磁带、磁盘等）在一定条件下存储起来，也可根据需要压缩存储。存储的信息既可用于加工处理，又可进行信息传输。随着大容量存储介质的产生和存储技术的运用，可存储的信息容量越来越大，可靠性越来越高，存储速度越来越快，而存储介质越来越小。例如人脑是一个天然信息存储器，现在人们使用的摄影机、录像机及计算机存储器等都可以进行信息存储。

9. 共享性　信息可以由一个信息源到达多个信息的接收者，被多个接收者所共享，并且可以因交流而使内容倍增。共享是信息的独特性。一个物体只能被一个享用者所占有，但信息可以被多个接收者所享用，这对信息不会有丝毫影响。信息的共享性使信息通过多种渠道和传输手段加以扩展，获得广泛利用。现代通信和计算机技术最大限度地实现了信息的共享。

10. 不完全性　我们的信息往往是局部的、不全面的，这与其应用目的有关。信息也有主次之分，我们对于所收集的信息要经过加工得到有用的信息，舍弃无用的和次要的信息。

除了上述信息的基本特征外，在信息的应用中，它还具有层次性。因为在一个组织中，信息是为决策和管理服务的，不同性质的决策、不同的管理层次，所需要的信息层次是不同的。另外，信息还具有不对称性，在现实生活中人们做出任何一项决策时，都不可能获得全部信息，所以在一定程度上组织的竞争优势取决于信息优势。

（三）信息的分类

在系统内部产生的信息称为内部信息，在系统外部产生的信息称为外部信息，或称为环境信息。作业级信息是内部信息，它数量大、级别低、结构化程度高，可用定量、定型、实时的方式处理。战术级信息也是内部信息，它数量中等、级别较高，可用分批的方式处理。而战略级信息是外部信息，它数量小、级别高、结构化程度低，可用随机方式处理。

按信息源的类型可以将信息分类为自然信息、社会信息、思维信息；按反映形式可以将信息分类为数字信息、文字信息、图像信息和语言信息；按应用领域可以将信息分类为管理信息、社会信息、科技信息、文化信息、体育信息和军事信息；按照加工顺序可以将信息分类为原始信息、二次信息和三次信息；按照信息稳定性可以将信息分类为固定信息和流动信息；按照信息流向可以将信息分为输入信息、中间信息和输出信息；

按照重要性可以将信息分类为战略信息、战术信息和业务信息。

战略信息是关系到全局和重大问题决策的信息，它主要被提供给高层管理者，包括系统内外、过去和现在的各种环境的大量信息。战术信息是管理控制信息，是使管理人员能掌握资源的利用情况，并将实际结果与计划相比较，从而了解是否达到预定目的，并指导其采取必要措施从而更有效地利用资源的信息。它被提供给中级管理者，主要包括系统内部各种固定信息、历史情况与现状信息，以及部分具体的外部信息。业务信息用来解决经常性的事务问题，并用以保证切实地完成具体任务。它被提供给基层管理人员，主要包括直接与生产、业务活动有关的、反映当前情况的信息。

（四）信息资源管理

随着信息社会的发展，信息作为资源的重要性和价值，已在现在的经济生活中得到充分体现，信息已经成为继物质和能源之后人类社会发展不可缺少的第三大战略资源。在信息化建设的进程中，信息资源开发、利用和管理是整个信息化建设的核心，组织的人员特别是管理者需要主动结合组织的信息需求进行信息资源的开发、利用和管理。于是信息资源管理在20世纪70年代末至80年代初的美国首先发展起来，然后成为在全球渐次传播开来的一种应用理论，是现代信息技术特别是以计算机和现代通信技术为核心的信息技术的应用所催生的一种新型信息管理理论。

信息资源管理有狭义和广义之分。狭义的信息资源管理是指对信息本身即信息内容实施管理的过程。广义的信息资源管理是指对信息内容及与信息内容相关的资源如设备、设施、技术、投资、信息人员等进行管理的过程。组织在以提高信息的价值、可用性和共享性为目的的信息活动中积累起来的以信息为核心和实质的各类信息活动要素（信息技术、设备、信息生产者等）的集合，就是组织的信息资源。组织信息资源管理既是组织整个管理工作的重要组成部分，也是实现组织信息化的关键。

因此，从管理的角度去认识，信息资源管理就是对组织信息资源所包括的要素进行计划、组织、控制和协调，利用信息技术对信息资源进行充分的开发和利用，以支持组织正确、高效地进行管理和决策。因此，信息资源管理包括以下4个要素：

1. 管理对象　信息资源管理的对象是信息活动中的所有要素，核心和实质是信息，其次是组织信息化过程中使用的计算机硬件、计算机软件、网络系统、各类信息系统、数据库等，再次是信息人员，他们是信息资源控制、协调和利用的主体，主要有信息专家、信息系统人员等。

2. 管理内容　信息资源管理的内容是对信息资源进行计划、组织、控制和协调，具体是指及时、准确地收集、掌握信息，开发、利用信息。

3. 管理目的　信息资源管理的目的是挖掘信息的价值，使管理者及时利用信息资源把握时机，及时进行决策，利用信息资源实现或达到组织预期目标，即为管理和决策提供支持。

4. 管理方法　信息资源管理方法是在信息技术的支持下将信息资源进行处理，并有效地存储、检索和传递，其中重要的工具是各类信息系统，因此信息系统的开发和建设对于组织来说至关重要。

（五）信息资源管理的原则

信息资源管理是一种规范的社会活动，它通常需要遵循以下几个原则：

1. 必须认识到信息是一种组织资源：信息资源管理的主要目标之一是确保一个组织在信息资源方面的投资能够以最佳的方式运作，这就要求有关人员必须将信息视作一种宝贵的资源，并视信息资源共享为一种规则。

2. 在利用信息资源和技术时，必须明确规定谁管理这些资源，谁利用这些资源，彼此的权利和义务是什么，如何确保合作与资源共享等内容。

3. 必须将业务规划与信息资源规划紧密地联系起来：信息资源管理的许多活动从前主要依赖于用户需求的被动的辅助管理，随着信息资源管理的进化，它与最高层战略规划的关系越来越密切，这种趋势最终形成了一种规则。

4. 必须对信息技术实施集成管理：信息技术的集成管理是实现信息资源管理内部融合的前提，是在新技术环境下提高潜在生产率的必要条件，是最大限度地利用信息技术的集成优势的管理保证。

5. 将最大限度地提高信息质量、改进信息利用和促使信息增值作为组织的战略目标：对于一个组织而言，主要的战略目标不是最大限度地利用信息技术或实现办公现代化，信息资源管理的最终目的是使组织中的每一个成员都成为有效的信息处理者和决策者，从而提高个人和整个组织的生产率。

（六）信息资源管理的策略

建立高效的信息网是信息资源管理的重要手段。现代信息网是由计算机网络、通信网络、信息资源网和集成化的管理信息系统组成的。信息技术的发展使得计算机网络和通信网络的构筑已不再是一件困难的事情，只要肯花费一定的投资就可以实现。而信息资源网和集成化的管理信息系统则必须组织大量的人力，选择科学的策略方法，通过长期艰苦细致的工作才能逐步建立起来。实践证明，信息资源管理必须做好以下工作：

1. 做好总体数据规划工作　总体数据规划工作应从以下几个方面着手进行：①业务战略规划：必须对业务进行全面规划，不断修正组织的发展战略目标，注重采用高新战术，提高市场竞争力。②信息技术战略规划：规划未来信息技术基础结构的发展战略，包括信息网络系统的开发战略、数据管理策略、整体网络设计策略、信息的分布处理策略和办公自动化策略。③总体数据规划：包括对组织的业务进行重新设计，使业务过程和业务活动规范化和标准化，使组织管理更能满足计算机协同工作方式，提高组织管理、服务水平和效能，从而提高竞争力。通过对信息需求深入调研、详细分析，建立组织稳定的功能模型、数据模型和系统体系结构模型及一系列的信息资源管理基础标准。

2. 信息资源分配管理　信息资源有多种类型，从信息的来源看，可分为组织内部业务数据、组织与外部的交换数据；从信息的表现形式看，可分为结构化的信息、超文本信息、图像和声音信息；从安全保密看，可分为机密信息和可向社会公开的信息等。针对不同的信息内容，应采取不同的方式来组织和管理信息资源。如对内部的业务数据，大多是机密的且可以转化成结构化的数据，对这类信息可以采用数据库管理方式，根据业务主题建立一系列主题数据库，使信息资源保持高度一致性，最大限度地实现资源共享；对于需要内外交换的信息，可借助 Internet 技术，把需要交流的信息制作成 Web 页面，彼此通过浏览器交流等。

3. 建立信息资源管理基础标准 信息资源管理的基础标准包括数据元素、信息分类编码、用户视图、概念数据库和逻辑数据库等。

（1）数据元素标准 数据元素是最小的且不可再分的信息单位，是信息组织、表示、处理、存储和传输的基础，是数据对象的抽象。要按照一定的方法和规则对所有的数据元素进行命名和定义，并控制数据元素在系统中的一致性。

（2）信息分类编码 信息分类是根据信息内容的属性和特征，将信息对象按一定的原则和方法进行区分和归类，建立起一定的分类系统和排列顺序。而信息分类编码则是指对已分类的信息对象赋予易于被计算机和人识别与处理的符号，以便于管理和使用信息。

（3）用户视图标准 用户视图是一组数据元素的抽象，它反映了最终用户的信息需求和对数据实体的看法，是信息人机交互、人际交互，以及组织数据输入、存储和输出的基础。它主要包括单证、报表、账册、屏幕格式等。通过该标准的建立，可以把系统中所有用户的信息需求表述清楚。

（4）概念数据库标准 概念数据库是最终用户对数据存储的看法，反映了用户的综合性信息需求。概念数据库一般用数据库名称及其内容的列表来表达。规范概念数据库，需要具备深厚的业务知识和丰富的经验，并需要业务行家的参与，共同分析、识别，定义出数据库的标识与名称及主关键字和数据内容。

（5）逻辑数据库标准 逻辑数据库是系统分析设计人员的观点。在关系数据库模型中，逻辑数据库是一组规范化的基本表。逻辑数据库标准涉及各基本表的命名标识、主码和属性列表，以及基本表之间的结构关系。

4. 使用集成化的辅助工具 现代信息系统建设融合了各种信息技术，需要不同的专业技术人员协同工作，在建立过程中，需要集成化的计算机辅助工具的支持。针对系统建设的不同阶段，可把集成工具系统分为规划工具、系统分析设计工具和系统建造工具，它们之间是通过元库来衔接的。元库中包含了数据字典等系统建设的一切文档资料。

二、系统

（一）系统的概念

系统（system）是指在一定环境中为了实现某种目标，由若干个相互联系、相互作用的元素（element）组成的有机集合体。系统是由一些部件组成的，这些部件可能是个体、元素等，也可能本身就是一个系统（或称子系统）。系统的构成有一定的结构，系统内的部件相互联系、相互制约，构成一个有机的整体。系统是有目的的，具有一定的功能，无论什么样的系统，都表现出本身的性质、能力和功效。系统的状态是可以转换的，在某些情况下系统有输入和输出，系统状态的转换是可以控制的。系统的特性有整体性、关联性、层次性、目的性、动态性、适应性。

系统是由相互作用和相互依赖的若干组成部分（元素）结合成的具有特定功能的有机整体，记为 $S = <E, R>$。其中 E（elements）为系统（systems）中所有元素构成的集合，R（relationship）为系统中所有关系的集合。

（二）系统的特征

系统的概念包括三层含义：系统由若干元素组成；若干元素之间相互作用、相互依赖；元素之间的相互作用、相互依赖，使系统形成一个具有特定功能的整体。这使得系统具有三个基本特征：整体性、关联性、层次性。此外，任何系统都有其存在的目的性，并且处于一定的环境中，处于不断的运动变化中，即系统具有动态性。另外，系统还具有适应性。

1. 整体性　系统的整体性强调"整体功能大于各部分功能之和"，即"1+1 > 2"。一个系统由若干元素组成，所有元素构成一个有机整体，缺一不可。

系统为了实现其目标，由各个部分协调构成有机整体，这就是系统的整体性。

整体性是系统的基本属性。从系统的含义可以看出，系统是由若干相互联系、相互作用、相互依存的部分经过有机结合，形成的具有一定结构和功能的整体，它的本质特征就是整体性。这表现在系统的目标、性质、运动规律和系统功能等只有以整体的形式才能表现出来，每个部分的目标和性能都要服从整体发展的需要。整体的功能并不是各部分功能的简单相加，而是各部分功能的有机统一和集合。因此，应追求整体最优，而不是局部最优，这就是所谓的全局观点。

系统的整体目标要靠系统各个部分的共同作用才能实现。比如，企业要实现目标，不仅要筹措符合一定质量和数量要求的原材料，而且要求利用先进的技术和手段对这些材料进行正确的转换，同时还要适时地将加工成的产品销售给适当的用户。离开了其中任何一个环节的有效工作，企业目标都难以实现。

2. 关联性　系统的关联性是指构成系统的各个部分之间存在互相联系、互相依存的关系。关联性是系统整体性的保证。

系统中若干元素之间存在密切的联系，这种联系决定了整个系统的机制，在一定时间内处于相对稳定的状态。同时，系统和其所处的环境之间具有相互联系，随着系统目标的改变及环境的发展，系统也会发生相应的变更。

每个要素的存在都依赖于其他要素的存在，当某个要素发生变化时，其他要素也会随之发生变化，从而引起系统的变化。

系统要素的结构关系、功能关系和因果关系决定了系统的运行机制。这些关系不同，即便是相同元素构成的系统也会不同，这也正是一个企业不能生搬硬套其他企业模式的原因。

3. 层次性　系统的层次性是指系统的一种共性结构模式，表现为系统的结构可以从纵向划分成一种层次结构。系统的层次性反映了人们观察和看待系统的层次。

由若干要素组成的具有特定功能的某种系统从属于一个更大的系统，其要素本身也可能是一个小系统，这些小系统常被称为这个系统的"子系统"，从而形成了系统的层次性。

任何系统都可以在空间或时间上进行逐步分解，形成多层次结构。

（1）系统按空间进行分解，形成系统结构的层次性　系统概念本身就具有层次性，如有大系统、中系统、小系统、子系统等区别；自然界有宇观、宏观、微观、渺观等层次；企业中有公司、工厂、车间、班组、工段等层次。系统结构的层次性决定了系统中的一些子系统为高层次子系统，而另外一些子系统为低层次子系统；一些子系统居于支配地位，而另一些子系统则处于从属地位。系统结构的层次性决定了系统中的物质、能量、信息的流通以一定的渠道有秩序地进行。

（2）系统按时间进行分段，形成系统发展的有序性　系统总是要历经孕育、产生、发展、衰退、消亡的过程。研究系统的性能时，不仅要研究它的静态性能，而且要研究它的动态特性。系统的变化、发展不是随意的，而是受系统内部、外部各种因素的影响和限制，依据一定的规律发展的。系统发展的有序性说明，在实际工作中要按照科学规律办事，既要不失时机地扩大发展系统，又要避免在条件不成熟的情况下盲目扩大系统，造成不应有的损失。

4. 目的性　任何系统都有其存在的目的性，人类社会生产、经营活动中建立的各类系统都是为了解决一定的问题而存在的。目的性是系统存在的前提和基础，决定着系统内若干要素的组成和结构，从而最终决定了系统具备的功能，也是系统之间相互区别的标志。因此，在建设系统的过程中，首先要明确系统的目的，然后选取达到它的若干途径，从中找出一种最好的途径，实施并监控、修正，最后达到目的。

5. 动态性　任何系统都处于一定的环境中，系统与环境相互影响、相互制约，并与环境进行着物质、能量、信息的交换，处于不断的运动、变化、发展之中，在演化和发展的进程中与环境相适应。

6. 适应性　任何系统都是由若干部分组成的，同时又从属于更大的系统，大系统的其他部分就是该系统的环境。广义地讲，一切不属于系统的部分都统称为环境。

任何一个系统都处于确定的环境之中，与环境保持着密切的联系。环境支撑着系统的存在及系统的运转，系统与环境形成一种和谐的关系。

系统处于环境之中，系统与环境之间必然要相互交流、相互影响，产生物质的、能量的、信息的交换，以保持适应状态。从环境中得到某些信息或物质、能量，称为系统的输入；向环境中输送信息、物质或能量，称为系统的输出。系统的基本功能就是把环境的输入进行加工处理，转换为输出。

系统必须具备以下三个条件：首先，系统必须由两个或两个以上的要素所组成。其次，要素与要素之间存在着一定的有机联系，从而在系统的内部和外部形成一定的结构或秩序。任何一个系统又是它所从属的一个更大系统的组成部分或要素。因此，系统整体与要素、要素与要素、整体与环境之间，存在着相互作用和相互联系的机制。最后，任何系统都有特定的功能，这是整体所具有的不同于各个组成要素的新功能。这种新功能是由系统内部的有机联系和结构所决定的。

（三）系统的分类

系统广泛地存在于自然界和人类社会，为了研究的需要，人们对系统进行了分类。系统的分类方法有很多。按其组成可分为自然系统、人造系统和复合系统三大类；按系统功能来分类，如不同的系统为不同的领域服务，可分为社会系统、经济系统、军事系统、企业管理系统；根据具体的研究对象将系统分为教育系统、金融系统、电力系统等。

按系统的抽象程度可分为概念系统、逻辑系统、物理系统。概念系统（conceptual system）是最抽象的系统，它是人们根据系统的目标和以往的知识构思出来的系统雏形，在各方面均不很完善，也有可能实现不了，但它表述了系统的主要特征，描述了系统的大致轮廓。逻辑系统（logical system）是介于实在系统与概念系统之间的，是在概念系统的基础上构造出的原理上可行得通的系统。它考虑到总体的合理性、结构的合理性和实现的可能性，摆脱了具体实现细节的物理特性。如对于计算机系统，应考虑到它的硬件配置、软件配置及网络配置等。物理系统（physical system）是完全确定的系统，其组成部分是完全确定的存在物，如人类、生物、机械、矿物等。

按照其与环境之间的相互关系，可以将系统分为开放系统和封闭系统。开放系统是指不可能与外界分开的系统，该系统与外界环境之间存在信息、物质等交换，如社会系统、生命系统都是开放系统。封闭系统是指与外界分开，不受外界影响的系统，该系统不与外界环境之间交换信息、物质等，如某学校的学生成绩管理系统。当然，开放系统与封闭系统是不能绝对化的，严格地讲，现实世界中没有完全意义上的封闭系统，这主要取决于世界的划分和环境的明确。封闭系统具有不可贯穿的边界，而开放系统的边界具有可渗透性。

（四）系统方法

系统方法是用系统的观点来认识和处理问题的方法，亦即把对象当作系统来认识和处理的方法。系统方法的哲学依据是唯物辩证法，要求人们在用系统的观点来认识和处理问题时，必须以对立统一的思想为方法的核心。

系统方法强调整体和部分的统一、分析方法与综合方法的统一、定性描述与定量描述的统一、确定性描述与不确定性描述的统一、理论方法与经验方法的统一、精确方法与近似方法的统一、科学理性与艺术直觉的统一等。

系统方法要求运用系统的观点，从系统整体与部分、功能与结构、系统与环境之间的相互联系和相互作用中考察事物。它的基本特点是整体性、综合性和最优化。在系统方法中，人们一般采用霍尔（Arthur D.Hall，1924 年 4 月 13 日—2006 年 3 月 31 日）提出的逻辑维、时间维和知识维的三维结构方法。知识维与逻辑维和时间维交互作用，形成了系统方法的"三维结构体系",如图 1-1 所示。

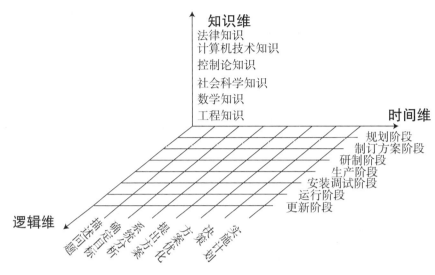

图 1-1　系统方法的"三维结构体系"

1. 逻辑维　逻辑维反映从系统观点解决一个问题需要以下 7 个逻辑步骤:

（1）描述问题　描述所要解决的问题,主要包括问题的提出、问题的阐述、问题的迁延变化过程和现状,以及说明问题的资料和数据。

（2）确定目标　确定所要解决问题的目标,以及目标是否实现的评价标准。

（3）系统分析　从系统整体出发,把问题分解成多个要素和方面,分别加以考察和认识。根据系统目标,把分析的结果描述成系统的逻辑模型,通过模型来反映人们所认识和理解的系统。

（4）提出方案　根据分析的结果,从系统整体出发,根据人们的需要对问题提出多个备选的解决方案。

（5）方案优化　对提出的备选方案进行择优。根据目标要求,对所提出的方案进行比较和排队,最后确定出能够满足目标要求的最优方案。

（6）决策　确定系统逻辑模型,以及解决问题的最优方案。

（7）实施计划　按照问题的解决过程,实施所选择的最优方案。

这 7 个逻辑步骤具有一定的逻辑顺序,但其顺序并不十分严格,也可能会出现交叉和反复。

2. 时间维　时间维指从系统工程角度,解决一个问题所需要经过的时间阶段。系统方法一般可以分为 7 个阶段,即规划阶段、制订方案阶段、研制阶段、生产阶段、安装调试阶段、运行阶段和更新阶段。

3. 知识维　知识是系统方法的基础和保证,系统方法需要运用到多方面的知识。它包括共性知识和不同领域的专业知识,如工程、医药、建筑、商业、法律、管理、社会科学、艺术等不同专业门类的知识。这些共性基础知识和专业知识构成了系统方法的知识维度。

三、信息系统

(一) 信息系统的概念

简单地说, 信息系统 (information system, IS) 就是输入信息, 对信息进行加工处理后, 输出有用信息的一个系统。自从有了人类活动, 就有了信息交换和信息系统。随着信息技术的发展, 改变了信息存在的环境和信息处理的方式, 使信息处理方式超越了传统手工处理的方式, 使信息的价值大大提高。目前, 人们所说的信息系统已经不再是手工的信息系统, 而是计算机化的信息系统。人们利用计算机处理信息, 并借助网络技术改变了信息传输方式。信息系统的组成要素, 如表 1-1 所示。

表 1-1 信息系统组成要素

要素	说明
信息系统目标	信息系统目标是信息系统建设的根本出发点和最终目的。一般应结合组织内外部的实际情况, 从业务战略视角高度出发制定信息系统目标, 将信息系统目标与业务目标结合起来
信息系统边界	信息系统的边界是不可见的, 很难从物理角度进行区分。系统与其他系统之间一般通过接口的形式进行连接, 例如人事信息系统与财务信息系统之间存在接口
信息系统构件	信息系统的组成模块或者子系统, 例如企业管理信息系统通常由人事子系统、财务子系统、营销子系统、生产子系统等组成
构件之间关系	各子系统之间相互依赖, 相互信息传递, 协同工作, 以确保整个系统的和谐运转
环境	包括信息系统应用的用户环境、技术环境、法律环境等
信息系统接口	信息系统的接口主要有两类: 一是系统与其他系统之间的接口; 二是系统与人之间的接口, 即系统的用户界面
系统输入	包括各种需要录入到系统中的数据和信息
系统输出	系统输出有两种: 一种是软输出, 即呈现在电脑屏幕上的输出; 另一种是硬输出, 包括需要分发给不同用户的图形、报表、文字等各类文档
系统约束	开发及应用系统的各类限制条件, 如开发的技术限制, 系统的容量、内存、运行速度或者管理限制等

广义的信息系统包括的范围很广, 各种处理信息的系统都可算作信息系统。狭义的信息系统仅指基于计算机的数据处理系统。信息系统 (information system) 是由计算机硬件、网络和通信设备、计算机软件、信息资源、信息用户和规章制度组成的以处理信息流为目的的人机一体化系统。信息系统的功能可归纳为信息的收集、信息的存储、信息的加工、信息的输出、反馈功能、信息的传输等。

什么是一个信息系统的相互联系并作用的部件呢? 有几种方式可以说明这个问题。任何系统可以有许多子系统, 一个子系统是另一个系统中的一部分。因此, 子系统可以是理解部件的一种方式。例如, 一个客户支持系统可以有一个订单登录子系统, 这个子系统可以为客户生成新的订单, 另一个子系统可以处理完成订单, 包括发货和退还订单, 还有一个子系统可以维护产品目录数据库。把一个系统作为一组子系统来考虑, 对分析员是十分有用的，这些子系统就是相互联系、相互作用的部件。

子系统：作为大系统中的一个部分的系统。

每个系统又是大系统的一部分，这个大系统称为超系统。所以，客户支持系统实际上是生产系统的一个子系统。生产系统包括其他的子系统，如库存管理和制造子系统。这种把一个系统划分成多个部件的方法是按照功能分解的原则进行的。

超系统：一个包含其他系统的大系统。

功能分解：把一个系统分为多个基于子系统的部件，这些子系统依次进一步被分为多个子系统。

理解系统部件的另一种方法是列出相互作用的各个部分。例如，一个信息系统包括硬件、软件、输入、输出、数据、人和过程，这种观察方法对分析员也是十分有用的。这些相互联系的部件在系统中一起作用。

每一个系统在它与它的环境之间有一个边界，任何输入或输出都必须通过这个系统边界。定义这些输入输出是系统分析与设计的重要部分。在一个信息系统中，人也是关键的部分，这些人做一些由系统完成的工作。因此，对系统分析员来说，还有一种重要的边界——自动化边界。在自动化边界的一侧是系统的自动部分，那里的工作是由计算机完成的，而另一侧是系统的手动部分，那里的工作是由人工完成的。

系统边界：系统与环境之间输入输出必须通过的分界。

自动化边界：一个系统的自动部分和手动部分之间的分界。

（二）信息系统的作用

信息系统对现代商业组织的成功至关重要，为使商业组织具有更强的竞争力，需要不断地开发出新的系统。信息技术对生产力和利润产生了重大影响，因此，信息系统成为当今吸引人们的一个热门行业。大部分人常常使用最新的技术进行在线购物、预约房间、在线拍卖、客户支持、电子邮件和无线信息等。但是，并不是这个技术本身增加了生产力和利润，而是开发信息系统的专业人员利用技术的力量实现了解决方案。开发信息系统所面临的挑战是巨大的，因为越来越多的人希望拥有这种可以随时随地访问数据的信息系统。

课程思政

2016年《国家信息化发展战略纲要》以信息化驱动现代化为主线，着力信息化发展能力、应用水平、发展环境，让信息化造福社会、造福人民。《"健康中国2030"规划纲要》开启了健康中国建设新征程、全民健康新时代，推动以治病为中心向以健康为中心转变。

新型冠状病毒感染疫情加速了医药行业数字化发展的历程。在疫情防治导致医疗资源紧张与疫情封控导致居民不能线下就医的情况下，线上诊疗已经成为疫情期间居民就诊的常见方式。医院提供线上咨询服务解答居民医疗问题，提供慢病复诊服务、关注用药与管理问题，保障慢性病患者身体健康，为发热患者提供问诊服务。公共卫生领域，健康码使疫情防控更加高效、精准，成为赢得抗疫阻击战胜利强有力的工具。引导、培养学生具有使用信息技术进行管理模式、产品和服务创新的能力，增强职业认同感、责任感、使命感，从而肩负起科技报国的家国情怀和使命担当。

【知识点】信息系统的作用。

【课程思政元素】职业素养，厚植科技报国情怀。

（三）信息系统的特征

信息系统除了具有系统的一般特征之外，还有其独特性。

1. 信息性　信息性是信息系统的显著特征，也是信息系统区别于其他系统的主要特性。信息是信息系统的主要构成要素，对信息加工处理是信息系统的主要功能，产生对外部系统有用的信息，与环境构成一个有机的信息网络是信息系统的目的。在信息系统中也存在物质要素和物质活动，但这些物质要素是储存信息和加工信息所必需的部分，物质活动也是伴随信息活动所必要的活动。

2. 综合性　综合性是信息系统的一个十分显著的特征。信息系统综合了多种复杂的系统要素，并可以分为信息要素和物质要素两大类。信息要素是信息系统的主体，物质要素是储存信息和处理信息的必需部分。这两种要素在信息系统中并不是分立存在的，而是密切地交织在一起的，从而构成复杂的信息系统。信息系统的综合性还体现在它与外部环境的关系上。所有信息系统都是开放系统，与外部环境构成和谐的更大范围的系统。

3. 集成性　集成是指把多个相对独立的构件或部分，根据目标的需要构成和谐、兼容和相互联系的整体。信息系统是以集成的方式构成的，其中包括系统的集成和平台的集成。

系统集成是指信息系统由多个子系统集合而成。例如，企业信息系统就集成了生产、计划、供应、销售、人事、财务等多个子系统。多个相对独立的信息系统也可以集成为更大规模的信息系统，例如，大庆、辽河、新疆、大港、胜利等油田的信息系统可以集成为整个中国石油行业的综合信息系统。由地区和行业信息系统集成为国家信息系统，由各国家的信息系统可以集成为国际信息系统。

4. 多样性　信息系统具有多种形式。从功能上可以把信息系统划分为信息处理系统、管理信息系统、决策支持系统、办公信息系统和主管信息系统。根据信息系统所服务的应用领域，又具有多种不同应用类型的信息系统，如地理信息系统、医院信息系统、航天信息系统、学校信息系统、政府信息系统等。信息系统的规模也表现出了多样化，大的如国际信息系统、国家信息系统、区域信息系统等，小的如财务管理系统、工资发放系统、税率计算系统等。

5. 发展性　信息系统的内涵与外延处在急剧的发展变化过程中。建立在现代信息技术基础之上的信息系统，是近几十年建立和发展起来的，而且其应用的领域、系统的规模和信息处理的能力也以惊人的速度在广度和深度上不断发展。20 世纪 50 年代出现的信息系统，仅能够对企业中的一些简单业务进行处理，如工资计算、报表制作、生产报告等。时过半个多世纪的现在，跨国、跨地区的具有高度复杂和综合处理能力的信息系统已经十分普遍。可以预测，21 世纪，信息系统将以更快的速度向纵深发展，整个世界形成一个综合的、一体化的信息系统将成为现实。

（四）信息系统的功能

信息系统作为一个系统具有信息输入、处理、存储、输出、反馈五大基本功能。此外，信息系统还具有信息采集、传递功能，信息采集为信息输入做准备，信息传递是信息处理和信息使用过程中不可缺的环节。

1. 采集功能　信息系统的首要任务是将组织内外的数据、信息及时、准确、完整地收集起来，记录在某种形式的载体上，作为信息系统的输入。信息采集的一个重要的问题就是要求收集到的数据、信息要全面、完整、详细、准确。

2. 输入功能　将数据或信息转化成信息系统的内部数据形式，输入到信息系统中。信息系统的输入功能取决于系统所要达到的目的及系统的能力和信息环境的许可。

3. 处理功能　信息系统对输入系统的数据或信息进行加工处理，使其成为有用的信息，满足用户的需要，是信息处理将数据或信息转化为有用输出的过程。如文件格式的编辑、更新、检索及数字转换为图形等，数据处理中数据的排序、分类、查询、统计汇总、预测、模拟及各种形式的数学计算，也可以是文件的建立、更新、检索等。

4. 存储功能　将原始数据、信息和处理后的数据、信息以合适的形式进行保存，以便于进行传递和加工，存储的数据、信息是信息系统中十分重要的资源。信息存储的方法主要是利用计算机将数据、信息存储在磁盘、光盘等介质中。

5. 传递功能　数据、信息传递是信息处理和信息使用过程中不可缺少的环节。数据、信息的采集可能分散在不同地方，而数据、信息的处理可能需要传递到指定的组织部门。信息加工处理后需要进行及时传递，为决策者及时提供所需数据、信息，才能实现信息的价值，发挥信息的作用。如果信息的传递不及时、不顺畅，信息的时效性就会失去意义。

6. 输出功能　将加工处理后的数据、信息以合理的结构和形式输出给所需用户，如文字、图表、报表等。输出的方式可以是通过显示器显示或利用打印机打印出来等。

7. 反馈功能　反馈是对系统的一种控制，一是通过反馈能将计算机输出的信息返回给计算机作为输入，二是对整个信息处理、存储、输出等环节通过各种程序进行控制。

（五）信息系统的发展

信息系统的发展历程：① 20 世纪 50—60 年代的电子数据处理（EDP）阶段。② 20 世纪 70 年代后发展起来的信息处理阶段，管理信息系统（management information systems，MIS）、决策支持系统（decision support system，DSS）、基于人工智能原理的专家管理系统（expert system，ES）、支持主管高效率工作与决策的经理信息系统（executive information system，EIS）、办公自动化系统（office automation system，OAS）

和战略信息系统（strategic information system，SIS）。③ 20 世纪 90 年代进入了企业间信息系统阶段。20 世纪 90 年代以后，随着网络技术的发展和应用，整合企业内部三个层面信息系统及企业与外界信息的条件逐渐成熟，为此，企业资源计划（enterprise resource planning，ERP）应运而生。通过与供应链管理（supply chain management，SCM）和客户关系管理（customer relationship management，CRM）系统的整合，ERP 还能够集成企业上游的供应商和下游的分销商与消费者的信息资源。这三者的集成，加上电子商贸系统就可以开展真正的电子商务（electronic commerce，EC）。

（六）信息系统的类型

因为组织要完成许多不同类型的活动，所以就有许多不同类型的信息系统。在大多数商业中建立的系统包括事务处理系统、管理信息系统、主管信息系统、决策支持系统、通信支持系统和办公支持系统。

事务处理系统收集和记录影响组织的事务信息。每做成一次销售、订购一批物资、做成一次利息付款，就产生了一个事务。这些事务通常会引起贷方或借方在会计分类账上做记录，最终用于财政计算目的的账单结算，如收益结算表。事务处理系统是计算机自动处理的第一步，较新的事务处理系统使用一流的技术，并给信息系统开发者带来一些挑战，也带来一些竞争优势和投资回报。在事务处理中，企业对消费者和企业对企业的电子商务系统是最新的挑战，新的事务处理系统经常被叫作联机事务处理（OLTP）系统。

管理信息系统接收事务处理系统收集的信息并为管理人员生成计划和控制商业所需的报表。因为信息已经由事务处理系统收集并且存放在组织的数据库中，因此，管理信息系统是可以实现的。

主管信息系统为高级管理人员提供在监测竞争环境和战略计划中所需使用的信息。一些信息来自组织的数据库，但大多数信息来自外部资源——关于竞争者、证券市场报告、经济预测等新闻。

决策支持系统允许用户探究有效的选择或决策的影响。有时这个过程要参照"如果……将会怎样"的模式进行分析，因为用户要求系统回答诸如"如果第三季度销售额下跌至 1 亿美元以下并且利率上升到 7.5%，怎么办"的问题，由决策支持系统做出的金融预测能探究这一结果。一些决策支持系统用于日常事务运作的决策，如根据预测商务旅行模型，预测将有多少租用的汽车从一个城市开到另一个城市去度周末。

通信支持系统允许员工相互通信并与客户和厂商通信。通信支持现在包括无线个人数字助理、支持信息和个人数字助理的手机、便利的电子邮件、宽带 Internet 访问和桌面视频会议。

办公支持系统帮助员工创建和共享包括报表、建议和备忘录等文档。办公支持系统也帮助维护有关工作的进度表和会议的信息。

（七）信息系统的结构

1. 信息系统的基本结构　信息系统作为一个系统，也是由输入、处理、输出、反馈四个基本要素构成的。信息系统将收集的数据、信息输入到信息处理器进行加工处理，然后输出给信息用户使用，信息用户也可以给信息输入端以反馈。

2. 基于网络技术的信息系统结构　支持信息系统运行的系统硬件和软件的集合是信息系统建设的基础，形成了信息系统的结构。人们也从硬件、软件、空间分布等多个角度对信息系统的结构进行了研究。从计算机诞生的 60 多年来，信息系统经历了从单机到网络的发展过程，信息系统的结构与计算机、网络、通信技术的发展密切相关，并不断改进，我们主要从网络技术角度去讨论信息系统的结构。从宿主式结构、单机式结构、文件服务器结构及客户 / 服务器（C/S）结构到浏览器 / 服务器（B/S）结构，经历了一个较长的发展过程。与这个过程相适应的是从集中式计算到分布式计算，再到互联网计算；网络从主机模式到局域网，再到互联网；服务器从文件服务器发展到数据库服务器，再到基于 Internet/Intranet 的 Web 数据库服务器。

微课视频

第三节　管理信息系统概述

微课 PPT

一、相关概念及关系

1. 管理的含义　管理是指管理主体有效组织并利用其各个要素（人、财、物、信息和时空），借助管理手段，完成该组织目标的过程。具体理解如下：

管理主体是一个组织，这个组织可能是一个国家，可能是一个单位，也可能是一个正式组织或非正式组织。管理主体包括人（决策者、执行者、监督者）、财（资金）、物（土地、生产设备及工具、物料等）、信息（管理机制、技术与方法，以及管理用的各种信息等）、时空（时点和持续时间、地理位置及空间范围）五方面的要素。管理的手段包括强制（战争、政权、暴力、抢夺等）、交换（双方意愿交换）、惩罚（包括强制、法律、行政、经济等方式）、激励、沟通与说服五个方面。管理的过程包括管理规则的确定（组织运行规则，如章程及制度等）、管理资源的配置（人员配置及职责划分与确定、设备及工具、空间等资源的配置与分配）、目标的设立与分解（如计划）、组织与实施、过程控制（检查、监督与协调）、效果评价、总结与处理（奖惩）几个环节。

2. 管理的任务　管理的任务是设计和维持一种环境，使在这一环境中工作的人们能够用尽可能少的支出实现既定的目标，或者以现有的资源实现最大的目标。管理的任务可细分为四种情况：①产出不变，支出减少；②支出不变，产出增多；③支出减少，产出增多；④支出增多，产出增加更多。这里的支出包括资金、人力、时间、物料、能源等的消耗。总之，管理的基本原则是"用力少，见功多"，以最少的资源投入、耗费，取得最大的功业、效果。

管理的意义在于更有效地开展活动、改善工作，更有效地满足客户需要，提高效果、效率、效益。

3. 管理与信息　管理与信息有着密切的联系。信息是管理的纽带，信息的获取、加工、传输是管理活动的基础，信息活跃在管理过程的各个环节。管理就是通过信息进行管理，管理过程就是信息沟通的过程。科学的管理必须建立在良好的信息管理基础之上，而信息技术为科学管理提供了重要的技术基础。

4. 管理与系统 现代管理者必须树立的一个重要观念就是系统观念。每一个时代都有自己的主导思维方法，管理科学经过传统管理、科学管理、现代管理的不同阶段，发展到了系统管理的最新阶段。

从管理学的基本思想和基本原理来看，管理是建立在系统科学的思想、原理和方法之上的。系统科学与自然科学、社会科学和工程技术一样，是管理学的基础。系统科学作为一般的世界观和方法论，不仅充实和发展了当代哲学，而且对管理学以至整个科学技术的发展都有巨大的贡献。

系统科学对管理学的发展至少有以下几个方面的贡献：

（1）推动了管理观念的更新 系统科学提出的系统、层次、反馈和控制等概念，为人们改进管理工作提供了新的思路。

（2）提供了解决复杂问题的分析工具 控制论、运筹学、数理统计和模糊数学等已经成为现代管理方法的主体内容。

（3）促成了管理新模式的出现 管理的发展历史表明，现代管理中广为采用的全面质量管理、目标管理等新模式的出现，与系统论的应用有直接关系。

二、信息系统与管理

管理需要信息，同时也需要信息系统的支持。有效的管理要求对与组织活动及其环境状况有关的信息进行全面的收集、正确的处理和及时的利用。

随着科学技术的发展，生产社会化程度不断提高，企业组织规模进一步扩大，使得管理变得越来越复杂，需要的信息量大，时间性强。现代管理方法的运用需要数学模型的支持，而这涉及大量的计算工作。很显然，传统的手工系统已无法应对现代管理对信息的需要，基于计算机的信息系统处理速度快、存储量大等特点，其正在发挥越来越大的作用。它能把来自组织活动过程中的巨大信息流收集、组织和控制起来，经过处理、分析，提供各管理层所需的管理和决策信息。信息系统的完善程度已成为衡量现代企业管理水平的一个重要标志。

管理过程包括计划、组织、决策和控制人员与活动。不同的管理层为完成这些任务所担负的职责也不一样：高层管理者负责确立整个组织的目标群，中层管理者组织和控制企业的资源来达到这些目标，而低层管理者则监督管理日常的业务活动。三个层次的管理者对信息的需求并不完全相同：低层管理者需要日常业务的反馈信息——作业级信息，中层管理者需要能使他们有效地分配资源来达到组织目标的信息——战术级信息，高层管理者使用内部和外部（主要是外部）的信息——战略级信息来寻找新的商机并建立组织的目标。作业级、战术级、战略级的信息需要专门的信息系统支持。

1. 作业级的信息系统 作业级的信息系统是供低层管理人员使用的系统，它支持日常的业务处理。系统通过计算机输入原始数据信息，如采购单信息、客户订单信息、职工考勤信息等，存储在存储器中，并对数据以批处理或实时的方式进行累加和分析，提供反映组织业务现状的信息，如应收和应付款信息、库存信息、工资信息等。该层次的信息系统的特点是处理的数据量大、精确度高，输入数据和输出信息均经过仔细校验；反映的是组织已发生的业务信息，即历史信息；系统的数据全部来自组织内部；输入数据和输出信息的形式及格式都是高度结构化的；信息非常详细，反映每笔（每日、每周或每月等）的业务信息；提供查询功能。

2. 战术级的信息系统　战术级的信息系统是供中层管理人员使用的系统。本层系统主要是对业务信息进行概括、集中、比较和分析，为中层管理人员监督和控制业务活动、有效地分配资源提供所需的信息。作业系统的输入信息是战术系统的数据来源，因此，战术级的信息系统必须建立在作业级的信息系统基础之上。战术级的信息系统会产生预测类信息，通过预测未来事件防止问题的出现。如系统被用来预测收入和企业活动，确定资金的最佳来源和用途。系统支持计划的职能，通过收集历史数据和当前数据，分析和研究变化的趋势和预测未来，选择合适的计划模型，进行反复试算，产生各种计划方案，供管理者决策。系统通过进行各种定额、计划指标信息与当前企业实际运营信息的比较，产生各种反馈信息和警示信息，帮助管理人员进行管理控制和决策，帮助人们决定何时何地采取行动。如反馈信息表明某种存货的库存水平正在不断下降，那么，管理者就可以利用它来决定订购更多的该种存货。战术级的信息系统产生一系列报表报告，一般有定期报告、总结性报告、比较报告、例外报告等。定期报告是按照预先确定的时间间隔产生的报告，可以是每天、每周、每月、每年等；总结性报告是指那些以某种方法汇总信息的报告，如按销售人员汇总的销售情况，按产品种类汇总的次品返修情况等；比较报告显示两个或更多相似的信息集，以阐明它们彼此的关系，如产量与成本的关系；例外报告主要提供异常情况的信息，如导致应收账款迅速增加的欠款对象的评估信息等。

3. 战略级的信息系统　战略级的信息系统是辅助高层管理人员制定企业长期策略的信息。战略系统与战术系统的区别通常并不明确，因为这两类系统可能使用某些相同的数据。例如，如果当中层管理者利用预测和计划信息来分配资源以达到最佳的组织目标时，该预测和计划类信息就是战术级的信息；而当该类信息被高层管理人员用来制订企业的长期活动计划时，就是战略级的信息。战略级的信息系统的特点主要有以下几点：①随机性：战略级信息的产生在多数情况下具有时间不确定性，是随机产生的或者根据临时决策需要产生的。②预测性：由于企业长期计划决策通常会对未来一段时期（3～5年）产生影响，因此战略级信息系统的信息不仅能描述过去的事件，而且要能预测未来发生的事件。例如，未来经济状况的预测、产品市场状况的预测等。③概要性：战略级信息是关系企业未来长远发展的信息，而影响企业未来发展的因素较多，十分复杂，因此，该类信息并不要求十分精确，通常是概括性的。④数据来源外部性：大部分战略级信息的主要数据来源于企业外部环境。⑤非结构化：战略级信息系统的输入数据通常是非结构化的。例如，对未来市场销售趋势预测可能会用到从偶然谈话中得知的信息，如批发商、销售人员和市场分析员的观点。

从广义的角度看，管理信息系统是一种集业务数据处理、管理和决策为一体的立足整个企业管理的信息系统，它集作业级、战术级、战略级信息系统的功能于一体，通过管理信息系统能够辅助企业的低、中、高层管理的作业级、战术级和战略级的活动。例如，2019 年 5 月 24 日，国家药品监督管理局印发《国家药品监督管理局关于加快推进药品智慧监管的行动计划》，要求以技术推进监管转型升级：加快推动移动互联网、物联网、大数据、人工智能、区块链等新技术在药品智慧监管方面的应用，加强对药品网络销售等新业态的监管，强化上下游监管数据采集和信息互通共享，整合产品全生命周期数据，形成面向产品生产、经营、监管等全方位的决策辅助信息。加强监管部门与企业、第三方机构的技术合作，共同建设监管数据分析实验室；在监管业务领域和公共服务领域大力推动移动应用开发，为企业和公众提供多样便捷的办事渠道，加强监管部门与公众的沟通交流。

三、管理信息系统

（一）管理信息系统的定义

信息技术的飞速发展及管理需求的不断变化，使得管理信息系统被广泛应用于人们工作、生活的各个方面及当今社会的各个领域。随着社会分工的日益精细，管理信息系统的专业化程度也在不断提高。比如，生活中常用的"银行个人账户管理系统""超市POS 系统""医院管理信息系统""物业管理系统"，学生在校学习时用到的"学籍管理系统""学生成绩查询系统""图书馆图书借阅系统"，工作中必然用到的"办公自动化系统""财务管理系统""物流管理系统"等，数不胜数。

不同时期的研究者从不同角度对管理信息系统作了不同的定义，现将国内外提出的几种典型定义简要介绍如下：

1985 年，管理信息系统创始人、明尼苏达大学教授高登·戴维斯（Gordon B.Davis）提出的定义："管理信息系统是一个利用计算机硬件和软件，手工作业，分析、计划、控制和决策模型，以及数据库的用户 – 机器系统。它能提供信息，支持企业或组织的运行、管理和决策。"

美国著名学者劳顿夫妇（Kenneth C.Laudon，Jane P.Laudon）在 2002 年出版的《管理信息系统》一书中给出的定义："管理信息系统在信息系统技术上可定义为互联部件的一个集合，它收集、处理、储存和分配信息以支持组织的决策和控制。由管理的观点，一个信息系统是一个基于信息技术的，针对环境给予的挑战的组织和管理的解答。"

在中国，"管理信息系统"一词出现于 20 世纪 70 年代末 80 年代初，根据中国的情况，许多早期从事管理信息系统工作的学者给管理信息系统下了一个定义，登载于《中国企业管理百科全书》上，即"管理信息系统是一个由人、计算机等组成的，能进行信息的收集、传递、储存、加工、维护和使用的系统。管理信息系统能实测企业的各种运行情况；利用过去的数据预测未来；从企业全局出发辅助企业进行决策；利用信息控制企业的行为；帮助企业实现其规划目标"。

由朱镕基主编的《管理现代化》一书中给出的定义："管理信息系统是一个由人、机械（计算机等）组成的系统，它从全局出发辅助企业进行决策，它利用过去的数据预测未来，它实测企业的各种功能情况，它利用信息控制企业行为，以期达到企业的长远目标。"

"管理信息系统是一个以人为主导，利用计算机硬件、软件、网络通信设备以及其他办公设备，进行信息的收集、传输、加工、存储、更新和维护，以企业战略竞优、提高效益和效率为目的，支持企业高层决策、中层控制、基层运作的集成化的人机系统。"这是复旦大学薛华成教授的总结。

第五个定义目前在国内高校使用较为普遍，故本书采用此定义。该定义清晰地说明了管理信息系统的组成、信息的处理过程以及管理信息系统的目标，即为企业提供高（决策层）、中（管理层）、低（运行层）三个层次的管理活动支持；同时也体现了一个成功的管理信息系统应有可靠的硬件、实用的软件和强有力的现代化管理水平。

（二）管理信息系统的特点

管理信息系统不仅具有一般系统的特征，而且具有其本身的特点，主要表现在以下几个方面：

1. 面向管理决策　管理信息系统是信息系统在管理领域应用发展起来的为管理决策服务的信息系统。它是继管理学的思想方法、管理与决策的行为理论之后的一个重要发展，其必须能够根据管理的需要，及时提供所需要的信息，帮助决策者做出决策。

2. 综合性　从广义上说，管理信息系统是一个对组织乃至整个供应链进行全面管理的综合系统。一个组织在建设管理信息系统时，可根据需要逐步应用个别领域的子系统，然后进行综合，最终达到应用管理信息系统进行综合管理的目标。管理信息系统综合的意义在于产生更高层次的管理信息，为管理决策服务。

3. 人机系统　计算机技术是管理信息系统的一个重要组成部分，但绝不是全部。管理涉及的主要因素是人，人是决策的主体，而计算机是辅助决策的工具。因此，管理信息系统是一个人机结合的系统。在管理信息系统中，各级管理人员既是系统的使用者，又是系统的组成部分。在管理信息系统的开发过程中，要根据这一特点，正确界定人和计算机在系统中的地位和作用，充分发挥人和计算机各自的长处，使系统的整体性能达到最优。

4. 与现代管理方法和手段相结合　管理信息系统应与先进的管理方法和手段相结合，而非单纯地改进技术。如果只是简单地采用计算机技术提高处理速度，而不采用先进的管理方法，那么管理信息系统的应用仅仅是用计算机系统仿真手工管理系统，充其量只是减轻了管理人员的劳动，其真正发挥的作用十分有限。因此，在开发管理信息系统时，必须融入现代化的管理思想与方法。

5. 多学科交叉的边缘学科　管理信息系统是一门综合了管理科学、系统科学、计算机科学、应用数学、运筹学、统计学和现代通信技术等学科的研究成果而形成的一门综合性的边缘学科，是这些学科的思想、方法和技术的综合应用。管理者或经营者需要通过广泛学习与利用其他学科的研究成果，用系统的观点、数学的方法和计算机的应用解决管理中的实际问题。

（三）管理信息系统的分类

管理信息系统是一个广泛的概念，至今尚无统一的分类方法。为了加深对管理信息系统的理解，从以下两个方面对其加以分类：

1. 按组织的职能划分 从组织的职能角度划分，一般企业或组织均有市场、生产或服务、财务、人力资源四大职能。不同的职能有不同的应用系统，组织中的管理信息系统按职能划分为市场管理信息系统、生产或服务管理信息系统、财务管理信息系统、人力资源管理信息系统等不同的职能系统。

2. 按服务的组织对象划分 从服务的组织对象上，不同的系统服务于不同的组织，具有不同的功能，可分为国家经济管理信息系统、企业管理信息系统、事务型管理信息系统、行政机关办公型管理信息系统、专业型管理信息系统等。

（四）管理信息系统的功能

管理信息系统首先是一个信息处理系统，其次是一个为管理者实现管理职能提供支持的系统。管理的基本职能包括计划、组织、领导和控制。因此，管理信息系统主要有以下功能：

1. 信息处理 信息处理即对内源和外源数据进行收集、输入、传输、存储、加工处理、输出、管理和维护。这是管理信息系统的首要任务和最基本功能。

2. 预测功能 预测是管理计划和管理决策的前提。所谓预测功能，是指它能根据历史数据，运用数学方法、管理方法和统计预测模型等对未来可能发生的结果进行预测的工作。

3. 计划功能 计划功能是指对各种具体工作进行科学合理的安排，并以文字和指标等形式为管理者提供所需的计划报告，如物资供应计划、生产计划、产品销售计划、利润计划等。通过制订计划，监督企业经营活动中的各项工作按时完成。

4. 控制功能 控制功能是指通过对实际情况的监测、检查和分析，并将实际情况与有关标准进行比较，衡量差异和分析差异，辅助管理者及时采取各种方法施加控制。根据时机、目的的不同，控制可分为事前控制、事中控制和事后控制。

5. 辅助决策功能 决策是企业管理的核心，决策功能是指管理信息系统能根据有关决策问题，运用数学模型推导出问题的最优解，从而辅助管理者进行科学决策。

（五）管理信息系统的结构

管理信息系统作为一个系统必然有一定的结构，其结构是指各部件的组成框架，对部件的不同理解就构成了不同的结构方式。下面我们从不同的角度来观察管理信息系统的结构形式。

1. 管理信息系统的概念结构 从概念上看，管理信息系统由四大部件组成，即信息源、信息处理器、信息用户和信息管理者。信息源是管理信息系统的数据来源，它是信息的产生地；信息处理器则负责信息的传输、加工、存储，为各类管理人员即信息用户提供信息服务；信息用户是企业的各级管理人员，利用管理信息系统提供的各种信息辅助决策；信息管理者负责系统的分析、设计、实施、运行及管理。

2. 管理信息系统的层次结构　组织的信息系统按服务的管理层次划分为作业级、战术级和战略级。而一般管理按职能划分为市场、生产或服务、财务、人力资源等，处于作业级的信息处理量最大，战略级的较小，横向划分和纵向划分的结合组成了管理信息系统纵横交织的金字塔层次结构，如图1-2所示。

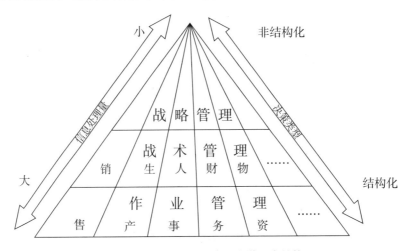

图 1-2　管理信息系统金字塔层次结构

3. 管理信息系统的功能结构　从用户的角度来看，管理信息系统应该有支持整个组织在不同层次的各种功能，这些具有不同功能的部分（子系统）是一个有机的整体，构成了系统的功能结构，如图1-3所示。

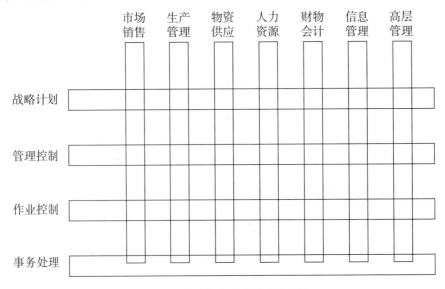

图 1-3　管理信息系统的功能结构

（1）市场销售子系统　市场销售子系统包含销售和推销及售后服务的全部活动。事务处理主要是对销售订单、广告推销等的处理。在运行控制方面，销售子系统包括雇用和培训销售人员，销售或推销的日常调度，以及按区域、产品、顾客的销售量定期分析等。销售子系统在管理控制方面，涉及总成果与市场计划的比较，它涉及的信息有顾客、竞争者、竞争产品和销售力量要求等。在战略计划方面，销售子系统包含新市场的开拓及战略，要用到客户分析、竞争者分析、客户调查等信息，以及收入预测、产品预测、技术预测等信息。

（2）生产管理子系统　生产管理子系统的功能包括产品的设计、生产设备计划、生产设备的调度和运行、生产人员的雇用与训练、质量控制和检查等。在生产管理子系统中，典型的事务处理是生产指令、装配单、成品单、废品单和工时单等的处理。作业控制要求将实际进度和计划相比较，找出其中的薄弱环节。管理控制方面包括进行总调度，单位成本和单位工时消耗的计划比较。战略计划则要考虑加工方法和自动化的方法。

（3）物资供应子系统　物资供应子系统包括采购、收货、库存管理和发放等管理活动。事务处理主要包括库存水平报告、库存缺货报告、库存积压报告等。管理控制包括计划库存与实际库存水平的比较、采购成本、库存缺货分析、库存周转率分析等。战略计划包括新的物资供应战略，对供应商的新政策及"自制与外购"的比较分析，新技术信息、分配方案等。

（4）人力资源管理子系统　人力资源管理子系统包括人员的雇用、培训、考核、工资和解聘等。事务处理主要产生有关雇用需求、工作岗位责任、培训计划、职员基本情况、工资变化、工作小时和终止聘用的文件及说明。作业控制要完成聘用、培训、终止聘用、工资调整和发放津贴等。管理控制主要包括进行实际情况与计划比较，产生各种报告和分析结果，说明雇工职员数量、招聘费用、技术构成、培训费用、支付工资和工资率的分配和计划要求符合的情况。战略计划包括雇用战略和方案评价，职工培训方式、就业制度、地区工资率的变化及聘用留用人员的分析等。

（5）财务会计子系统　财务和会计既有区别，又密切相关。财务的职责是在尽可能低的成本下，保证企业的资金运转。会计的主要工作则是进行财务数据分类、汇总，编制财务报表，制定预算和成本数据的分类和分析。与财务会计有关的事务处理包括处理赊账申请、销售单据、支票、收款凭证、付款凭证、日记账、分类账等。财会的作业控制需要每日差错报告和例外报告，处理延迟记录及未处理的业务报告等。财会的管理控制包括预算和成本数据的比较分析。财会的战略计划关心的是财务的长远计划，减少税收影响的长期税务会计政策，以及成本会计和预算系统的计划等。

（6）信息管理子系统　信息管理子系统的作用是保证其他功能有必要的信息资源和信息服务。事务处理有工作请求，收集数据、校正或变更数据和程序的请求，软硬件情况的报告及规划和设计建议等。作业控制包括日常任务调度、统计差错率和设备故障信息等。管理控制包括计划和实际的比较，如设备费用、程序员情况、项目的进度和计划的比较等。战略计划包括整个信息系统计划、硬件和软件的总体结构、功能组织是分散还是集中等。

（7）高层管理子系统　高层管理子系统为组织高层领导服务。该系统的事务处理活动主要是信息查询、决策咨询、处理文件、向组织其他部门发送指令等。作业控制内容包括会议安排计划、控制文件、联系记录等。管理控制要求各功能子系统执行计划的当前综合报告情况。战略计划要求广泛、综合的外部信息和内部信息。这里可能包括特别数据检索和分析，以及决策支持系统，它所需要的外部信息可能包括竞争者信息、区域经济指数、顾客喜好、提供的服务水平等。

4. 管理信息系统的软件结构　管理信息系统是以计算机为手段，利用网络设施和软件协同作用完成一定目标的系统。管理信息系统的软件可分为系统软件和应用软件两种，其中，应用软件从结构和功能来看，与企业的各种管理职能相互对应。软件在管理信息系统中的组织或联系，称为管理信息系统的软件结构。

管理信息系统开发与应用中用到的软件有操作系统、数据库管理系统、程序设计语言、网络软件、项目管理软件、应用软件及其他工具软件等。工具软件是保证管理信息系统正常或加速开发、正常或加强维护的手段，如杀毒软件、压缩工具软件、辅助开发工具软件、网络管理软件等。

图 1-4 反映了企业管理信息系统软件的一般构成方式，图中的横向某一行表示管理的某一个层次，纵向某一列表示系统的某一个功能，每一个方块表示一段程序或文件。根据用户需求的不同，可以在此软件结构中增加、减少或抽取其中的一部分进行开发与应用。为了实现信息共享，整个系统应在操作系统、数据库管理系统等系统软件的支持下建立公共的数据库，并在此基础上开发能支持不同的管理层次和管理职能的信息子系统。子系统还可以调用一些公用的应用子程序、决策模型库、方法库等。

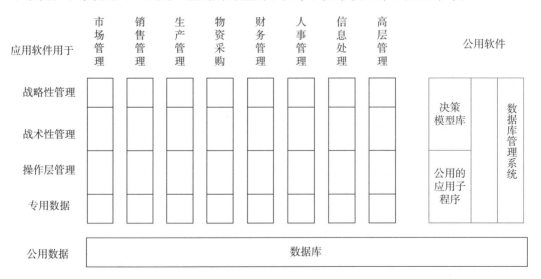

图 1-4　管理信息系统的软件结构

从管理信息系统的功能结构和软件结构可以看出，管理信息系统是信息技术和管理科学相结合的产物，因此，管理信息系统的工作人员，不仅要有信息技术知识，还要有管理知识。

5. 管理信息系统的硬件结构　管理信息系统的硬件结构是指硬件组成及其连接方式。硬件结构所要关心的首要问题是用微型计算机网还是用小型机及终端结构。终端结构是由一台主机通过通信控制器和许多终端及各种外部设备相连的一种结构。网络结构是通过计算机网络把不同地点的计算机和外设相连，又分一般分布式和客户 – 服务器模式。管理者还应关心硬件结构中硬件的能力，例如有无实时、分时或批处理的能力等。

6. 管理信息系统的三维总体结构　管理信息系统的三维总体结构是我国的系统工程与管理科学专家王众托教授在 1994 年出版的《计算机在经营管理中的应用——新系统构成》一书中提出的企业信息系统的总体结构——"企业集成信息系统"（enterprise integrated information system，EIIS），图 1-5 所示的是一个管理信息系统的三维系统模型结构。

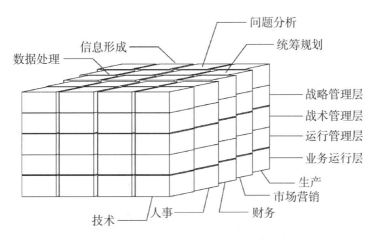

图 1-5　管理信息系统的三维系统模型结构

第一维是管理与运行层次，包括战略管理层、战术管理层、运行管理层和业务运行层，自上而下共分 4 个层次。

第二维是职能部门的划分，例如生产部门、市场营销部门、财务部门、人事部门、技术部门等，这些部门的最上层领导是统一的。

第三维是信息的处理功能，有 4 个层次：数据处理，包括数据的采集、整理、处理和存储，是最接近生产现场、业务活动和外界环境的；信息形成，利用数据处理结果，经过汇总、分析，形成有价值的信息；问题分析，对比原定目标、计划与任务，对生产、销售业务活动现状进行分析，发现问题，分析方案，进行评价选择；统筹规划，制定企业长远发展目标、战略措施、宏观和长远计划。

三维模型各块之间的信息流很复杂，运行管理层、战术管理层到战略管理层，自下而上的信息流较多，自上而下的控制指挥信息流较少；各管理部门之间的信息流（如生产部门与市场营销部门、技术部门）较多；此外，各层、各部门都有来自外界或与外界交换的信息。

微课视频

第四节　医药信息系统概述

微课 PPT

一、医院信息系统

医院信息系统是指利用计算机软硬件技术、网络通信技术等现代化手段，对医院及其所属各部门的人流、物流、财流进行综合管理，对在医疗活动各阶段中产生的数据进行采集、存贮、处理、提取、传输、汇总、加工生成各种信息，从而为医院的整体运行提供全面的、自动化的管理及各种服务的信息系统。医院信息系统是现代化医院建设中不可缺少的基础设施与支撑环境。

（一）数据标准

2009 年 5 月 15 日，卫生部印发《健康档案基本架构与数据标准（试行）》（卫办发〔2009〕46 号）。为贯彻落实《中共中央 国务院关于深化医药卫生体制改革的意见》（中发〔2009〕6 号）和《国务院关于印发医药卫生体制改革近期重点实施方案（2009—2011 年）的通知》（国发〔2009〕12 号）精神，推进居民健康档案标准化和规范化建设工作。《健康档案基本架构与数据标准（试行）》包含健康档案基本架构与数据标准（试行）、健康档案基本数据集编制规范（试行）、健康档案公用数据元标准（试行）、个人信息基本数据集标准（试行）、出生医学证明基本数据集标准（试行）、新生儿疾病筛查基本数据集标准（试行）、儿童健康体检基本数据集标准（试行）、体弱儿童管理基本数据集标准（试行）、婚前保健服务基本数据集标准（试行）、妇女病普查基本数据集标准（试行）、计划生育技术服务基本数据集标准（试行）、孕产期保健与高危管理基本数据集标准（试行）、产前筛查与诊断基本数据集标准（试行）、出生缺陷监测基本数据集标准（试行）、预防接种基本数据集标准（试行）、传染病报告基本数据集标准（试行）、结核病防治基本数据集标准（试行）、艾滋病防治基本数据集标准（试行）、血吸虫病病人管理基本数据集标准（试行）、慢性丝虫病病人管理基本数据集标准（试行）、职业病报告基本数据集标准（试行）、职业性健康监护基本数据集标准（试行）、伤害监测报告基本数据集标准（试行）、中毒报告基本数据集标准（试行）、行为危险因素监测基本数据集标准（试行）、死亡医学证明基本数据集标准（试行）、高血压病例管理基本数据集标准（试行）、糖尿病病例管理基本数据集标准（试行）、肿瘤病例管理基本数据集标准（试行）、精神分裂症病例管理基本数据集标准（试行）、老年人健康管理基本数据集标准（试行）、门诊诊疗基本数据集标准（试行）、住院诊疗基本数据集标准（试行）、住院病案首页基本数据集标准（试行）、成人健康体检基本数据集标准（试行）。

2009 年 12 月 25 日，卫生部启用《国家卫生数据字典与元数据管理系统（试用）》（卫办综函〔2009〕1133 号）。为适应当前卫生信息化建设的需要，相关部门在完成健康档案和电子病历基本架构与数据标准研制工作基础上，通过提取公用数据元，初步形成了我国卫生信息数据字典，为实现卫生领域不同业务系统之间的信息共享打下基础。由于数据字典的管理涉及数据元著录、规范表达、注册与索引、版本动态维护及在线查询等相关内容，传统的手工模式已不能满足工作需要，为此，相关部门组织开发了国家卫生数据字典与元数据管理系统。

2016 年 10 月 13 日，国家标准化管理委员会批准发布了《GB/T 14396—2016 疾病分类与代码》国家标准。《疾病分类与代码》是我国卫生信息标准体系的重要组成部分，该标准广泛应用于医疗健康行业的医疗管理、公共卫生、临床医疗与医学科研。社保部门的医疗保险、民政部门的医疗救助、公安与安全生产监督部门的伤害与职业卫生、统计部门的人口宏观管理等领域的信息收集工作都应遵循该标准。

（二）电子病历

2009 年 12 月 31 日，卫生部、国家中医药管理局印发《电子病历基本架构与数据标准（试行）》（卫办发〔2009〕130 号）。为贯彻落实党中央、国务院《关于深化医药卫生体制改革的意见》的精神，推进以医院管理和电子病历为重点的医院信息化建设，积极配合公立医院改革试点工作。

2011 年 3 月 23 日，卫生部印发《基于电子病历的医院信息平台建设技术解决方案（1.0 版）》，以配合公立医院改革试点工作，推进以电子病历和医院管理为重点的医院信息化建设，促进医疗卫生领域业务应用系统互联互通和信息共享。

医院信息系统是电子病历信息的重要来源，医院信息平台建设规范性是人口健康信息共享和业务协同的重要支撑。标准是实现医院信息平台互联互通、电子病历信息共享的基础，WS363、WS364、WS445 等标准已在数据语义层实现了标准化，统一、规范的信息共享文档是进一步实现信息传输与交换层标准化的有效手段。《电子病历共享文档规范》（国卫通〔2016〕12 号）旨在借鉴国内外成功经验，建立起一套适合中国国情的、科学规范的电子病历共享文档规范，从而为卫生信息互联互通标准化成熟度测评提供数据标准支持，进一步提升区域卫生平台的建设质量。本标准以文档架构为依据来规范性说明电子病历共享文档的通用架构，通过模板库约束来规范性地描述电子病历共享文档的具体业务内容，以电子病历基本数据集为基础来规范性地定义电子病历共享文档所包含的数据元素，以值域代码为标准来规范性地记载电子病历共享文档的编码型数据元素，清晰地展示了具体应用文档的业务语境及数据单元之间的关联关系，支持更高层次的语义互联互通。

2017 年 2 月 15 日，国家卫生和计划生育委员会办公厅和国家中医药管理局办公室印发《电子病历应用管理规范（试行）》（国卫办医发〔2017〕8 号），以贯彻落实全国卫生与健康大会精神及深化医药卫生体制改革有关要求，规范电子病历临床使用与管理，促进电子病历有效共享，推进医疗机构信息化建设。本规范自 2017 年 4 月 1 日起施行。《电子病历基本规范（试行）》（卫医政发〔2010〕24 号）、《中医电子病历基本规范（试行）》（国中医药发〔2010〕18 号）同时废止。

2018 年 3 月 6 日，国家卫生和计划生育委员会发布《医院感染管理信息系统基本功能规范》，规定了医院感染管理信息系统基本要求、医院感染监测功能要求、重点部门、重点环节和重点人群监测功能要求、医务人员血源性病原体职业接触监测功能要求、消毒灭菌效果监测功能要求、消毒供应中心质量控制监测功能要求。

（三）健康档案

2009 年 12 月 25 日，卫生部印发《基于健康档案的区域卫生信息平台建设技术解决方案（试行）》（卫办综发〔2009〕230 号）。为贯彻落实党中央、国务院《关于深化医药卫生体制改革的意见》的精神，推进以健康档案为核心的区域卫生信息化建设，促进区域卫生信息资源共享和业务整合，进一步为各地区域卫生信息化建设提供技术指导。

2014 年 5 月 5 日，卫生部印发《人口健康信息管理办法（试行）》（国卫规划发〔2014〕24 号），以规范人口健康信息的管理工作，促进人口健康信息的互联互通和共享利用，推动卫生计生事业科学发展。

2017 年 7 月 25 日，国家卫生和计划生育委员会发布《居民健康卡数据集》（国卫通〔2017〕8 号）等 18 项卫生行业标准：①强制性卫生行业标准：WS 537—2017 居民健康卡数据集，WS 538—2017 医学数字影像通信基本数据集，WS 539—2017 远程医疗信息基本数据集，WS 540—2017 继续医学教育管理基本数据集，WS 541—2017 新型农村合作医疗基本数据集，WS 542—2017 院前医疗急救基本数据集，WS 375.13—2017 疾病控制基本数据集 第 13 部分：职业病危害因素监测。②推荐性卫生行业标准：WS/T 543.1—2017 居民健康卡技术规范 第 1 部分：总则；WS/T 543.2—2017 居民健康卡技术规范 第 2 部分：用户卡技术规范，WS/T 543.3—2017 居民健康卡技术规范 第 3 部分：用户卡应用规范；WS/T 543.4—2017 居民健康卡技术规范 第 4 部分：用户卡命令集；WS/T 543.5—2017 居民健康卡技术规范 第 5 部分：终端技术规范；WS/T 543.6—2017 居民健康卡技术规范 第 6 部分：用户卡及终端产品检测规范；WS/T 544—2017 医学数字影像中文封装与通信规范；WS/T 545—2017 远程医疗信息系统技术规范；WS/T 546—2017 远程医疗信息系统与统一通信平台交互规范；WS/T 547—2017 医院感染管理信息系统基本功能规范；WS/T 548—2017 医学数字影像通信（DICOM）中文标准符合性测试规范。上述标准自 2017 年 12 月 1 日起施行，原卫生部《关于印发〈居民健康卡技术规范〉的通知》（卫办发〔2011〕60 号）、原卫生部办公厅《关于印发居民健康卡配套管理办法和技术规范的通知》（卫办综发〔2012〕26 号）中的附件 7–11 同时废止。

（四）远程医疗

为推动远程医疗服务持续健康发展，优化医疗资源配置，实现优质医疗资源下沉，提高医疗服务能力和水平，2014 年卫生部制定印发了《关于推进医疗机构远程医疗服务的意见》（以下简称《意见》）。《意见》要求地方各级卫生计生行政部门将远程医疗服务体系建设纳入区域卫生规划和医疗机构设置规划，积极协调同级财政部门为远程医疗服务的发展提供相应的资金支持和经费保障，协调发展改革、物价、人力资源社会保障等相关部门，为远程医疗服务的发展营造适宜的政策环境。远程医疗服务的定义和内容在《意见》中首次被明确提出，即一方医疗机构邀请其他医疗机构，运用通信、计算机及网络技术，为本医疗机构诊疗患者提供技术支持的医疗活动。其项目主要包括远程病理诊断、远程医学影像诊断、远程监护、远程会诊、远程门诊、远程病例讨论等。为保障远程医疗服务优质高效，保证医患双方合法权益，《意见》明确要求，医疗机构在开展远程医疗服务过程中严格遵守相关法律、法规、信息标准和技术规范。《意见》同时就完善服务流程、加强监督管理提出了具体要求。

2016 年 12 月 13 日，国家卫生和计划生育委员会发布《远程医疗信息系统基本功能规范》等 7 项卫生行业标准：①推荐性卫生行业标准：WST 529—2016 远程医疗信息系统基本功能规范。②强制性卫生行业标准：WS 375.23—2016 疾病控制基本数据集 第 23 部分：大肠癌筛查登记；WS 375.22—2016 疾病控制基本数据集 第 22 部分：宫颈癌筛查登记；WS 375.21—2016 疾病控制基本数据集 第 21 部分：脑卒中病人管理；WS 375.20—2016 疾病控制基本数据集 第 20 部分：脑卒中登记报告；WS 375.19—2016 疾病控制基本数据集 第 19 部分：疫苗管理；WS 375.18—2016 疾病控制基本数据集 第 18 部分：疑似预防接种异常反应报告。上述标准自 2017 年 6 月 1 日起施行。

（五）医学影像

《医学数字影像通信（DICOM）中文标准符合性测试规范》旨在借鉴国内外标准符合性测试成功经验，针对我国卫生信息标准化发展现状，建立一套适用的标准符合性测试方法和规范，确保医学数字影像设备与 RIS、PACS 等业务系统之间信息交换符合基本数据集数据元标准和中文封装规范，实现医学数字影像通信信息在通信、存储、发布、交换等应用中的一致性和可比性，保证医学数字影像通信信息的有效交换、分析和共享。

随着我国医学影像信息系统系统的广泛应用，对医学影像文件格式的要求也越来越集中在医学影像存储与传输标准的遵从性上。只有符合 DICOM 格式的医学影像数据才能够确保在不同厂家的设备、服务器和工作站之间互相传输及存储。而医学影像在全中文环境下的正确归档与传输仍然得不到测试和验证。因此，为保证医学数字影像中文通信信息的有效交换、分析和共享，医学数字影像通信中文标准符合性测试非常必要。

（六）信息安全

从近年来国家颁布的政策法规中可以看出，国家对"互联网＋医疗"、大数据医疗及医院区域中心设置标准中都有明确的等级保护要求。

2011 年，卫生部发布《卫生行业信息安全等级保护工作的指导意见》规定了三级医院重要业务系统（可由各省卫健委自己定义）必须通过等保三级测评，二级医院重要业务系统必须通过等保二级测评，以贯彻落实国家信息安全等级保护制度，规范和指导全国卫生行业信息安全等级保护工作。

2016 年，国家卫生和计划生育委员会发布《2016 三级综合医院评审标准考评办法

（完整版）》规定了重要业务系统必须达到等保三级标准才能满足三级医院评审标准中对于网络安全的要求。

2018 年 7 月，国家卫生和计划生育委员会发布《国家健康医疗大数据标准、安全和服务管理办法（试行）》，规定了承载医疗大数据的平台必须落实等级保护制度，健康医疗大数据中心、相关信息系统要开展定级、备案、测评等工作。

2018 年 9 月，国家卫生健康委员会发布《关于印发互联网诊疗管理办法（试行）等三个文件的通知》，要求开展互联网诊疗服务的医疗机构必须实施第三级信息安全等级保护。

2019 年，国家卫生健康委员会办公厅发布《国家呼吸医学中心及国家呼吸区域医疗中心设置标准的通知》，在信息化建设方面，医院核心业务系统达到国家信息安全等级保护制度三级要求。

（七）互联互通

"十二五"以来，我国医疗健康信息标准开发与管理工作取得显著成果，以信息互联互通标准为重点，分期分批发布了 224 项行业标准和 33 项团体标准，培养人才队伍，借鉴国际经验，多角度多途径建立起了我国医疗健康信息标准开发的主体框架，促进了各省市、各医疗机构信息互联互通与业务交互，对指导各省市、各医疗机构规范推进信息化建设发挥了重要作用。特别是自 2012 年开始，国家卫生健康部门统计信息中心正式启动国家医疗健康信息互联互通标准化成熟度测评工作，2015 年完成了卫生信息标准共享文档著录和管理信息系统，其目标就是加强卫生信息标准应用管理，促进标准落地，实现跨机构、跨地域的互联互通和信息共享。通过 2013—2018 年六批测评试点工作的开展，建立并完善了我国医疗健康信息标准实施评价技术体系，对现有各项标准的内容及质量进行了实践校验和完善提升，共计完成 102 个市（县）区域平台和 191 个医院平台的测评任务，构建了国家、省两级测评管理体系，创建了一批标准化应用示范单位。实践证明，互联互通标准成熟度测评是促进标准落地、推动信息化建设的有效抓手，同时也是强化行政管理、加大工作力度的重要手段。

2017 年 8 月 31 日，国家卫生和计划生育委员会统计信息中心正式印发了《国家医疗健康信息区域（医院）信息互联互通标准化成熟度测评方案（2017 年版）》，从测评依据、内容、方法、管理、流程和指标体系等各个方面对测评要求进行了说明，为指导并规范各级各类医疗卫生机构开展测评工作提供了重要参考依据。2020 年 7 月 30 日，国家卫生健康委员会统计信息中心印发《区域全民健康信息互联互通标准化成熟度测评方案（2020 年版）》（国卫统信便函〔2020〕29 号），以指导各地区域卫生信息标准化建设，推进医疗健康信息互联互通和共享协同，规范区域全民健康信息互联互通标准化成熟度测评工作开展。本测评方案明确了区域测评工作的原则、依据、方法、测评管理及流程，明确了测评内容、等级评定及指标体系，特别是结合近几年区域全民健康信息化建设新需求、新技术应用情况，在 2017 年版的基础上，强化了分级管理机构职责，明确建立定量测试和定性评价两支专家队伍，修订了测评流程，补充完善了测评指标，提升了测评方案的科学性和指导性，以更好地服务于全民健康信息化建设。

二、门诊预约挂号系统

（一）研究背景

随着医院信息化的发展，门诊挂号一直是医院提高服务质量的重要环节，医院专家一直在追寻一种更有效率、更便捷的方式。由于我国人口多，传统的医院门诊挂号是即时挂号、即时就诊的模式，这种就诊模式给患者带来许多不便。患者挂号是一项琐碎、复杂而又十分细致的工作。患者数量庞大，一般不允许出错，如果实行手工操作，每天挂号情况及挂号时间等须手工填制大量的表格，这就会耗费医院管理工作人员大量的时间和精力。患者排队的时间长，辗转过程多，影响了医疗秩序。所以，如何利用现代化的信息技术使企业拥有快速、高效的市场反应能力和高效率已是医院特别关心的问题。

随着社会经济的发展与移动互联网的普及，智能手机已经成为人们生活不可或缺的一部分。现在已有很多挂号 App 出现并被人们使用，但还有很多不足之处。例如，大多只是某个医院的挂号 App，没有面向全国，导致人们选择受限，不能具体地了解哪家医院对什么病治疗能力强。有些预约挂号系统可能导致患者在挂号选择医生时，根据系统提供的信息出现选择两名医生的任何一名都是一样的现象。可是不同医生的资质经验和看病的实际效果是有差异的，可见此系统缺少对医生的合理性评价。因此如何利用现代技术开发出功能更加完善的门诊预约挂号 App 具有实际的需求和现实的意义。2022年第二季度，微信月活跃用户增长至 12.99 亿，对于医疗服务机构而言，巧妙地运用微信生态，可以最大限度地提升其利用效能，优化其资源分配。

（二）研究意义

预约挂号系统是一种基于互联网的新型挂号系统，是卫生信息化建设最基础的项目之一。利用预约挂号系统，患者就可以在家里预约医院的专家，而无须受排队之苦。它能更好地改善就医环境，简化就医环节，节约就医时间。对于医院而言，预约挂号的推广普及对工作的帮助也是非常大的。在推广预约挂号的情况下，患者在就诊前就有机会、有途径大致了解自己的病情，从而帮助自己选择相对正确的科室和医生，不仅让患者能够最快地接受治疗，而且可以减少医院的医疗资源投入。

（三）研究内容

门诊预约挂号的核心业务如表 1-2 所示。

表 1-2　门诊预约挂号的核心业务

基本内容	关键因素	观测点
就诊服务	就诊人管理	姓名、身份证、民族、地址、详细地址、手机号
	综合信息查询	挂号记录、缴费记录、报告查询、就诊记录
	预约挂号	科室选择、医生选择、日期选择、时间选择、就诊人选择
	浏览微网站	医院电话、地址、科室介绍、医生介绍、医院动态、科室分布
	满意度收集	就诊评价、满意度调查、投诉建议
医生服务	个人简历管理	完善个人信息，方便用户了解医生信息，为用户选择提供支持
	坐诊时间管理	查看排班情况，对坐诊时间进行安排，方便用户选择
	查阅被预约信息（挂号信息管理）	查看挂号信息，如挂号人员信息，就诊状态，叫号服务
	病历管理	化验单管理、病历管理
	复诊患者信息管理	门诊记录、住院记录、报告单，用药记录、诊断记录
门诊挂号资源管理	微网站管理	设置医院信息（医院介绍、联系方式、地址、出行路线等）
	科室管理	按照组织架构管理科室信息，名称、病种、地点、数量、简介等
	医生管理	按照组织架构管理医生信息，名称、职称、科室、简历等
	挂号设置管理	医生调班、停诊、排班；设置挂号时间表和个数
	预约挂号统计管理	数据报表管理；数据同步管理。汇总挂号情况，统计出剩余号数；处理网络上的挂号（特别是预约但未到的用户）

1. 门诊预约挂号系统的需求分析　预约挂号系统是为患者提供预约挂号服务的平台，也是分配、管理门诊医疗资源的工作平台之一，使用者以广大患者和医院挂号部门的管理人员为主。其作为对外服务的窗口，也直接反映了医院的运行效率、服务水平，决定了门诊患者就诊的初步体验。因此，提高挂号效率、改进服务模式、提升患者体验是本系统的关键目标。具体地说，本系统主要满足以下需求：

（1）注册登录　分为患者、医生和管理员三类。实现实名制网上登录功能，根据登录的人员相应的权限进行相应的操作。

（2）预约挂号　包括科室预约、专家预约，以及预约修改与取消。

（3）人员管理　包含患者的预约信息列表，修改，删除记录，查询，修改密码；登记医生预约挂号情况及与患者有关的信息预览；管理员确认预约的进程，并进行询问。

（4）信息管理　门诊信息更新，预约挂号单信息更新。

（5）预约管理　查询预约挂号单的详细信息，通知患者进行就诊及建议患者延期或转其他医生进行诊断。

2. 建立门诊预约挂号系统的分析模型　分析模型是从需求向设计模型转化的过渡。根据前面得到的业务用例、业务流程等，将用户预约管理、综合信息查询、预约挂号、满意度收集、个人信息展示、坐诊时间安排、挂号信息管理、科室管理、医生管理等业务分为三个模块，使用 UML 建模语言将系统的功能模块化，通过建立系统用例、分析业务规则、用例实现和确定软件架构和框架来建立，并以此获得系统实现需求的第一手方案。

3.建立门诊预约挂号系统的设计模型　通过对数据库、实现语言、编程框架、规范的考虑达成用程序逻辑来实现用例的目的。

4.门诊预约挂号系统的实现

（1）网站预约挂号　网站预约挂号系统是门诊系统乃至整个医院信息系统的入口之一，也是患者就诊过程中的重要环节，承担着为后续流程提供患者基本信息和挂号信息的责任。目前大多采用的是 MyEclipse 集成开发环境，使用 Java 语言、动态网页开发技术（Java Server Pages，JSP）、Tomcat 服务器和 MySQL 数据库，结合企业级分布式应用程序开发规范（Java 2 Platform Enterprise Edition，J2EE）进行系统的开发。

（2）微信小程序预约挂号　以数量庞大的用户群体作为基础，开发门诊预约挂号微信小程序，不但丰富了医院管理系统，还方便了患者到院之后的挂号、缴费等各项操作，推动移动医疗服务的发展，优化医院的医疗服务水平，促进医疗体系趋于完善。基于 Java Script 语言和微信开发者工具提供的云函数来实现逻辑层结构，以及使用 WXSS + WXML 技术来实现视图层的描述，使用微信开发者工具提供的云开发数据库实现系统数据库的创建及数据的增删改查，拟实现预约挂号、医生服务、门诊挂号资源管理三大模块中相关业务功能的具体页面，页面之间的跳转，以及数据的处理和呈现，实现各业务的功能。

三、药品信息系统

（一）制药企业信息化重点需求

产品生命周期管理：管理产品数据、跟踪和监控新产品开发、合理利用开发资源。

原材料管理：进厂检验、供应商资质验证、按 GMP 要求对原材料的存储进行管理。

物料管理：从货位、包装、批号、小批号、状态、产地、等级、有效期、环境等方面严格管理，物流流转全程跟踪。

生产过程管理：在满足 GMP 的管控下，对生产过程进行监控、检查、记录，详细记录投料、产出、出入中转站、工艺参数等，并及时对有问题的半成品或中间体进行销毁。

质量管理：实现对药品从原材料采购、生产制造、成品检验到不良成品回收销毁这个过程的所有质量信息的采集、存储、统计、分析与改进，及时发现质量问题。

合规管理：企业的药品生产和质量管理都要符合 GMP 标准。

药品销售管理：重视广告、兼顾通路促销、分析商业流向，对医院医生／药店的推广、销售代表管理。

设备管理：对设备采购调研、进行设备调试、日常维护／维修、点检直至设备报废。

仓储管理：配送中心的建立要满足企业要求，对药品的存储管理要分区、分库，符合产品供应规范（good supply practice，GSP）要求。

物流管理：降低物流配送费用、特殊物流技术应用（冷链）、第三方物流。

渠道管理：制定销售政策，包括价格政策和信用政策，对销售人员活动和交易行为进行审批控制，并对销售过程关键环节进行控制，控制销售费用，管理促销行为。

GSP 质量管理：满足 GSP 对药品流通企业的管理要求，把控进货渠道、到货验收、对在库药品进行批号、有效期的监控和预警，出库复核，并按批次对药品流转进行跟踪追溯。

（二）医药产业信息化应用趋势

集团型企业：应全面推行以"研发、工业、商业"主营业务的一体化建设，在统一信息资源管理、业务协同管理、统一的财务与人力资源管理基础上，以商业、科研、工业一体化建设为业务管理手段，以企业战略管理与商业智能的建设为决策手段，建立和完善医药集团企业科学、全面的信息化业务协同与管控体系，消除信息孤岛，提升企业运行效率，实现企业决策支持信息化。

医药研发类企业：在统一的信息管理与集成平台基础上，进一步整合医药研发信息数据，实现研发信息集中管理和研发信息有效共享；从支持产业链的角度，支持研发与下游的工业一体化；实施研发项目管理信息化；通过建立研发管理平台，以信息化手段支持企业实现从战略、管理、运作等不同层面对研发管理的管控，增强企业对研发业务管控力度，加强项目决策与成果转换能力。

医药工业类企业：建立统一的工业 IT 管理平台，实现企业的工业信息统一管理；通过信息资源共享机制，优化医药工业产业链，实现不同工业企业在产业链间的协同生产，提高综合竞争优势；以医药工业的业务管理层系统为核心应用，逐步形成集成的医药工业 IT 管理体系。

总的来说，生命科学行业正面临着新一轮发展，新版《药品生产质量管理规范（2010 年修订）》正式实施，药品电子监管体系逐步建立，对药品生产质量提出了更高的要求，也在一定程度上刺激了信息化的应用，将会进一步促进行业的有序竞争和优胜劣汰。

（三）医药阳光采购信息系统

医药阳光采购信息系统是某市政府出资搭建的医药采购供应链平台，该项目是互联某市百余家药品流通企业 ERP 和千余家医保定点机构的信息系统，使医药采购供销从询报价到配送入库、结算支付，实现全部环节的阳光化、自动化的处理，属国内首创。

据了解，作为国内首个省级统编药品字典平台，该系统汇集了多方信息，并由物价、医保、卫生健康管理部门等联合发布，形成药品标准信息原型。统编药品字典平台与建立在此基础上的议价交易平台、采购配送平台和业务监管平台，形成了四位一体的系统，实现了所有医疗机构、药企信息系统直通互联、自动对接，支持医药电商服务。

该系统覆盖议价交易、采购配送、电子支付、使用全过程，形成了 B2B 交换平台。该系统可向行业内相关机构及社会公众公开各类药品销售价格及供货商等相关信息，支持医药电商的比价功能。据悉，该系统目前已覆盖上海市全部三级医院，已连接 10 余个区县的一、二级医院和 80 余家供货药企。

（四）中药数字化标本馆

燕窝、野山参、灵芝、铁皮石斛……随着市场上假冒名贵中药材越来越多，如何才能辨别这些中药材的真假成为很多人的疑惑。某省食品药品检验研究院创建的中药数字化标本馆，是一套功能齐全、信息多元的、适合某省的中药数字化标本鉴定系统，公众可实现网上鉴别真伪中药。

在某省食品药品检验研究院中药标本馆展区，陈列着燕窝、野山参、铁皮石斛等各种中药材标本。标本的标识卡上除了标明每种中药材的"来源""功能与主治""用法与用量"等文字外，还有一个二维码。只要用手机扫一扫这些二维码，就可查阅到药材原植物、药材饮片的图片，也可查询到常见混伪品图片和鉴定要点等信息。

混伪品标本主要用于对照和比对，供检验时参考。因为现有标准在执行时，文字描述有时不易掌握和判断，照片也不能完全反映情况，需要实物对照，所以必须有可靠的标本做对照。

中药数字化标本馆将会为生产、经营、使用、检验、监管部门提供免费查询平台，同时该研究院还将设立一些互动板块进行网上真伪鉴别，公众可上传实物图片，由专家进行专业的解答。

某省食品药品检验研究院将利用软件和网络技术与某省各市级中药标本馆联成整体，建设全省中药数字化标本馆及数据库，并采用实物展示与网络信息共享的方式，使其具有系统检索、远程查询、网上真伪鉴别、科普知识宣传等功能，建成全省中药技术学习交流基地和公众健康信息平台。

（五）药品全流程信息化管理

药品电子监管系统就是给药品最小包装附上一个电子监管码，相当于给药品建了一张独一无二的身份证，使得药品不管走到哪里都能被实时监控。这一系统对消费者而言，有利于打击假药，让假药无处遁形；而杜绝假药之后，又有利于削减药品的中间流通环节，从而有利于强化市场竞争，降低药品价格。在某种意义上，药品电子监管系统的建立，让"药品互联网 +"拥有了重要的基础工程，既是打击假药泛滥的利器，也是推动处方药网络销售的基础。

早在 2005 年，国家食品药品监督管理局就与中信 21 世纪合作建设了中国药品电子监管平台；2010 年，原国家食品药品监督管理局要求，基本药物全面接入药品电子监管码；2014 年，阿里巴巴查看中药品电子监管码数据，入主中信 21 世纪；2015 年 1 月，国家食品药品监督管理总局发公告要求，年底前，药品生产、批发、零售企业和进口药品制药厂商等所有药品企业都完成入网赋码工作；2016 年 1 月 1 日后生产的药品制剂应做到全部赋码、见码必扫；2016 年 2 月 20 日晚间，国家食品药品监督管理总局发布公告，明确暂停执行 2015 年 1 号公告《药品电子监管全面实施的有关规定》，同时对《药品经营质量管理规范》（修订）征求意见，意见稿中取消了药品监管码的相关内容，包括取消了监管码作为药品必备项目等内容，取而代之的是建立"药品追溯制度"。至此，推行了 8 年的药品电子监管码被正式叫停。

从现阶段看，我国药品信息化管理的关键因素主要集中在以下三个方面：

1. 标准的统一及监管平台间的互联互通　理想状态的药品监管流程是能够对药品从上游的原材料采购，到生产、销售、物流、临床应用等环节都可以做到全流程监管、实时查询，这就对监管平台之间的信息互通共享提出了新的要求。但目前我国的卫生信息系统建设相对粗放，在互联互通方面有待提升。以疫苗为例，CFDA 的电子监管码系统是封闭的，全国疾控系统（CDC）不能读取相关信息，因而会导致监管的脱节。

2. 基层信息化建设水平的提升　虽然 CDC 以及新版的 GSP 都对药品的采购、储存、销售、运输等环节的质量控制措施与监管提出了具体的要求，但就目前我国医疗信息化发展的现状来看，基层信息化建设是整个体系中最薄弱的环节，追踪药品信息的信息化条件相对不足。

3. 政府层面的协调推进　药品电子监管码事件中，技术的前瞻性与法规制度的滞后性之间的矛盾是极为明显的。在推行药品电子监管码的过程中，企业需要在原有的运作流程中增加新的环节，而这必然会导致人力成本、印刷成本、固定资产投入的增加。同时，部分医院在推行药品电子监管码的过程中，也出现了流程中"失控"的情况。而这些都需要相关主管部门从一定的高度进行协调，为药品电子监管码的推进消除阻碍。如果不能从顶层设计层面解决这类问题，即使推出新的监管系统，这类问题也会重新成为阻力。

药品全流程信息化管理是大势所趋。虽然药品电子监管码已经被正式取消，但部分生产企业内部仍然在实行药品监管码制度。这充分证明了医药行业对于规范化的监管制度的硬性需求是存在的。同时，各类直接或间接由监管断层导致的重大医疗事故也在倒逼医药产业链各环节对现代药品监管项目的推进。近年来，在区域信息化建设、分级诊疗等政策的推动下，我国基层信息化的发展也受到了政府、企业、资本方等多方的关注。"十三五"期间，我国继续加大对基层医疗机构在政策、资金等方面的扶持和帮助，这对于基展医疗机构的信息化建设是个不可多得的发展机遇。

四、智能临床决策系统

（一）决策支持系统

决策（decision making）是为了实现特定的目标，在相关信息的收集、整理、加工、分析的基础上，借助一定的工具、技巧和方法对影响目标实现的诸因素进行分析、计算和判断选优，获得满意的策略和结果。决策支持系统（decision support system，DSS）是辅助决策者通过数据、模型和知识，以人机交互方式进行半结构化或非结构化决策的计算机应用系统。在临床决策支持方面，可使用图像技术识别医疗影像（X线、CT、MRI）数据，自然语言处理、数据挖掘技术和机器学习技术挖掘医疗文献数据建立医疗专家数据库，从而给医生提出诊疗建议；同时，分析医生输入的条目，比较其与临床指南不同的地方，从而提醒医生防止潜在的错误。随着电子病历大数据的积累、云计算与现代人工智能技术发展，使得基于大数据和人工智能的智能临床决策系统受到广泛关注。

（二）临床决策

在临床活动中医生依据"生物－心理－社会医学模式"和循证医学，针对患者疾病临床表现、心理、偏好做出全面合理的各类决策，包括进一步检查、试验和观察、治疗、康复措施的选择及治疗效果评价等，随后着重讨论诊断方法选择（临床评估、影像学评估、组织学检查等）和治疗方法选择（随访、干预、手术等）。

临床决策（clinical decision making）是指由医务人员针对疾病诊断和防治过程中的不确定性（uncertainty），在充分调查已有证据（evidence），特别是最新最佳证据的基础上，结合自己临床经验和患者的实际情况，分析比较两个或两个以上可能的备选方案，从中选择最优者进行临床实践的决策过程。临床决策是在医学模式指导下，应用科学决策理论方法和工具，解决各类临床医疗实践问题，主要用途是为疑难疾病确定最佳诊断治疗措施、个体疑难病例确定最佳诊治方案，临床决策过程如图 1-6 所示。

（三）临床决策支持系统

临床决策支持系统（clinical decision support system，CDSS）是一种协助医护人员进行医疗决策的交互式专家系统。它是人工智能理论在医疗领域的主要实践，从诊断支持，到开药检查，再到治疗方案选择，能够提供大多数常见疾病的循证医学诊疗知识。

1. 临床决策系统发展趋势 智能化、集成化、专科化单病种质控、面向基层医疗、面向多学科诊疗。①CDSS 智能化：AI 技术可用于临床诊疗意图理解、自主学习、主动推荐等 CDSS 任务，实现智能医学影像识别、多学科会诊、病理分型等。②CDSS 集成化：CDSS 产品逐步深入临床流程，例如 CDSS 和电子病历、手术麻醉、医学影像识别等系统集成，为这些临床信息系统提供质量控制。③CDSS 专科化单病种质控：CDSS 嵌入各临床系统，对病历进行流程性检查，根据设定的质控规则自动识别和实时管控诊疗缺陷，如检查项目缺失、用药剂量不够及提醒医生处理入院记录、每日病程、出院小结等，提高单病种质控的实时性、规范化和数据真实性。④CDSS 面向基层医疗：全科 CDSS 能够为基层医疗提供标准化、高效、准确的诊断手段，帮助解决基层医疗资源少、医生水平低的问题，帮助落实分级诊疗政策。⑤CDSS 面向多学科诊疗（multi-disciplinary treatment，MDT）：模拟 MDT 罗列引发患者症状的多种可能，为大型医院专家提供意见参考，预防专家决策死角。

2. 智能临床决策系统架构 一般 CDSS 包括数据库、推理机和人机交互接口三大部分。伴随着大数据和人工智能技术进步，可不预设知识库，通过利用 AI 学习历史经验、诊疗模式形成知识库，在电子病历结构化处理、辅助影像诊断方面发挥重要作用。大数据驱动的智能临床决策系统架构如图 1-7 所示。

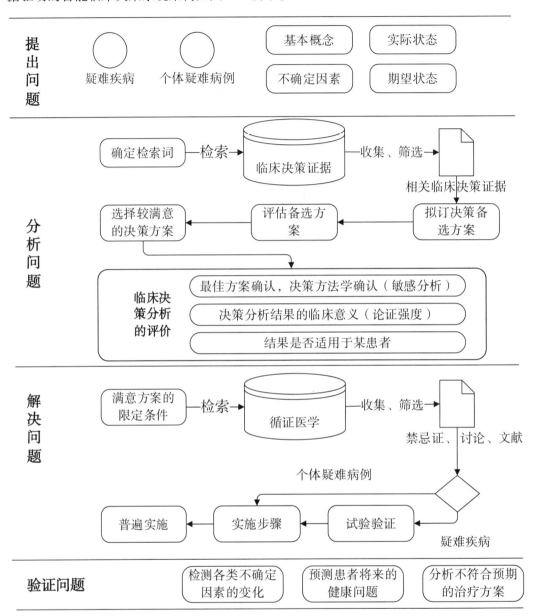

图 1-6　临床决策过程

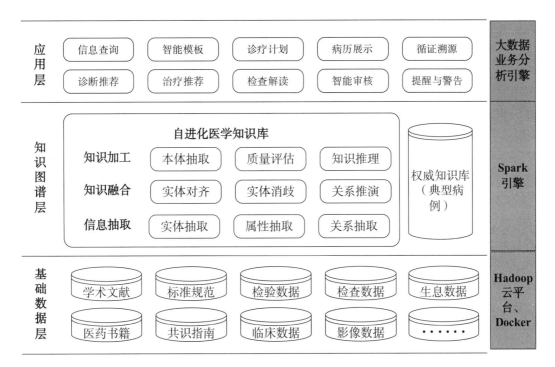

图 1-7 大数据驱动的智能临床决策系统架构

3.CDSS 特征 在大数据时代 CDSS 应具备以下特征：

（1）云计算系统架构 数据处理平台基于主流的云计算和大数据技术，采用多节点服务器堆叠技术（Hadoop）框架及 Spark 并行计算框架，采取应用与计算能力的架构设计和 Docker 封装技术。

（2）自进化医学知识库 结合知识库、真实世界数据和 AI 技术，从海量临床数据中学习和识别出某些模式，建立融合概率图推理、规则推理及基于深度学习的多模型决策系统，并能从中训练出可用于计算推理的医学知识图谱，自动获取知识来提供诊疗决策支持。

（3）高度结构化、可用于计算的权威知识库 知识库通常采用"IF-THEN"规则来存贮和管理知识，与通用知识库、知识图谱系统不同，医疗系统的知识库具有其专业性和特殊性。知识库来源包含《疾病诊断标准》《国家基本药物处方集》《临床诊疗指南》《中华本草》以及各类权威的医学著作、学术文献，尤其是专家共识、典型病例、循证医学、药品说明书、药典标准等。电子病历的结构化数据包括患者人口学信息、检验结果、医嘱信息、诊断信息等，将这些数据进行标准化、归一化直接与现有知识库关联。电子病历的非结构化数据包括入院记录、病程记录、出院小结、手术记录、影像学报告、病例学报告等。参照临床医学术语标准（SNOMED CT）、国际疾病分类（ICD-10）、面向药物的命名系统 RxNorm、针对观测指标的编码系统 LOINC、基因本体（gene ontology）、DRUGBANK 等标准，对这些知识源信息进行标准化、规范化和图谱化处理，形成知识库。

（4）推理机 推理机是利用大数据分析技术，对临床数据进行分析，在符合临床知识库业务规则的前提下，将患者的信息与知识库的知识整合、比较和分析。常见规则推理机有 Jess 和 Drools，本体推理机有 RDF4J、Hermit、Jena 等推理。CDSS 业务的推理机有临床路径驱动型决策系统、医疗规则驱动型决策系统、医学知识驱动型决策系统、基于机器学习的决策系统。基于临床路径和医疗规则的决策系统因其对知识库和决策引擎的要求较低，且最贴近临床的日常需求，在 HIS 中最为常见。由于目前机器学习的"黑箱"问题，基于机器学习的 CDSS 在临床应用中还不常见，但其发展速度迅猛。

（5）系统基本功能　诊断推荐、治疗推荐、检查解读、智能审核、提醒与警告、信息查询、智能模板、诊疗计划、病历展示、数据分析与识别，以及循证溯源等。

（6）可嵌入临床系统　通过与电子病历系统无缝集成，智能提取患者疾病特征并给予推荐，方便医生使用，符合临床医生的日常工作流程。医院医疗原始数据结构化程度低，包括图形、语音、图像、地理位置等非结构化数据，数据非标准化情况严重，各种类型的医疗信息系统缺乏整合。

（7）人机交互接口部分　人机交互接口则是将决策结果呈现给医护人员，实现临床决策支持应用。CDSS 用一目了然的清晰界面，辅助医生准确、完整、迅速地把握并记录临床过程中各部分的互动关系。同时供多项临床决策支持功能，如临床辅助诊断、临床辅助诊疗、临床预警提示、知识库查询等。覆盖诊前决策、诊中决策和诊后决策三大应用场景。

课程思政

2021 年 10 月 14 日，"共和国勋章"获得者、呼吸疾病国家重点实验室主任、"大专家 .COM"平台荣誉主席钟南山院士在医生云大会发表《MedBrain 研发与宁夏应用》主旨演讲，很多院士、专家团队把自己亲身的知识、体会，汇聚成一个医疗的规范结构化体系。他们把简单的问题数量化或者数据化，把数量的问题程序化，把程序化的问题体系化，以科技创新基层医护人员的培养模式，服务于基层医生、健康管理，希望提高基层医生的临床实践。

结合我国在 5G、AI 等领域的领先应用，了解中国在信息领域的崛起和发展，培养对自主品牌、民族品牌的自豪感，将爱国主义情怀、民族感情融入学生的个人价值实现中，找到与社会价值的共鸣，激发创新创造的热情。

【知识点】信息化、知识化、智能化、智能临床决策支持系统。

【课程思政元素】创新精神，厚植科技报国情怀。

第五节　信息系统建模概述

一、系统模型与工具

（一）信息系统模型简介

模型是反映事物的原型，更是对现实世界中事物在某种程度上的抽象，是理解、分析、开发或改造事物原型的一种常用手段。建模是对事物抽象的过程，建立某种模型以映射系统的因果关系或相互关系，帮助理解事物本身。

一些模型在外形上类似于真实产品，一些模型是重要细节的绘图表示，另一些模型则是抽象的数学符号。每一种模型强调一种不同类型的信息。在飞机设计中，飞机工程师使用大量不同类型的模型。成为一名飞机工程师需要学会创建和使用各种模型，这对于信息系统开发人员来说也是一样的。尽管信息系统模型并不像飞机模型那样标准或精确，但是也应学会创建和使用各种模型。信息系统并不像飞机那样真实可感——不能真正地看到、抓住或感觉到它。因此，信息系统模型显得更加无形。

信息系统是用于反映现实世界中某些事物的人造复杂大系统，难于直接对其进行分析、设计，必须通过建立各种模型来开发信息系统。模型建立的思路是自顶向下、逐步求精，自底向上、综合集成。

系统开发过程中使用的模型包括输入、输出、过程、数据、对象、对象之间的相互作用、位置、网络和设备，以及其他事物的表示等。大多数的模型是图形模型，包括使用公认的符号和惯例画一张表示图，这些模型通常被称为图表。

信息系统建模时用到的模型：①常用模型：抽象层次模型、结构层次模型、开放系统模型、输入输出系统模型；②开发思想模型：瀑布模型、V模型、快速应用模型、敏捷方法、统一过程；③开发过程：概念模型、逻辑模型、物理模型；④功能：数据模型、系统模型、预测模型、决策模型；⑤管理功能：库存管理模型、成本管理模型、生产计划与调度模型、财务管理模型；⑥模型的形式：数学模型、图形、表格、语言；⑦模型的内容：状态模型、行为模型、变量模型。

（二）信息系统物理结构

信息系统的物理结构是避开信息系统各部分的实际工作和软件结构，只抽象地考察其硬件系统的拓扑结构。信息系统的物理结构一般有以下三种类型：

1. 集中式结构　集中式结构是由一台主机带若干终端，运行多用户操作系统供多个用户使用。早期的信息系统，由于计算机和通信技术等水平的限制，都采用这种集中式结构。在这种结构方式下，主机承担系统的所有数据处理、存储及应用管理，因此必须是大容量、高速度的，一般由小型机甚至中大型机承担；终端无信息处理能力，负责输入和输出信息；多用户操作系统有很多，不同的机器应配备能在其上运行的多用户操作系统。

这种系统结构的优点是信息高度集中，便于管理；缺点是系统的灵活性、可靠性差，维护困难，一旦主机出现事故就会造成整个系统瘫痪。

2. 分散－集中式结构 分散－集中式结构是将微型计算机或工作站通过局域网与一台或几台作为主机的小型机乃至大型机相连。这种结构的优点是主机主要作为文件服务器，负责处理用户的读、取、传送文件等请求，集中管理共享资源，各个微机和工作站既可独立处理自身的业务，又可通过网络实现信息的传送和共享，因而灵活性强、易扩展；缺点是文件服务器的能力有限，仅提供对数据的共享访问和文件管理，没有协同处理能力，导致网络通信负荷重，系统维护起来较为困难。

3. 分布式结构 分布式结构由微机、工作站充当客户机，用一台或分散在不同地点的多台微机、工作站、小型机或大中型机充当服务器，再用总线结构的网络把客户机和服务器连接起来。它具有任务分布合理、资源利用率高、扩展性好、维护方便、可靠性高等优点。随着互联网技术等的发展，又出现了浏览器／服务器模式。分布式与分散－集中式结构的区别在于，分布式结构客户机承担每个用户专有的外围应用功能，负责处理用户的应用程序，而服务器承担数据库系统的数据服务功能，负责执行数据库管理软件。这样，两种设备功能明确，可以高度优化系统的功能。数据库服务器处理客户的请求，然后只返回结果。这就大大减轻了网络的负担，可有效避免网络堵塞。

（三）信息系统建模工具

要使系统开发项目取得成功，分析员必须有详细的计划。成功在很大程度上取决于有组织的、讲究方法的一系列活动和任务，最终将产生一个可靠、强大而高效的信息系统。

系统开发中的工具是帮助生成项目中所需模型或其他组件的软件支持。工具可以是创建图表的简单绘图程序，它们也许包括一些存储关于项目信息的数据库应用程序，如数据流定义或过程的书写描述。

工具是为帮助系统开发者而专门设计的，程序员应该熟悉集成开发环境（integrated development environment，IDE），这个环境提供许多工具帮助程序员进行编程，例如灵巧的编辑器、上下文相关帮助和调试工具。有些工具能为开发人员生成程序代码，有些工具则可以通过反向工程执行文件来获得程序代码，并可以根据代码生成模型，即使在开发人员将文档丢失（或没有生成文档）的情况下，也能推断出程序的用途。

对系统开发人员来说，使用得最广泛的工具是计算机辅助软件工程（computer aided software engineering，CASE），是信息系统开发生命周期各个阶段帮助开发者提高工作质量和效率的工具。通常情况下，CASE 工具能够帮助分析员生成重要的系统模型，然后自动检查模型的完整性，以及该模型和系统其他模型的兼容性。最后，CASE 工具可以根据模型生成程序代码。常用的分析与设计工具有 Power Designer、Rational Rose、PBwin、Visio、StarUML、Trufun Kant Studio 等。

尽管 Visio 不是真正的 CASE 工具，但 Visio 是一个绘图工具，系统分析员可以用它来创建所需要的任何系统模型。Visio 带有一个绘图模板集，这里包含了用于各种商业和工程应用的符号。软件和系统开发模板提供流程图、数据流图、实体 – 联系图、UML 图等。尽管模板提供一个用于存储图表元素的定义和描述信息的有限资料库，但 Visio 并没有提供一个系统项目开发中的完整的资料库。但是，许多系统开发人员还是喜欢 Visio 所提供的绘制必要图表的灵活性。Visio 软件界面提供了模具管理窗口，在一个窗口中可选择 UML 图，如类图、用例图、流程图等，另一个关联的下级窗口里面有当前选中的模具的具体标志图形。

Oracle 公司（www.oracle.com）将 Oracle Designer 描述成一个工具集。该工具集用来记录定义并将灵活、图形化的客户 / 服务器应用于快速的自动化构造。Oracle Designer 包括一个完整的资料库、图形表示功能、以及代码生成功能。用于分析的系统模型程序包括一个过程模型程序、功能等级绘图程序、数据流绘图程序，以及实体 – 联系图绘图程序。

Rational Rose 软件公司如今已成为 IBM（www.ibm.com）公司的一部分，专门生产支持面向对象方法的工具。Rational Rose 被称为可视化的建模工具，而不被称为 CASE 工具。Rational Rose 可用于统一过程（UP）或使用 UML 图表的任何方法，并且由于 Rational Rose 非常具有影响力，以至于许多开发者将 UP 认为是 "Rational Rose" 方法。该工具除提供资料档案库外还提供反向工程和代码生成能力，同时也能和其他的工具结合在一起，从而提供一个完整的系统开发环境。Rational 软件公司还具有其他与详细的 IDES 紧密集成的建模工具，包括 Visual Studio.NET。

Together 近来的进展是往返工程这一概念的出现。由于系统开发是非常反复的过程，尤其在面向对象的程序设计方法中，因此对图形模型（如类图）和生成程序代码进行同步操作是很重要的。比如分析员改变了程序代码，那么类图也需要更新。同样地，如果类图改变了，那么程序代码也要更新。不像 CASE 工具那样要从图形模型产生代码，较新的工具将自动完成两个方向上（往返）的同步过程。如今已成为 Borland 公司（www.Borland.com）一部分的 Peter Coad 与 Together Soft 公司率先在它称为 Together 的工具中采用了往返工程。Together 使用 UML 图表和几种不同的面向对象编程语言来对往返工程提供支持。如果开发人员喜欢通过书写代码来定义类，则类图会自动更新。如果开发人员喜欢先绘制类图，则定义类的代码会自动随之更新。

Rational XDE Professional 最新的系统建模工具将建模工具与资料档案库的所有特点，与生成并改进程序代码的其他供应商提供的集成开发环境（integrated development environment，IDE）结合起来。Rational XDE Professional 与 Microsoft Visual Studio.NET IDE 集成起来，使得往返工程及代码生成成为开发者使用的 IDE 的一部分，开发者不再使用 CASE 工具及单独的 IDE，所有开发者需要的都集成存储于一个工具中。

建模是为软件开发服务的，因此，如果模型所包含的信息足够完备，就可以以这些信息为基础进行软件系统的建造。统一建模语言（unified modeling language，UML）是一种总结了以往建模技术的经验并吸收当今优秀成果的标准建模技术，利用 UML 表达的软件模型，可以直接和某种设计语言建立映射关系，通过 UML 建造工具，将 UML

模型转换为对应的程序设计语言源代码框架。

UML 是一种定义良好、易于表达、功能强大且普遍适用的建模语言。它融入了软件工程领域的新思想、新方法和新技术。它的作用域不限于支持面向对象的分析与设计，还支持从需求分析开始的软件开发的全过程。

UML 由三部分组成，即基本构造块、规则和公用机制。其中基本构造块又包括三种类型，即事物、关系和图。事物可划分为以下 4 种类型：

（1）结构事物　包括类、接口、协作、用例、主动类、组件和节点。

（2）行为事物　包括交互机和状态。

（3）分组事物　UML 中的分组事物是包。整个模型可以看成是一个根包，它间接包含了模型中的所有内容。子系统是另一种特殊的包。

（4）注释事物　注释给建模者提供信息，它提供了关于任意信息的文本说明，但是没有语义作用。

二、软件工程方法

（一）软件的定义

为了弄清软件工程的概念，首先要了解程序和软件的概念。程序是计算机为完成特定任务而执行的指令的有序集合。站在应用的角度可以更通俗地理解为，软件等于程序加文档再加数据，这里的数据不仅包括初始化数据、测试数据，而且包括研发数据、运行数据、维护数据，也包括软件企业积累的项目工程数据和项目管理数据中大量的决策原始记录数据。这里的"程序"是对计算机任务的处理对象和处理规则的描述；这里的"文档"是为了理解程序所需的详细描述性资料；这里的"数据"主要是软件系统赖以运行的初始化数据。

面向过程的程序＝算法＋数据结构

面向对象的程序＝对象＋消息

面向构件的程序＝构件＋构架

通常，软件有以下定义：软件＝程序＋数据＋文档。

文档在软件工程中特别重要，文档是否规范与齐全，是衡量软件企业是否成熟的重要标志之一。软件文档分为开发文档和管理文档两大类。开发文档主要由项目组书写，用于指导软件的开发与维护；管理文档主要由软件工程的管理部门书写，用于指导软件的管理和决策。软件工程规定：文档必须指挥程序，而绝不允许程序指挥文档；文档与程序必须保持高度一致，而绝不允许程序脱离开文档。

软件最新定义：软件＝知识＋程序＋数据＋文档。

"知识"主要是各种各样的相关行业领域的专业知识。知识是通过程序、数据、文档来实现的。

站在网民的角度看，软件就是知识加信息；站在程序员的角度看，软件就是程序加数据；站在软件管理者的角度看，软件就是数据加文档。

（二）软件工程的定义

软件工程是研究软件开发和软件管理的一门工程学科。这里，一是强调开发，二是强调管理，三是强调工程，四是强调学科。开发和管理是一个问题的相辅相成的两个方面。许多软件项目的失败，不是在开发技术上出了问题，而是在管理过程上出了问题。要将软件的开发当作一项工程，既要按照工程的办法去开发，又要按照工程的办法去管理。时至今日，软件工程已不只是一门课程，而是一个学科体系，即软件工程知识体系。

软件工程的知识体系（software engineering body of knowledge，SWEBOK）（2014年第3版）包括：①4个教育基础知识域：数学基础、计算基础、工程基础、软件工程经济学。②11个实践知识域：软件需求、软件设计、软件构造、软件测试、软件维护、软件配置管理、软件工程管理、软件工程过程、软件工程模型和方法、软件质量、软件工程职业实践。实践知识域是软件工程的中心，在企业实践过程中，通常把前5个实践知识域的内容划入软件构建的5个阶段。③7个辅助学科领域：计算机科学、计算机工程、数学、管理学、项目管理、质量管理、系统工程。。

（三）软件工程的思路

当人们在解决具有复杂性的问题，或实施一项具有长期性、复杂的工程时，经常会说这是一项系统工程。系统工程是系统科学在社会实践活动中产生的具有应用性的科学方法。我国理论界较多地使用钱学森对系统工程的定义：系统工程是组织管理系统的规划、研究、设计、制造、试验和使用的科学方法，是对所有系统都具有普遍意义的科学方法。系统工程是解决实际问题的科学，它应用社会科学、经济学、工程技术等多方面的学科来解决工程发展中的社会性问题，它将主要涉及工程开发的规划、设计、评价等活动。因此，人们认为，系统工程是运用系统方法对各类系统进行最佳的规划、研究、设计、制造、试验和使用，以达到最佳效益，是一门组织管理的技术。

目前，各国都加大了信息化建设的进程，信息化水平成为衡量一个国家综合实力的重要指标。在信息化建设的进程中，信息系统的开发和建设是一项系统工程，因此，在信息系统的开发和建设过程中要采用系统工程思想，对信息系统进行规划、设计、开发、测试、实施、运行和管理，以确保信息系统的质量和满足系统用户的需求。

系统工程是用定量和定性相结合的系统思想和系统方法，对大型复杂系统的构成要素、组织结构、信息流动和控制机制等进行分析和设计的技术，是为了更好地达到系统目标。

系统工程方法论就是解决系统工程实践问题所应遵循的步骤、程序和方法，是系统工程思考问题和处理问题的一般方法。系统工程具有自己独特的方法论，其体系基础就是运用系统思想和各种数学方法、科学管理方法、经济学方法、控制论方法及信息技术工具进行系统分析和系统设计，实现系统的模型化、最优化。系统工程方法论的程序与步骤是弄清问题、选择目标、方案设计、建立数学模型、方案优化、决策、实施。

（四）软件工程的内容

软件工程是研究和应用如何以系统性的、规范化的、可定量的过程化方法去开发和维护有效的、实用的和高质量软件，以及如何把经过时间考验而证明是正确的管理技术和当前能够得到的最好的技术方法结合起来的学科。它涉及程序设计语言、数据库、软件开发工具、系统平台、标准、设计模式等方面。

赵池龙在《实用软件工程》（第 4 版）中指出："长期以来，人们将软件开发方法与软件生命周期模型混为一体，甚至将软件开发方法与软件过程改进模型也混为一体，因而误认为软件生命周期模型或软件过程改进模型就是软件开发方法。例如，他们将迭代模型（rational unified process，RUP）和过程改善模型（capability maturity model integration，CMMI）误认为是软件开发方法或软件工程方法论，这就是有力的证据。"

事实上，软件开发方法与软件生命周期模型是不同的，软件开发方法与软件过程改进模型就更不相同了。软件开发方法学来自程序设计语言方法学，而软件生命周期模型或软件过程改进模型与程序设计语言方法学无关。当然，二者皆为软件工程课程的研究内容，如表 1-3 所示。

表 1-3　软件工程课程研究的内容

研究方面	具体内容
软件生命周期模型	瀑布模型、增量模型、原型模型、迭代模型、XP 模型
软件开发方法	面向过程的方法、面向元数据的方法、面向对象的方法
软件支持过程	CASE 工具 Rose、北大青鸟系统、PowerDesigner、ERwin
软件管理过程	CMMI、软件企业文化、敏捷（XP）文化现象
软件工程标准与规范	命名标准与规范、设计标准与规范、编程标准与规范

（五）软件生命周期模型

软件生命周期模型是指在整个软件生命周期中，软件开发过程应遵循的开发路线图，或者说，软件生命周期模型是软件开发全部过程、活动和任务的结构框架。例如，瀑布模型、增量模型、螺旋模型、喷泉模型、极限编程模型（extreme programming，XP）、原型模型和 RUP 迭代模型，它们都有各自清晰的开发路线图，规定了各自的开发过程、活动和任务的结构框架，表 1-4 列出了 7 个软件生命周期模型。

表 1-4　7 个软件生命周期模型

模型名称	优点	缺点	适用范围
瀑布模型	简单好学	逆转性差	面向过程开发
增量模型	可以分阶段提交	有时用户不同意	系统可拆卸和组装
螺旋模型	需求可变	建设周期长	庞大、复杂、高风险项目
喷泉模型	提高开发效率	不利于项目的管理	面向对象开发

续表

模型名称	优点	缺点	适用范围
XP 模型	提高开发效率	不适合大团队、大项目	小团队，小项目
原型模型	开发速度快	不利于创新	已有产品的原型
RUP 迭代模型	需求可变	风险大	有高素质软件团队

最常用的是瀑布模型和原型模型，其次是增量模型，最难掌握的是 RUP 迭代模型。它们有各自的生存空间，但也会相互竞争。只有通过竞争，才能推动软件生命周期模型研究的发展。

软件企业选取软件生命周期模型的方法：软件企业在创业时期，由于没有项目或产品的积累，所以他们常常会选取瀑布模型和增量模型。一旦越过创业时期，由于积累了一些项目或产品，他们就会选取原型模型。至于 RUP 迭代模型，只有当他们掌握了 UML 及其工具 Rational Rose 之后，才会加以考虑。

根据需求是否明确和技术是否确定这两个维度，可以把信息系统项目划分成 5 个区域，如图 1-8。第一个区域 Simple，需求明确，技术（解决方案）也确定，这类项目就是简单的项目（Simple）。最好提前把计划做到位，预测型瀑布模型最适合。第二个区域 Complex，需求明确，技术却不确定，也就是说怎么实现不知道，这类项目叫复杂的项目。只能摸索着来，推荐用迭代开发。第三个区域 Complicated，技术很确定，需求却不明确。最好增量开发，分成多个阶段交付，减少推倒重来的风险。第四个区域 Chaotic，需求不清楚，怎么实现也不清楚，是混乱状态的项目。这类项目尽量别碰，基本是要失败的。第五个区域 Hazy，不属于前 4 种区域的其他项目，属于模糊型项目。需求和实现方案都不明确，最好用敏捷开发，适应性强，灵活机动，拥抱变化。

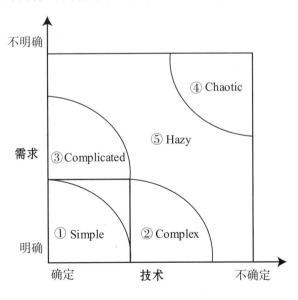

图 1-8　Stacey 矩阵

采用结构化系统开发方法将系统的开发过程划分为系统规划、系统分析、系统设计、系统实施和系统运行维护五个相互衔接的阶段，称为系统开发的生命周期，如图1-9所示。

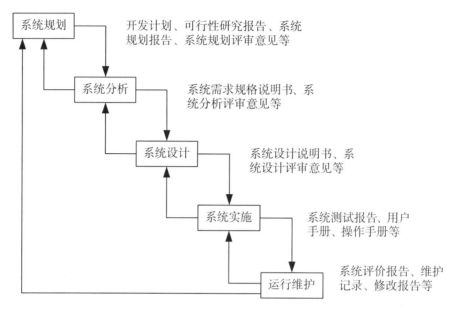

图1-9　系统的生命周期

1. 系统规划　系统规划是信息系统开发的第一步。在规划阶段，首先，通过对组织环境、目标、现行系统状况的调查分析，明确新开发系统的总体要求和适用范围，以及要解决的问题和实现的功能，实质上是进行系统定义；其次，结合系统的难易程度、系统项目的大小、组织的技术力量等实际，制定初步的进度表；再次，在充分考虑新系统所受的各种约束下，给出拟建系统的备选方案；最后对这些方案从系统开发的必要性和经济、技术、组织管理、环境、进度等方面进行可行性研究、论证，形成可行性研究报告，并审议可行性研究报告，最终形成系统规划报告，审议通过后启动项目，如果不是自行开发，还要和开发单位签订合同。因此，系统规划阶段的主要任务是对所开发的系统进行系统科学的规划，形成系统规划文档，主要包括技术文档（系统规划报告）和管理文档（可行性研究报告、开发计划、开发合同、系统规划报告评审意见等）。

2. 系统分析　系统分析是信息系统开发生命周期中最重要的一个阶段。系统分析人员研究、结合现有系统与管理层、用户，从信息系统的功能、操作、过程与数据等各个方面进行全面的沟通，发现和理解用户的全面需求，是对系统进行详细调查的过程。然后，确定新系统的目标，描述新系统的功能，形成新系统的总体逻辑方案。与用户反复沟通、分析、修改、完善和优化系统总体逻辑方案，逐步构建新系统总体逻辑模型。如果用户对逻辑模型不满意，要继续修改，直到可行为止，或者项目终止；若逻辑模型可行，则进入下一阶段的工作。系统分析阶段的文档是系统分析说明书，这是系统建设必备的文件。一旦系统分析说明书审议通过，它既是给用户看的，也是系统设计阶段工作的依据和将来系统验收的依据。

3. 系统设计　系统设计阶段主要解决新系统怎么做的问题，是以系统分析阶段确定的新系统功能为基础，研究具体用什么方法和技术实现的过程。实质上是以系统分析说明书为依据，将分析模型进一步细化，全面确定系统应具有的功能和性能要求，并考虑技术细节和约束条件，进行系统总体设计和系统详细设计，设计出一个可行的解决方案，最终形成系统设计说明书，以便系统开发的程序员编写代码。如果系统设计说明书经过审议后通过，项目继续进入下一阶段，否则终止。

4. 系统实施　系统实施阶段是按照系统设计说明书的要求，具体实现新系统、进行测试、交付使用的过程。具体划分为两个阶段，第一阶段是系统技术实现过程和这个过程的管理，主要包括建立编程标准、程序设计、系统测试、形成测试分析报告；第二阶段是用户转化阶段，主要包括用户培训（用户手册、操作手册等）、系统转换、评审鉴定后交付运行。

5. 系统运行维护　系统投入运行后，一般有一段试运行时期。在此期间如果有旧系统的话，可以新旧系统一起运作，发现新系统是否存在问题，有问题要及时修改，没有问题说明新系统满足了用户需要，可以正式投入运行。在以后的运行中进行系统维护和评价，记录系统运行情况，根据一定的程序对系统进行必要的修改，评价系统的工作质量和经济效益。同时做好维护记录、评价报告、修改报告等。

（六）软件开发方法

软件开发方法是指在软件开发路线图中，开发人员对软件需求、设计、实现、维护所采用的开发思想、开发技术、描述方法、支持工具等。在软件工程方法学方面，大体可分为程序设计方法学和软件开发方法学。前者是关于小规模程序的设计方法学，后者是关于大规模软件的开发方法学。在程序设计方法学中最基本的方法有面向过程程序设计方法、面向对象程序设计方法、面向元数据（meta-data）程序设计方法。

在软件开发方法学中最基本的方法有面向过程方法、面向对象方法、面向元数据方法、形式化方法。它们是软件开发的方法，都有各自的开发思想、开发技术、描述方法、支持工具等。

曾经出现过的面向过程程序设计方法有面向结构化数据系统的开发方法（data structured systems development，DSSD）、面向可维护性和可靠性设计的 Parnas 方法、面向数据结构设计的 Jackson 方法、面向问题设计的 PAM 方法、面向数据流方法。不管在方法名字上如何称呼，这 5 种方法在宏观上都属于面向过程方法，支持这些方法的是面向过程的结构化编程语言。面向过程方法编程时采用单入口单出口的控制结构，并且只包含顺序、选择和循环三种结构，目标之一是使程序的控制流程线性化，即程序的动态执行顺序符合静态书写结构。

面向过程方法的优点：以处理流程为基础，简单实用。面向过程方法的缺点：只注重过程化信息，因而忽略信息的层面关系及相互联系。它企图使用简单的时序过程方法（顺序、分支、循环三种结构）来描述关系复杂（随机）的信息世界，因而对于关系复杂的信息系统来说，其描述能力不强，最后可能导致软件设计、开发和维护困难。

面向对象程序设计方法（object-oriented method），在不少教材中，称为现代软件工程开发方法。该方法包括面向对象需求分析、面向对象设计、面向对象编程、面向对象测试、面向对象维护、面向对象管理。面向对象程序设计方法是一种运用对象、类、消息传递、继承、封装、聚合、多态性等概念来构造软件系统的软件开发方法。其特点是将现实世界的事物（问题域）直接映射到对象。分析设计时由对象抽象出类（class），程序运行时由类还原到对象（object）。面向对象方法源于 20 世纪 80 代年开始流行的面向对象的程序设计语言，例如 Java、C++ 等。面向对象程序设计方法将对象的属性和方法封装起来，形成信息系统的基本执行单位，再利用对象的继承特征，由基本执行单位派生出其他执行单位，从而产生许多新的对象。众多的离散对象通过事件或消息连接起来，就形成了软件系统。

这里讲的面向元数据方法（meta-data oriented method），既不是传统软件工程中的"面向数据流"方法，也不是传统意义上的面向数据结构的 Jackson 方法，它们二者都是面向过程的程序设计方法，而且这两个方法都出现在关系数据库管理系统 RDBMS 成熟之前。这里讲的面向元数据方法，就是面向 meta-data 的方法，它与面向过程程序设计方法截然不同。

元数据（meta-data）是关于数据的数据，组织数据的数据，管理数据的数据。这里的元数据，泛指一切组织数据的数据，例如类的名称、属性和方法，实体的名称、属性和关联，数据库中的表名、字段名、主键、外键、索引、视图，数据结构中存储数据的框架等。面向元数据方法就是在软件需求分析、设计、实现、测试、维护过程中，均以元数据为中心的软件工程方法。面向元数据方法包括面向元数据需求分析、面向元数据设计、面向元数据编程、面向元数据测试、面向元数据维护。面向元数据需求分析，就是在需求分析时，找出信息系统所有的元数据，使其完全满足信息系统对数据的存储、处理、查询、传输、输出的数据要求。也就是说，有了这些元数据，信息系统中的一切原始数据不但都被组织起来了，而且能完全派生出系统中的一切输出数据。面向元数据设计，就是利用需求分析获得的元数据，采用面向元数据的 CASE 工具，设计出信息系统的概念数据模型（conceptual data model，CDM）和物理数据模型（physics data model，PDM），以及从原始数据到输出数据的所有算法与视图。面向元数据编程，就是在物理数据模型 PDM 的基础上，根据信息系统的功能、性能、接口和业务规则，建立数据库表和视图，再利用数据库编程语言，编写存储过程和触发器。面向元数据测试，就是对数据库表初始化并加载之后，运行相关的存储过程和触发器，测试信息系统的各种功能需求与性能指标。面向元数据维护，就是对数据库表中的记录进行统计、分析、审计、复制、备份、恢复，甚至对表结构及视图结构，也可以进行必要的调整。

事实上，近 20 年来，面向元数据方法已经是建设信息系统、数据库、数据仓库和业务基础平台的基本方法。概括起来，面向元数据方法的要点：①数据（data）位于企业信息系统的中心。信息系统就是对数据的输入、处理、传输、查询和输出。②只要企业的业务方向和内容不变，企业的元数据就是稳定的，由元数据构成的数据模型（data model）也是稳定的。③对元数据的处理方法是可变的。用不变的元数据支持可变的处理方法，即以不变应万变，这就是企业信息系统工程的基本原理。④信息系统的核心是数据模型。数据模型包括概念数据模型和物理数据模型。数据模型的表示形式是 E-R 图，E-R 图要用 CASE 工具设计。例如 power designer，它们不但具有正向设计功能，而且具有逆向分析功能，这样才能实现快速原型法。⑤信息系统的编程方法主要是面向对象（除数据库服务器层面上），其次才是面向元数据（在数据库服务器层面上）和面向过程（在实现存储过程和对象方法中）。⑥用户自始至终参与信息系统的分析、设计、实现与维护。

面向元数据方法，与关系数据库管理系统紧密地捆绑在一起，只要面向对象数据库不能完全替代关系数据库，这种方法就不会终结。目前数据库管理系统的发展趋势是在关系型数据库的基础上，将面向对象的某些特性（如继承）添加上去，称为"对象 - 关系型数据库"，但本质上仍然是一个关系型数据库。面向元数据方法的优点是通俗易懂，特别适合信息系统中数据层上的设计与实现。面向元数据方法的缺点是只能实现二维表格，不能实现窗口界面。

信息系统的开发方法：面向过程方法（process oriented，PO），以数据处理为核心，通过了解数据在系统中如何流动来建立数据流图和实体关系图；面向数据方法（data oriented，DO），首先分析企业的信息需求，建立企业的信息模型，然后建立全企业共享的数据库；面向对象的方法（object oriented，OO），先分析企业的一些对象，把描述对象的数据和对对象的操作放在一起，如果多个对象共享某些数据和操作，共享的数据和操作就构成了对象类。

（七）软件工程实践

"五个面向"实践论是指"面向流程分析、面向元数据设计、面向对象实现、面向功能测试、面向过程管理"。它综合了软件工程方法论中各种开发方法的优点，去掉了各种开发方法的缺点，它是人们在软件开发实践中经验的结晶，是软件工程方法论在软件工程实践中的具体运用。

面向流程分析，就是面向流程进行需求分析。任何软件系统都是为了满足用户的信息需求，而用户的信息需求，往往表现在用户的工作流程上。系统的功能、性能、接口、界面，通过系统流程这根主线，都会全部被暴露出来。在需求分析时，谁抓住了软件系统的流程，谁就掌握了需求分析的钥匙，谁就能取得需求分析的成功。

面向元数据设计，就是面向元数据进行概要设计。例如，在信息系统设计时，设计师要采用面向元数据的方法进行概要设计。概要设计的主要任务是建立系统的数据模型，包括概念数据模型和物理数据模型，以及体现业务规则的存储过程和触发器，然后以数据模型为支撑去实现信息系统的业务模型和功能模型。为此，要对元数据进行分析、识别、提取。只有将元数据分析透了，才能建立由元数据所构成的数据模型。

面向对象实现，就是面向对象进行详细设计和编程实现。在浏览器 / 服务器模式（Browser/ Server，B/S）的表示层和业务层上进行详细设计和编程实现时，要采用面向对象的程序设计方法。目前流行的编程语言大多数是面向对象的语言。详细设计与编程实现的绝大部分工作量，是在表示层与业务层上进行的，是面向对象的，所以叫面向对象实现。详细设计和编程实现实质上是用构件加上程序来实现系统的业务模型和功能模型（包括性能模型和接口模型）的。只有对系统的三个模型思想（业务模型、功能模型、数据模型）吃透了，才能设计和编写出规范的程序。因为类的实例化就是对象，所以面向对象实现实质上是面向类实现。面向对象方法的软件分析师与程序员要时刻牢记：分析设计时由对象抽象出类，程序运行时由类还原到对象。

面向功能测试，就是面向功能进行模块测试、集成测试、Alpha 测试和 Beta 测试。面向功能测试的方法就是黑盒子测试方法。今后采用白盒子测试方法（面向程序执行路径测试）的人，只是从事软件构件生产的底层人员。黑盒子测试方法的测试思路：首先，针对需求分析时建立的系统功能模型，将每一个需求功能点都分解为多个测试功能点。再将每一个测试功能点，都分解并设计为多个测试用例；其次，对每一个测试用例都执行测试过程，产生测试记录数据；最后，汇总并分类整理所有的测试记录数据，就可以形成测试报告。一般而言，面向功能的黑盒子测试报告，就是软件系统的内部验收测定报告，即 Alpha 测试报告；而 Beta 测试报告，就是用户验收测试报告。

面向过程管理，就是面向软件生命周期过程，对软件生命周期各个阶段进行过程管理与过程改进，这是因为软件产品质量及软件服务质量的提高与改进，完全取决于软件企业软件过程的改善。无论是 CMMI，还是 ISO9001，都是站在软件生命周期过程的层面上去提高软件企业的过程管理素质。软件组织的软件过程管理与改进，都是面向过程的，既面向开发过程，又面向管理过程。可视、可控、优化的白箱操作过程，就能保证软件工作产品的高质量。质量源于过程，过程需要改进，改进需要模型，改进永无止境，这就是 CMMI 精神，这就是软件工程实践论中的面向过程管理。

三、业务流程建模

业务流程重组（business process reengineering，BPR）是 20 世纪 90 年代初由美国学者 Michael Hammer 和 James Champy 等针对传统的官僚组织结构的弊端而提出的。官僚组织的特点是程式化的工作流程和规范化的权限范围，明确的专业分工以及层层控制的、自顶向下的等级结构（按照地位的高低规定成员间是命令与服从的关系）。这样的组织稳定、有序，而它能在过去生存的主要原因是卖方市场中顾客对商品和服务的需求是持续不断、相对稳定的。

在大型官僚组织中，如果存在高度的专业分工，雇员就会失去对"全局"的把握。越深入具体部门，注意力就会越倾向于只看内部。此时，他们不能明确地知道工作的目的，也没有把自己放在整个流程中去考虑，因为他们不过是为工作而工作。这就产生了对工作的疏离，会降低生产率。

这种趋势进一步演变，就在组织中产生了彼此孤立的信息孤岛，这显然不符合竞争日趋激烈的市场趋势。买方市场的到来，要求商家必须时刻注意搜集客户需求的信息，而且还要提供比竞争对手更加优越（快捷且高质量）的服务。这又要求商家和上游的供应商及下游的分销商等各方面进行信息沟通，而这种沟通需要降低成本、消除冗余、提高效率。在这种情况下，人们就提出了企业流程重组的概念。

（一）BPR 的四个核心特征

1. 流程　流程就是以从订单到交货或提供服务的一连串作业活动为着眼点，跨越不同职能与部门分界线，以整体流程、整体优化的角度来考虑与分析问题，识别流程中的增值和非增值业务活动，剔除非增值活动，更新组合增值活动，优化作业过程，缩短交货周期。

流程是 BPR 的核心内容。现代的企业组织是建立在亚当·斯密的分工理论基础上的，企业的完整业务活动被官僚组织结构所分割和掩盖，人们熟悉的是部门、科室等机构，而看不到企业的业务流程。组织机构分工明确、界限清楚，可以非常清晰地将其画出来。流程却不同，它通常不能被人看到，也没有名称，因而也没有被有效地管理。

2. 根本性　根本性就是思考问题要看本质，而不是现象，是治本而不是治标。

实施 BPR 关心的是事物应该的样子，而不是关心现在的样子。所以，在重组过程中，应该经常问的问题是"我们为什么要做现在的事？为什么要以现在的方式做事？现在的工作方式有什么不足？还有更好的工作方式吗"？而不是"如何高效率地完成现在的事情"？我们需要提出诸如此类的根本性的问题来促使人们对管理企业方法所基于的习惯和假设进行观察、分析和思考，依此来发现这些习惯和假设中的过失，甚至是错误的和不适用的部分。

3. 彻底性　彻底性就是要在根本性思考的前提下，摆脱现行系统的束缚，对流程进行设计，提出最理想的解决方案，然后再根据约束和现实予以修订，从而获取管理思想的重大突破和管理方式的革命性变化。不是在以往基础上的修修补补，而是彻底性的变革，追求问题的根本解决，突破原有的思维定式，打破现有的管理规则，以回归零点的新观念和思考方式，对现有流程与系统进行综合分析与统筹考虑，避免将思维局限于现有的作业流程、系统结构与知识框架中去，以取得目标流程设计的最优。表 1-5 给出了流程改进与流程再造的区别。

表 1-5　流程改进与流程再造的区别

项目	流程改进	流程再造
变化程度	小步改进	剧烈变化
流程的变化	业务流程的改进版本	崭新的业务流程
起始点	现有的业务流程	推倒重来
变化的频率	一次性或连续性	周期性的一次性变化
花费的时间	短	长
涉及的领域	狭窄，单项职能	宽，跨职能
视野	过去和现在	未来
实施策略	自下而上	自上而下
实现途径	组织文化	组织文化、组织结构

项目	流程改进	流程再造
主要工具	统计控制	信息技术
风险	中等	高

4. 戏剧性 戏剧性是指流程重组过程中蕴含着高度不确定性，最初所设计的重组目标很有可能因为没有估计到一些隐藏的影响因素而不能达到，甚至结果事与愿违。正是因为根本性思考及一切归零的彻底做法与现有流程下的固化观念和保守力量的对抗，才使得流程重组的结果存在诸多变数，难以预测。

（二）BPR 与 IT 的关系

BPR 与 IT 的关系可以用一句话概括，即"流程为本，技术支撑"。

随着时代变革的浪潮来临，很多企业都已经认识到了信息技术的重要性，也纷纷开始采用一些措施来试图使自己变成信息化的企业。这时，企业大体有两种典型的做法：其一，应用信息系统。通过购买硬件和软件，试图通过信息技术的引入来提高效率与效益。其二，管理上的变革。很多企业也梳理了自己的流程体系，制定了很厚很重、印刷精美的"管理规范""管理手册"，以期通过建立新的规范来约束人们的行为，引导企业向提高效率与效益的方向发展。

而在现实中，这两种途径不约而同地都遇到了阻力。

对于那些应用 IT 系统的企业，硬件软件投资下去，但是没有取得原来预期的收益。企业在应用信息技术时，其实还是沿用旧的或已存在的方式做事，而不是注重工作应该怎样做，然后再来考虑应用信息技术来辅助实现它。办公自动化系统的应用就是一个很好的例子。应用办公自动化信息系统梦想"无纸化办公"，其结果导致使用更多的纸张，不管报告是否有价值，反正报告越来越多，格式越来越漂亮。人们不惜花数天时间写报告并绘制精美的图表等，以期得到高一级的管理层对自己工作的认可或批准。因为在办公自动化软件上修改文字和图表实在太容易，以致人们一遍又一遍地修改完善以期得到每一级管理层的欣赏。

在应用信息技术为顾客提供服务方面，也经常会导致一些问题。运用计算机信息处理技术直接模拟手工业务处理方式和处理流程，将会对很多不合理或无效的工作进行计算机自动处理。由于人们必须按照计算机的要求办事，而不是按照顾客的要求办事，从而有可能导致工作效率低于手工方式。人们经常认识到对流程进行一些改变是有益的，但往往因为要改变计算机系统的成本太高和太费时间而被搁置，所以人们经常认为信息技术应用导致的是不灵活而不是灵活，信息技术应用根本达不到预期想象的效果。而这种问题的根源就在于处理事务的流程和方式没有改变。

因此，IT 必须和管理变革结合起来，系统要量身定做。

一方面，IT 系统的应用拓展了流程改进的空间，推动了流程管理的实现与组织的变革；另一方面，流程管理 IT 作用的发挥明确了方向，给出了 IT 作用发挥的准确作用点，具体表现在以下方面。

1. IT 改变了沟通的方式 以沟通发生的方向来分，通常在一个企业内会存在下行沟通、上行沟通、横向沟通和越级沟通这几种方式：

下行沟通（downward communication），指的是沿着权力层次结构，自上而下进行的交流。上行沟通（upward communication），指的是沿着权力层次结构，自下而上进行的交流。横向沟通（lateral communication），指的是在同一权力层次上所进行的交流。越级沟通（diagonal communication），指的是发生在跨越权力层次之间的交流。

在传统企业中，往往正式的、合法的就只有向下和向上这两种沟通方式。而横向沟通和越级沟通则很少发生，或者说，即使发生，这种沟通也往往是非正式的。那么，在这样的一个仅以向下和向上交流为主的传统的组织里，会出现什么样的弊端呢？毫无疑问，沟通的成本会很高，信息传递的路线会很长，并有可能导致信息的漏失和错传，以及信息的"过滤"。那么，有了信息技术，就使得更多的信息可以沿着横向或越级的方向进行交流，从而避免了传统沟通方式的障碍，使得沟通更加通畅，组织也更有效。

2. IT 改变了组织内权力的分配 信息系统的应用，使得权力分散化成为可能。有人说过，现代社会只存在两种人，一种人掌握信息，另一种人不掌握信息。而前者也就因此掌握了对后者的支配权。这说明了什么呢？说明了信息就是权力。从前信息是特权，只掌握在少数人的手中，这些少数人也就成为掌握权力的人。现在不同了，由于信息技术的广泛运用，挖掘信息、处理信息、管理信息及应用信息已经成为普通员工的一项普通工作。伴随着信息的分散，权力也就因此而分散了。

同时，中层管理人员权力可以弱化，带来了"金字塔"扁平化的可能。中层管理人员从前是高层领导和基层员工之间进行沟通的重要纽带。然而，随着信息的分散和由此而带来的权力分散，他们的作用弱化了，在很大程度上，信息技术起到代替中层管理人员的作用。

3. IT 改变了组织结构 IT 对组织结构的改变是从它改变管理幅度开始的。

管理幅度指的是一位上级管理人员直接管辖的下级的人数，这个人数不仅影响管理职位的复杂程度，而且还决定着组织的形式和结构。由于过去技术水平的限制，管理幅度被认为不能过宽，而且越往上就应该越窄。

由于有效管理幅度的限制，当组织规模扩大到一定程度时，必须通过增加管理层次来保证有效领导。在企业规模一定的情况下，管理幅度与管理层次成反比。当管理幅度较小，管理层次较多时，企业就趋向金字塔结构。反之，如果管理幅度较大，而管理层次较少时，企业就趋向于扁平式。

那么，为什么信息技术可以增加管理幅度呢？首先，信息技术的使用，带来了控制手段的变化，计算机的控制代替了人员的监督，其结果是控制的范围更广了，也就是促进了在控制效果不减小的情况下等级层次的减少。其次，由于信息技术的运用，管理者可以直接参与信息的查询和数据的分析等工作，于是从前那些从事资料整理、表格绘制和数据分析的下属人员就多余了。最后，由于信息实现了分享，员工可以直接从数据库中获得所需要的信息，从而减少了与下属之间的交叉关系，以及和其他群体关系的发生，也就是减少了管理的工作量，这就从客观上保证了管理幅度扩大的可能性。

以上论述表明，信息技术为企业的变革提供了技术条件。在大多数的 BPR 中，IT 都扮演着重要角色。速度、信息处理能力、计算机互联和互联网技术除了可以改善运作及管理人员间的沟通与协作外，还可显著提高业务流程的效率。例如，2019 年 5 月 24 日，《国家药品监督管理局关于加快推进药品智慧监管的行动计划》要求以技术推进监管转型升级：加快推动移动互联网、物联网、大数据、人工智能、区块链等新技术在药品智慧监管方面的应用，加强对药品网络销售等新业态的监管，强化上下游监管数据采集和信息互通共享，整合产品全生命周期数据，形成面向产品生产、经营、监管等全方位的决策辅助信息。加强监管部门与企业、第三方机构的技术合作，共同建设监管数据分析实验室。在监管业务领域和公共服务领域大力推动移动应用开发，为企业和公众提供多样便捷的办事渠道，加强监管部门与公众的沟通交流。

（三）企业业务流程建模

企业业务流程建模（business process modeling notation，BPMN），业务流程建模与标注，可以用其定义的一系列业务组件，组成业务流程图。BPMN 是一种用于捕获、设计、执行、记录、测量、监控和控制自动化及非自动化流程，以满足公司的目标和业务策略的系统方法。通过 BPMN，流程可以与业务战略保持一致，借由业务部门内部甚至超越公司边界的流程优化，有助于提高公司的运转效率。

第六节　信息系统建设概述

一、信息系统建设简介

（一）信息系统建设的特点

信息系统的建设是一项复杂的系统工程，因为其开发周期长、耗资巨大、效益难以估量和涉及人员面广，要受到多方面条件的制约和多种因素的影响，所以信息系统建设具有的最大特点是复杂性。复杂性主要表现在如下 6 个方面：

1. 投资巨大，投资效益难以量化　信息系统的开发，从分析设计到运行维护，都需要投入大量的资金，而且还需要投入大量的人力和时间。虽然目前在信息系统的开发中采用了大量的先进技术，但是实际开发过程中的自动化程度仍然不高，系统的分析、设计和程序编写，必须靠足够的人力和时间去完成，这些都使得投入量很大。但是信息系统完成，参与组织运作后，究竟带来什么样的绩效，却难以量化、难以评价。

2. 建设环境的复杂性　信息系统建设通常要涉及组织内部各级机构、管理人员及组织面临的外部环境。系统建设者必须十分重视、深刻理解组织面临的内、外环境及发展趋势，考虑到管理体制、管理思想、管理方法和管理手段的相互匹配、相互促进，考虑到人的习惯、心理状态及现行的制度等因素。系统的目标、规模、功能和实施步骤必须与组织当前的发展水平相适应，所建系统还应具有足够的影响力，可以在一定范围内改革不合理的规章制度，促进管理水平的提高和组织目标的实现。同时，信息系统也要具备一定的环境自适应能力，能够在一定程度上适应组织内外环境的变化。

3. 用户需求的复杂性 信息系统的最终用户是各级各类管理人员。满足这些用户的信息需求，支持他们的管理决策活动，是建设信息系统的直接目的。然而，一个组织内各类机构和管理人员的信息需求不尽相同，有些需求可能相互冲突，有些需求又十分模糊，有些需求在建设过程中可能会发生变化。系统建设者面对这样复杂多样的需求，必须寻求使各方都比较满意的方案。

4. 建设内容的复杂性 信息系统处理、管理的对象是信息，而组织的信息往往形式多样、来源复杂和涉及面宽、数量庞大，信息内容和处理要求又涉及广泛的学科和事业领域。信息系统要实现一个组织的信息系统的综合处理以支持各级管理决策，必是一个规模庞大、结构复杂、具备多种功能、实现多个目标的大系统。就现有的企业信息系统而言，即使是中小企业，其信息处理内容的广泛性和系统结构的复杂性，也是一般工程技术系统难以比拟的。

信息系统是系统，而且是复杂的社会系统，这就需要我们用系统的观点来看待和认识信息系统，用系统的方法来指导信息系统建设。对信息系统的认识，必须坚持系统观点。信息系统作为一个社会系统，它处在复杂的社会环境之中，我们必须清楚信息系统与其所处的社会环境的关系，清楚信息系统在其社会环境中的地位和作用。社会和企业规定了信息系统存在的必要性、信息系统的目标和对信息系统的约束和限制。

5. 技术手段的复杂性 信息系统是利用先进技术解决社会经济管理问题的应用之一。计算机软硬件技术、数据通信技术、各种控制与决策方法、建模与仿真技术及人工智能技术等，都是进行系统建设、实现系统各种功能的技术手段。掌握这些先进的、复杂的技术以便正确地、熟练地使用它们，就要求系统建设者具有较高的科学技术水平。同时，信息系统建设的核心是软件的开发，软件开发的工具、开发中使用的编程语言更新速度较快，软件开发人员需要不断地进行知识更新。因此，如何合理地应用这些技术手段以达到预期的效果，是信息系统建设面临的主要任务之一。

6. 建设资源的密集性 信息系统的建设是一项投资密集型的建设项目。由于规模大，建设内容复杂，系统开发需要投入大量的人力，因而也是劳动密集型项目。另外，系统建设还是一个智力密集型或知识密集型的项目。由此可见，建设系统所付出的代价比较大，如何获取和合理使用这些资源，使之产生最大的经济与社会效益，是信息系统建设成功的关键。只有在信息系统建设的过程实现各种资源的合理配置和利用，才能确保信息系统建设的成功。

（二）信息系统建设的因素

信息系统建设的复杂性决定了在建设的过程中，必然会受到各种各样因素的影响。当说到影响信息系统建设的因素时，可能人们首先想到的是技术因素，但是在人们总结信息系统建设成功与失败的经验与教训时发现，失败大多情况下并不是由技术因素决定的。技术因素带来的影响并不是最主要的，更多的是由组织内外环境中多种因素综合导致的。

1. 文化社会因素　在信息系统开发建设的实践中，人们越来越认识到社会人文因素对信息系统建设的影响，并逐步重视起来。信息系统是一个人机交互系统，其开发、设计、运行、维护的任何一个过程都离不开人的参与，信息系统的开发过程实际上是一个社会过程。同时，组织体制即领导、组织、政策、法规、观念、员工的人文素养等文化社会因素在一定程度上决定着信息系统。只有组织体制顺畅、管理科学、领导重视、企业员工具备一定的信息素养，才能够建设成功的信息系统。

2. 科学理论因素　信息系统建设涉及信息科学技术、计算机科学技术、管理学和行为科学、通信工程、系统工程等多种学科。信息系统需要现代信息技术的支持，而现代信息技术是发展迅猛、科技含量很高的新技术群。

3. 技术方法因素　信息系统开发需要遵循一定的方法，并运用相关的技术。信息系统开发方法对保证信息系统开发效率和质量有着决定性意义。信息系统开发方法是信息系统学科研究的主要问题。几十年来，信息系统开发方法在逐步地发展和完善，其中产生过诸多具有较大影响的信息系统开发方法。

4. 领域知识因素　每个行业对信息系统的要求，或者说信息系统的功能是不同的，即开发建设的信息系统都是面向专业领域的。开发信息系统的过程中，需要与专业领域中的专业知识融合，才能提供针对性的服务。专业知识必须反映和渗透在信息系统之中，成为信息处理、业务处理、组织管理和辅助决策的依据，要求信息系统建设必须深入了解专业领域的各种业务、管理和决策知识。

5. 环境多变因素　建设的信息系统要想成为一个组织在竞争中的有力武器，就必须能够适应组织所处的竞争环境，考虑环境的变化。组织面临的市场、对手、政治、社会环境会发生变化；组织的目标、策略、管理、产品、技术、业务也在发生着动态变化；信息系统的技术（计算机、网络、软件等）不断发生着变化。这些变化的趋势和进程难以把握，要求信息系统能根据环境的变化进行动态调整。

6. 组织管理因素　信息系统建设是一项复杂的系统工程，在建设的过程中需要实施有效的组织和管理。可是，因为信息系统建设更多的是智能性的活动，工程对象的可见性不强，难以组织管理，所以信息系统项目的组织管理较之于一般工程项目的组织管理更为复杂。信息系统建设的组织管理涉及过程、人员、经费、材料、文档等多种要素，只有对这些要素进行有效的组织、计划、配置、控制、监督，才能够有序、有效、优质地进行信息系统建设。

7. 经济效益因素　信息系统是为企业战略服务的，而企业的目标是获取最大效益和利润，所以信息系统建设必须考虑经济效益。信息系统建设涉及因素多、技术复杂，因此信息系统建设一般需要大量的资金投入。

（三）建设成功的信息系统

由上述可见，建设成功的信息系统受制于多种复杂因素，其中有主观因素和客观因素、组织内部因素和外部因素、技术因素和社会因素、认识因素和态度因素、工程因素和管理因素等。大量实践证明，要建设成功的企业信息系统，必须具备以下几方面因素：

1. 要求企业领导者和工程主持者具有较高的信息知识素养和综合管理水平，企业具备建设信息系统的内外部条件。

2. 要求企业领导者和工程主持者对信息系统建设所涉及的复杂因素、信息系统建设的内在规律和信息系统特点有深刻的理解。

3. 要求企业领导者高度重视信息系统建设，并亲自参与和组织信息系统的建设工作。

4. 必须提供信息系统建设所需的专业技术队伍、资金、场地等必要条件。

5. 选择适宜的信息系统开发方法、技术和环境。

（四）信息系统建设的工作

信息系统建设的特点决定了信息系统建设要做大量复杂和细致的工作。信息系统建设主要包括信息系统规划、信息系统开发、信息系统维护和信息系统管理 4 个方面的工作。

1. 信息系统规划　信息系统规划（information system planning）是根据信息系统建设的设想，通过对企业经营管理和目标的分析，提出符合企业发展目标的信息系统建设规划，并由这个规划指导整个信息系统的建设工作。

2. 信息系统开发　信息系统开发（information system development）是根据信息系统规划所确定的近期目标和任务，由用户和技术人员组成开发队伍，通过业务分析、需求分析、系统分析、系统设计、实现、测试等环节的反复，构建能够满足用户要求的信息系统的过程。

3. 信息系统维护　信息系统维护（information system maintenance）是在信息系统投入运行之后，因为企业目标、环境、管理的变化，用户对信息系统需求发生变化，信息系统的技术和手段的变化，以及信息系统在运行过程中暴露出的隐患问题，由技术人员对信息系统所进行的修改和完善性工作。信息系统一旦投入运行，维护工作就开始，并一直持续到信息系统生存周期的结束。

4. 信息系统管理　信息系统管理（information system management）是由管理者在信息系统生存周期的各个阶段，通过有效地组织和控制参与信息系统建设的相关资源，使之有效地达到该阶段的预期目标的综合过程。根据信息系统建设的任务划分，可以分为信息系统开发管理、维护管理、运行管理；根据信息系统管理的对象划分，可以分为信息系统人员管理、信息资源管理、项目管理、网络管理等。

二、信息系统开发方法简介

(一) 信息系统开发工作

在信息系统开发的 4 个阶段中需要做许多工作，其中最主要的有业务分析、需求分析、系统分析、系统设计、系统实现、测试等 6 个方面的工作，除了这些主要工作之外，还包括项目管理、系统配置、人员培训等工作。下面主要介绍这 6 个方面的工作。

1. 业务分析 业务分析（business analysis）是对企业现行业务的分析。由开发人员和用户对企业系统的目标、组织机构、职能作用、业务流程、企业实体等进行深入的分析，以全面了解企业现行系统的运行机制和业务过程，建立起能够反映企业实际的业务模型，为信息系统开发打下基础。业务分析主要做的工作有现行企业系统调查、企业目标分析、机构和职能分析、业务分析、企业实体分析、管理模型分析、建立业务模型等。

2. 需求分析 需求分析（requirements analysis）是对所开发的信息系统应该具有的功能、性能和作用的分析。由分析人员通过对用户的需求调查，并结合企业的目标、业务现状、企业实力和目前的技术水平，通过深入分析，确定出合理可行的信息系统需求。需求分析主要工作包括需求调查、需求分析、需求描述和需求验证等。

3. 系统分析 系统分析（system analysis）工作则要考虑为满足需求分析所规定的功能和作用，它是从信息系统的内部来分析信息系统的构成要素及其结构。系统分析包括结构分析、用例分析和概念类分析等工作。

4. 系统设计 系统设计（system design）的任务是确定信息系统的设计模型。设计模型是对分析模型的深入和细化，并且考虑到系统的实现环境。系统设计包括系统平台设计、计算模式设计、软件结构设计、详细设计、界面设计和数据库设计等工作。最后通过设计模型来描述系统的设计结果。

5. 系统实现 系统实现（system implement）的任务是通过一系列迭代过程，把信息系统的设计模型转变成为可以交付测试的信息系统实物。系统实现的工作包括确定实现结构、子系统、类和接口的实现、单元测试和系统集成。

6. 测试 测试（test）是对所实现的信息系统进行的测试。这些测试主要包括集成测试、系统测试和验收测试。完成测试后，最终才能得出可以交付运行的信息系统。系统测试的工作包括编制测试计划、构造测试用例、实施测试等。

(二) 信息系统开发方式

信息系统开发条件：必须有建立信息系统的实际需求和迫切性；企业所处的市场环境比较健全，有实现现代企业制度的机制；必须要有一定的科学管理基础；有必要的投资保证，并能提供系统维护人员的编制和维护费用；管理人员知识结构应满足系统建设需要；管理工作基础扎实，基础数据要齐全规范。

系统开发的准备工作：建立开发的领导机构，组织开发队伍；借鉴同类系统的开发经验；选择适合本企业实际的开发方式；确定系统目标、开发策略和投资金额；收集和整理基础数据。

信息系统的开发方式主要有自主开发、委托开发、联合开发、购买软件包（二次开发），4 种开发方式的比较如表 1-6 所示。

表 1-6 信息系统开发方式比较

方式、特点比较	自主开发	委托开发	联合开发	购买软件包（二次开发）
分析、设计能力	较高	一般	逐渐培养	较低
编程能力	较高	不需要	需要	较低
系统维护	容易	较困难	较容易	较困难
开发费用	少	多	较少	较少

在信息系统开发方式上，组织可以在目前常用的自主开发、委托开发、联合开发、购买软件包（二次开发）中选择一种。四种开发方式各有优缺点，需要根据组织的资源情况、技术力量、信息系统在企业战略中的地位（是否是形成组织的独特竞争优势和核心竞争力中的要素）、信息、流程可靠性或机密性要求、项目成本和进度的要求，以及管理基础、外部环境等多种因素进行选择。但是，不论选择哪一种方式，组织的领导和技术人员必须参加，并在系统完整的开发过程中培养和锻炼组织的技术队伍。

（三）信息系统分析员

系统分析与设计最重要的就是实践，是一个能经得起时间的考验并且可以快速获得知识和技术的实践过程。分析员毫无疑问地必须熟悉计算机和计算机程序，必须具有专业技能和程序设计方面的开发专长。但他们也必须有强烈的好奇心去探索事情是怎样完成的，以及如何把这些事情做得更好。

开发信息系统并不仅仅是编写程序。正如一些公开的成功实例一样，开发信息系统要为组织解决问题，系统分析员经常被看作是问题的解决者，而不是程序员。那么，分析员要解决什么样的典型问题呢？

客户要昼夜随时订购产品，那么，在不增加销售成本的前提下如何不间断地处理这些订单？

生产计划需要十分仔细地确定每周生产的每种产品的数量，那么，如何估计影响生产的众多参数，然后可以让计划员在提交一个特定计划之前研究不同的方案呢？

供应商希望以较小的日批处理方式装载用于制造过程中的部分物资，使库存费用最小化，降低成本。那么，如何订购最小的份额、考虑每日的运输，并充分利用供应商的折扣呢？

通过跟踪购买模式和客户购买倾向，市场部门需要较好地预见客户需求。那么，如何收集和分析市场部门可用的一些关于客户行为的信息？

管理人员要不断地了解公司目前的财务状况，包括盈亏账目、现金流转和股票市场预测。那么，如何收集、分析和提交管理人员所需要的全部金融信息？

职工要求他们的福利计划更加灵活，管理人员要建立诚信。那么，如何处理灵活的健康计划、职工投资选择权、退休账目和其他针对职工的福利计划？

信息系统开发者要处理类似这些甚至更多的问题，其中有些是大问题，并且具有战略意义，而有些则是小问题，只影响极少数人，但对这些人而言却是重要的。对于解决业务问题的信息系统，最终所做的所有程序设计都是重要的，但这不仅仅是程序设计问题，程序设计是在开发过程的后期才开始的。

分析员如何解决这些问题？系统分析与设计的重点在于理解业务问题并提出解决方案。

分析员首先必须全面理解问题，并了解针对这个问题可能发生的每一件事情——什么人参与？什么商业过程开始起作用？当解决这个问题时会影响其他哪些系统？然后，分析员要使管理人员确信解决这个问题所带来的效益会超过所花费的代价。有时解决这个问题要花费大量金钱，这样就可能不值得去做了。

如果解决这个问题是切实可行的，那么分析员就要详细说明解决这个问题的需求——必须满足什么样的指定目标？需要存储和使用什么样的数据？对数据要做什么样的处理？怎么输出？必须首先明确需要做什么，其次才是怎样去做。

一旦确定了详细的需求，分析员就要设计几套可行的解决方案。每个解决方案都需要十分仔细地全盘考虑。通常一个可选的信息系统就是对构成信息系统的物理部件的一系列选择，也就是解决"怎样去做"的问题。必须确定如下问题：必需的部件是什么？建立不同的部件应该使用什么技术？这些部件放在何处？部件如何通过网络通信？部件如何构成一个系统？人们如何与系统交互？哪些部件是定制的，哪些是购买的？应该由谁来开发定制的部件？谁来集成和支持这些部件？

总有许多不同的方案必须考虑，挑选最好的方案是亟待解决的问题——这个解决方案应是风险最小、效益最高的。分析员需要考虑解决这个问题的方案是否有成本效益，但也要考虑这些方案与公司战略计划的一致性。这个解决方案有利于组织基本目标的实现吗？与其他的计划系统能无缝集成吗？使用了适合管理人员确定的战略方向的技术吗？最终用户会接受吗？分析员必须考虑许多因素并综合、果断地做出决策。

一旦系统分析员与管理人员协调决定推荐某个方案并经管理人员同意，就必须写出详细资料。这里分析员要关心的是如何为即将工作的新系统创作一个蓝图（设计说明书）。

系统设计说明书包含数据库、用户界面、网络、操作步骤、转换计划和程序模块。设计说明书一经完成，就可以开始进行实际系统的建设了，包括程序设计。

建立并安装一个信息系统要花费大量的金钱，可能是几百万美元，因此，必须制订详细的计划。要建立并运行一个系统，通常需要大量的程序设计人员参与编程，这些编程人员需要确切地了解系统要完成什么，因而，需要详细的说明书。

（四）岗位胜任能力

信息系统分析与设计岗位胜任能力，如表1-7所示。专业岗位能力介绍，规划建模过程与方法包括定义企业目标、组织战略转化为信息系统战略、识别企业过程、识别数据类、建立U/C矩阵、进行合理性检查、上对角矩阵、划分子系统、可行性分析；结构化业务需求模型包括组织目标分析、组织结构图、确定业务、组织/业务关系图、业务功能一览表、业务明细表、实体分析、业务流程图、表格分配图；结构化系统分析模型包括系统关联图、列举事件、功能分解图、数据流图（data flow diagram，DFD）片段、系统图、基本图、数据字典、处理逻辑表达、系统功能划分与数据资源分布；结构化系统设计模型包括精华DFD、信息系统的三层架构、表示层结构图、应用逻辑层和数据访问层结构图、描述模块功能与接口、描述全局数据结构、代码设计、输入输出设计、过程设计；面向对象业务需求模型包括组织分析、需求获取、需求分析；面向对象系统分析模型包括建立系统用例、分析业务规则、用例实现、软件架构和框架、建立分析模型、组件模型、部署模型；面向对象系统设计模型包括设计模型、接口设计、包设计、数据库设计；运筹学与最优化方法主要包括线性规划、非线性规划、目标规划、整数规划、层次分析法及智能优化计算。

表1-7　信息系统分析与设计岗位胜任能力

岗位能力	系统规划师	需求工程师	系统分析师	系统架构设计师	数学建模优化师
专业岗位能力	规划建模过程与方法	结构化业务需求模型 面向对象业务需求模型	结构化系统分析模型 面向对象系统分析模型	结构化系统设计模型 面向对象系统设计模型	运筹学与最优化方法
专业学习能力	发展自己的专业/职业知识，与他人分享专业经验的能力与动机				
执行力	把上级的命令和想法变成行动，把行动变成结果，从而保质保量完成任务的能力				
团队精神	大局意识、协作精神和服务精神				
沟通能力	与他人有效地进行沟通信息的能力，包括外在技巧和内在动因				

系统开发是一项涉及众多因素、耗资大、时间长、风险大的工程，必须进行计划和控制。项目管理是在规定的时间、预算和质量目标范围内，把各种系统、方法和人员结合在一起完成项目的各项工作。有效的项目管理是指在规定用来实现具体目标和指标的时间内，对组织机构资源进行计划、引导和控制工作。项目管理体现在5个方面：资源保证、进度保证、审核批准、进度和费用统计、知识产权保护。

三、信息系统项目管理简介

（一）信息系统项目管理必要性

"项目"一词在社会经济和文化生活的各个方面被人们应用得越来越多。人们经常在"项目"一词前加上限定词，限定词通常描述的是项目对象的名称、特性、范围，整个项目的实施和管理都是围绕着这个对象进行的。每个项目都具有区别于其他项目的独特性，有明确的目标，项目要在限定的周期内实施完成。项目在实施的过程中不仅会受到自然资源（人力、物力、财力等）的约束，还有很多无法预料的情况发生，即项目的不确定性，使得项目实现预期制定的目标变得困难。为了使每个项目都尽可能地取得成功，把各种资源应用于目标，以实现项目的目标，满足各方面既定的需求，人们在实践中逐步形成了成熟的项目管理理论、技术和方法。

对组织来说，信息系统建设也是一类项目，具有项目的一般特征。然而，在信息系统项目建设的过程中，其与一般项目相比具有更大的不确定性，有很多意想不到的情况会发生，会使系统预期目标的实现变得很困难。为了实现系统最初制定的目标，需要人们采取一定的措施、方法来预防和解决系统开发过程中出现的问题，对系统开发的过程进行控制。许多成功与失败的信息系统建设经验与教训的总结，使人们逐渐形成了"三分技术、七分管理"的共识。成功的信息系统建设更大程度上归功于成功的管理，而不是取决于是否采用了最先进的技术和开发工具，投入了最多的资金。由此可见，管理在信息系统建设中的作用巨大。为了确保信息系统建设的成功，人们将成熟的项目管理思想、原理和方法应用于信息系统建设的项目中，信息系统项目管理成为人们研究的一个重要内容。

项目管理贯穿于系统开发的全过程，是对项目开发组织进行管理的过程，没有科学的项目管理，系统开发就无法顺利完成。只有进行科学的项目管理，做出项目开发计划，控制系统的开发进度，做好项目的经费支出和经费控制，协调好各级开发人员与各级用户之间的关系，做好文档管理工作，才能使项目的开发工作能够按时、保质、在经费允许的范围内完成。

总而言之，信息系统项目管理是为了使信息系统能够按照规定的成本、进度、质量顺利完成，而对成本、人员、进度、质量、风险等进行分析和管理的活动。

（二）信息系统项目管理流程

信息系统项目管理不仅要努力实现项目的范围、时间、成本和质量等目标，还必须协调整个项目过程，实现项目各个阶段的先后衔接。每个阶段都有自己的起止范围，有本阶段的输入文件和本阶段要产生的输出文件。同时，每个阶段都有本阶段的控制关口，即本阶段完成时将产生的重要文件也是进入下一阶段的重要输入文件。每个阶段完成时一定要通过本阶段的控制关口，才能进入下一阶段的工作，各个阶段先后衔接的全部成为项目管理流程。信息系统项目管理流程一般包括 5 个部分：项目启动、项目计划、项目实施和控制、项目结束和项目的后续维护。

1. 项目启动　项目启动是项目管理过程中一个新项目开始的过程，实际上是指信息系统项目立项。这一阶段的主要工作是根据组织管理人员提出的大致系统目标、解决问题的范围、系统的功能和性能、运行环境、设计费用和完成时间等，对组织业务进行初步调查。了解组织内部目前和未来主要业务发展方向，这些主要业务在什么样的环境下开展，需要使用什么技术能够使建设的信息系统为组织业务运行提供更好的平台，提出项目建议书。项目建议书被主管部门批准后，进行可行性研究，形成可行性研究报告。项目能否正式实施还有待于可行性研究报告是否能通过主管部门的审批。如果可行性研究报告审批通过，才表示项目立项，才可以制订具体的项目计划，开始下一阶段的工作。因此，每个阶段都要进行阶段性的审核或检查，上一阶段形成的各类文件将是下一阶段的启动文件。

2. 项目计划 项目管理过程中的第二个阶段和第三个阶段是信息系统项目管理的核心。其中，计划的编制是项目管理过程中最复杂的阶段，项目计划工作涉及 9 个项目管理知识领域（在项目管理内容小节具体分析）。在计划编制的过程中，可看到后面各阶段的输出文件。计划的编制人员要有一定的信息系统项目建设经验，在计划制订出来后，项目的实施阶段将严格按照计划进行控制。今后的所有变更都将是因与计划不同而产生的，也就是说，项目的变更控制将是参考计划阶段的文件而产生的。

3. 项目实施和控制 根据制订的项目计划，进入信息系统项目实施阶段，该阶段实质上是利用组织大量资源进行系统开发的阶段。通过必要的活动，一步步完成计划阶段制定的各项任务。在信息系统项目具体的实施过程中，往往大型的信息系统会根据技术类别或系统功能将项目分解成不同的子项目，由项目团队的不同人员完成各个子项目的工作。在项目开始前，项目经理会向参加项目的成员发送《任务书》。《任务书》中规定了要完成的工作内容、项目的进度、项目的质量标准、项目的范围等与项目有关的内容，《任务书》还含有项目使用方主要负责人的联系方式及地址等内容。

在项目实施的过程中，项目控制是必不可少的，主要是对实施的进度、成本进行控制，对实施过程中需要的各种资源进行配置管理，对项目实施过程发生的很多无法预料情况，与项目计划产生了不同，需要进行的变更进行控制等，以确保系统开发人员能够按照项目的目标和下达的任务，有计划地进行工作，最终按时、按质完成项目计划中制定的各项任务。

4. 项目结束 项目结束是指将开发出的信息系统最终交付组织使用，这个阶段也是由一系列的工作组成的，确保项目井然有序地结束。

首先是对信息系统进行测试。检查信息系统达到各个子项目任务书规定的要求和项目立项时的整体要求。项目测试分集成测试和系统测试，主要进行功能测试、健壮性测试、性能 – 效率测试、用户界面测试、安全性测试、压力测试、可靠性测试、安装 / 反安装测试等，测试过程在模拟运行环境中进行。

其次是内部验收。项目完成集成测试和系统测试后进行项目内部验收，该阶段由三个环节构成：一是准备提交的各类文档，包括项目经理提交的内部验收计划、项目开发总结报告、产品发布清单，财务主管提交的项目财务预算报告等；二是站在用户角度进行内部验收测试，测试内容与方法与系统测试基本相同，这是试运行的基础，通过这一步，为用户验收做充分的准备；三是内部评审，对提交的所有文档及测试结果进行内部评审，完成项目开发总结报告。

最后是项目试运行与验收。该阶段的主要任务是使所有的工作产品得到用户的确认，也由三个环节构成：一是项目经理负责检查产品的完整性，包括文档、介质和中间产品等，以确保现场实施的成功；负责应用软件的现场安装调试，完成安装调试总结报告；负责制订用户验收计划，并得到用户的确认。二是用户进行验收测试和系统试运行，进行文档和系统的移交。三是用户确认，项目经理负责与客户协调，协助用户进行项目验收，形成用户验收报告。

5. 项目维护 信息系统项目结束后，项目管理过程进入系统维护阶段。信息系统在最终交付组织使用后，在系统的运行过程中，特别是运行较长时间后，系统中的软件或硬件都有可能出现损坏，需要对系统进行正常的日常维护。系统维护是为组织业务提供良好的服务，使信息系统项目产生绩效的重要保证。直到新的信息系统投入运行，代替该系统，这个信息系统项目的维护工作才会结束。

（三）信息系统项目管理内容

信息系统项目管理就是应用项目管理的思想、原理和方法对项目进行管理。那么，究竟要管理什么能使项目管理人员在系统建设的过程中尽可能事先预测可能发生的问题，采取有效的措施进行控制，实现系统预期的目标，使管理工作成为主动的，而不是被动的。为了认识信息系统项目管理的内容，我们有必要了解项目管理知识体系。

1. 项目管理知识体系 成立于 1966 年的美国项目管理学会（Project Management Institute，PMI）一直致力于项目管理领域的研究工作，在 1987 年推出了项目管理知识体系指南（Project Management Body of Knowledge，PMBOK），并在 1996 年和 2000 年进行了两次修订，使该体系更加成熟和完整。这个知识体系包括九大知识领域，每个知识领域包括数量不等的项目管理过程，成为项目管理研究的一个重大里程碑，受到国内外专业学术领域专家和学者的广泛重视。目前，其应用领域进一步扩大，得到了迅速的发展，对信息系统项目建设，同样具有指导价值。

项目管理知识体系包括项目范围管理、进度管理、成本管理、质量管理、人力资源管理、沟通管理、采购管理、风险管理和整合管理九大知识领域。因为项目是一个整体，项目管理是一个整体化过程，项目的整体性要求需要对项目进行整体化管理。也就是说，项目管理需要全局的整合观念，以识别、确定、结合、统一与协调项目管理过程（每个知识领域包括数量不等的项目管理过程）组内不同过程与项目管理活动所需进行的各种过程和活动，使得项目管理其他八个方面都与整合管理有联系，实现项目目标整合、项目方案整合和项目过程整合。

项目管理知识体系内的九大知识领域中，每个知识领域包括数量不等的项目管理过程，简单描述如下：

（1）项目范围管理 为了达到项目目标，对项目工作内容的范围保持控制所需要的一系列过程，包括项目立项、范围计划编制、范围定义、范围核实和范围变更控制等。

（2）项目进度管理 为了确保项目各阶段工作按时完成所需要的一系列过程，包括活动定义、活动排序、活动工期估算、制订进度计划和进度控制。

（3）项目成本管理 为了确保完成项目的总成本不超过批准的预算所需要的一系列

过程，包括资源规划、成本估算、成本预算和成本控制。

（4）项目质量管理　为了确保项目满足其需求所需要的一系列过程，包括质量计划编制、质量保证和质量控制。

（5）项目人力资源管理　为了保证项目中所有参与人员的能力和积极性得到最有效的利用所需要的一系列过程，包括人力资源规划、人员招聘、项目团队组建和团队建设。

（6）项目沟通管理　为了确保项目信息及时、适当地产生、收集、发布、储存和最终处理所需要的一系列过程，包括信息计划编制、信息发布、执行情况汇报和行政收尾。

（7）项目采购管理　为了从项目实施组织以外获得产品和服务等资源所需要的一系列过程，包括采购计划编制、招标计划编制、招标、资源选择和合同管理以及合同的终结。

（8）项目风险管理　项目实施过程中可能会遇到各种不确定的因素，为了将有利于项目的方面尽量扩大并加以利用，而将不利方面带来的后果降到最低程度所需要的一系列过程，包括风险的识别、风险量化、风险应对措施开发和风险控制。

（9）项目整合管理　为了确保项目各要素相互协调，对涉及的冲突目标和方案权衡折中，以最大限度满足项目相关人员的利益要求和期望所需要的一系列过程，包括项目计划的建立、计划执行和项目总体变更控制。

2. 项目管理内容

（1）项目建设的三重约束　信息系统项目与一般项目相比具有更大的不确定性。信息系统项目管理就是应用项目管理的方法，充分利用人力、物力、资金等资源，在规定的时间和预算之内建立能够满足用户需求的信息系统，交付给用户使用。因此，信息系统项目管理内容也包括项目管理知识体系中的九大知识领域。本书将结合信息系统建设，着重介绍信息系统项目管理中比较重要的成本管理、进度管理和质量管理。

因为项目的成本、进度和质量这三个方面既相互联系，又相互矛盾。成本、时间和质量成为实现项目建设目标的三重约束。

（2）项目建设的进度管理　项目进度管理就是要采用一定的方法对项目所包括的活动及其之间的相互关系进行分析，对项目活动所需要的时间进行估计，并在项目的时间期限内合理地安排和控制活动的开始和结束时间，以保证项目能在满足其时间约束的条件下提前实现项目总体目标。项目进度管理阶段所需要的一系列过程包括活动定义、活动排序、活动工期估算、制订进度计划和进度控制。

（3）项目成本管理　项目成本管理是指在满足质量、进度等要求的前提下，对项目实施过程中所发生的费用，通过计划、组织、控制和协调等活动实现预定的成本目标，并尽可能降低成本费用的一种科学的管理活动。在信息系统建设过程中，用户的需求不断变化，使得工作内容和工作量不断变化，项目成本预算和估算的准确度变差，再加上在开发初期对成本不够关心，忽略对成本的控制，只有在项目进行到后期，实际远离计划出现偏差的时候才进行成本控制，这样往往导致项目超出预算，以及开发技术和工具的不断变化等，造成信息系统造价过高，使组织陷入资金投入的黑洞。因此，成本管理是信息系统项目管理的重要内容，以确保完成项目的总成本不超过批准的预算，主要包括资源规划、成本估算、成本预算和成本控制。

本章小结

医疗大数据、医疗人工智能技术的发展，以及随之而来的疾病辅助决策、医学影像、物资管理、患者管理、健康管理、医疗保险、智能医药研究、智能组学分析等的丰富应用将会把医药信息化带到一个新的阶段。医药信息系统建模是将信息化服务、大数据、人工智能等相结合的核心技术，以为医药行业提供更好的产品和解决方案。本章内容包含医疗卫生信息化、信息系统、管理信息系统、医药信息系统、信息系统建模，着重讨论了信息系统模型、业务流程重组、企业资源计划、信息系统分析员、软件工程方法、信息系统建模工具、信息系统开发类型、信息系统开发方式、信息系统的项目管理。

思考题

1. 如何理解医疗大数据、健康大数据、卫生大数据、医药大数据?
2. 如何理解智能医学、精准医学、智慧医学、数字医学?
3. 如何应用软件生命周期模型与 Stacey 矩阵?
4. 举例说明信息技术引发的医药组织变革。

思考题答案
要点

扫一扫
测一测

第二章 信息系统规划建模 ▷▷▷▷

扫码看PPT

🎯 导学

思维导图：预习、听课、做笔记、整理思维导图。

讨论：信息化规划、信息系统战略规划、信息系统规划、组织信息需求分析的概念、内容、关系、作用等。某医药信息系统建设项目规划类文档的内容框架。

实践：运用关键成功因素法、战略目标转移法和企业系统规划法，完成某医药信息系统规划工作。

教授给他人：信息系统规划专题分享、汇报、讲座，至少包含关键成功因素法、战略目标转移法和企业系统规划法等内容。

育人目标：注重科学思维方法的训练和马克思主义立场观点方法的结合，培养学生探索未知、追求真理、勇攀科学高峰的责任感和使命感。

规划，一般指对较长时期的活动进行总体、全面的计划。系统规划是信息系统生命周期的第一阶段。这一阶段的主要目标是明确系统整个生命周期内的发展方向、系统规模和开发计划。信息系统建设是投资大、周期长、复杂度高的社会技术系统工程。科学的规划可以减少工作的盲目性，使系统具有良好的整体性、较强的适应性，有利于规范管理、缩短系统开发周期、节省开发费用。本章首先介绍信息系统规划概述，然后以预约挂号信息系统为研究对象，重点介绍关键成功因素法、战略目标转移法、企业系统规划法，最后讨论信息化建设项目论证。

第一节 信息系统规划概述

一、信息化规划

（一）信息化规划简介

信息化规划是从业务战略规划（business-level strategy planning，BSP）向信息系统战略规划（information system strategic planning，ISSP）及信息技术战略规划（IT strategic planning，ITSP）发展的，其过程包含了业务与技术的融合过程，即通过信息

技术支持业务过程、经营战略。

在表 2-1 中，从方法上看，信息化规划的过程也是业务流程再造（business process reengineering，BPR）以及信息资源规划（information resource planning，IRP）的融合过程。信息化战略从内容上具体还可以划分为信息技术战略、信息资源战略、信息机构战略等功能或管理战略。

表 2-1　信息化规划

阶段	企业	信息化规划
业务流程重组	理解关键的企业目标	
	企业如何达到目标	企业战略规划
	信息系统如何支撑这些目标	信息系统战略规划
	需要哪些信息技术支撑信息系统	信息技术战略规划
信息资源规划	信息化建设具体项目的实施	信息资源规划

课程思政

一个民族要想站在科学的最高峰，就一刻也不能没有理论思维。《习近平科学的思维方法在浙江的探索与实践》研究成果发表以来，全国掀起了"跟着总书记学思维"的热潮。浙江卫视推出系列评论《跟着总书记学思维》，通过习近平总书记的金句良言，学懂弄通六大思维方法：战略思维、历史思维、辩证思维、创新思维、法制思维、底线思维。

金句一："不谋万世者不足以谋一时，不谋全局者不足以谋一域。"战略思维方法，讲求以长远之视，审大局之势，在更广的时空纵深里，精准发力，有的放矢。要善于把解决具体问题与解决深层次问题结合起来，不能头痛医头、脚痛医脚；善于把局部利益放在全局利益中去把握，不能只见树木、不见森林；善于把眼前需要与长远谋划统一起来，不能急功近利、投机取巧；善于把国内形势与国际环境结合起来，不能闭目塞听、故步自封。

金句二："一分部署，九分落实""真抓实干""一抓到底""层层抓落实""聚焦、聚神、聚力抓落实，做到紧之又紧、细之又细、实之又实""以抓铁有痕、踏石留印的劲头，坚持不懈抓下去"等一系列重要讲话强调了把改革蓝图变成现实的辩证法，强化了重在实干、狠抓落实的战略执行。再美好的战略愿景、再周密的战略部署，都需要高效的执行能力才能转化为现实。

习近平总书记的战略思维源自马克思主义的哲学智慧，充分汲取了唯物辩证法的精髓，突出表现在妥善处理好方法与目的、局部与全局、当前与长远、重点与非重点等关系中，具有重要的战略意义和现实指导意义。一方面，引导学生学习战略思维、辩证思维、历史思维、法治思维、创新思维、底线思维和系统观念的基本内涵，提高学生正确认识问题、分析问题和解决问题的能力，依靠学习走向未来。另一方面，让学生明白事业发展和工作业绩，是等不来、盼不来、靠不来的，而是自己拼出来、干出来、奋斗出来的，要以"闯"的精神、"创"的劲头、"干"的作风，不断推动各项工作取得新突破，使改革发展迈上新台阶。

【知识点】战略规划，企业战略，战略思维。

【课程思政元素】科学思维方法，党史教育，马克思主义立场观点方法。

总之，BSP 以业务为核心理解关键的企业目标，分析企业如何达到这些目标；ISSP 则关注的是如何通过信息系统支撑业务过程，进而实现关键的企业目标，重点在于对信息系统远景、组成架构、各部分逻辑关系的规划；ITSP 则是在 ISSP 对信息系统规划的基础上，规划支撑这些系统的硬件、软件、支撑技术等，重点围绕技术展开；IRP 则是在以上规划基础上，为开展具体的信息化建设项目必须进行的数据需求分析、信息标准建立、信息资源整合工作，重点在 IT 规划的实施过程。

（二）医院信息规划

医院信息规划的目的是摸清现状问题、明确发展目标、明确主要任务、取得各级共识。

1. 医院信息规划的难点

（1）关联因素多，系统构成多，信息关系复杂。

（2）直观性差，涉及业务流程、工作模式、系统功能，不易描述和想象。

2. 医院信息规划常见问题

（1）以评级过级代替信息化目标　在"十四五"末，达到电子病历 6 级、智慧服务 3 级以上、智慧管理 3 级以上、互联互通 5 级乙等。

（2）缺乏对现状问题的评估　只有"建什么"，但现状不清、问题不明，不知道"缺什么"。

（3）规划目标完美理想，企盼一步到位　医院信息化实现跨越式发展，基本实现由数字化向智能化的过渡。

（4）建设内容庞杂，缺乏主题主线　建设项目过于分散零碎，缺乏宏观愿景，只见树木，不见森林。

（5）规划缺乏医院个性　换个名字适用于任何医院，未与医院实际相结合，未体现医院发展战略。

（6）目标笼统模糊，难以考核　实现服务在线化、诊疗智能化、管理精细化、数据资产化、协同一体化。

（7）信息部门独立制定，未取得各方共识　执行中缺乏各方支持，保障措施不到位，规划与实施两张皮。

（8）方案脱离实际，缺乏技术支撑　建设全院医疗物联网。

3. 医院信息规划需要考虑的主要因素　信息化是支撑医院发展战略的手段，信息规划须坚持医院战略引领、需求驱动的基本原则。制定信息规划要从 5 个方面的需求入手：

（1）政策环境　政策推动医院转型发展，是信息化发展的重要牵引。信息化政策是信息化发展的直接推力，电子病历、智慧服务、智慧管理分级评价，互联互通评价，药品耗材零加成，医保 DRGs 与 DIP，公立医院绩效考核，以及公立医院高质量发展促进行动（2021—2025）等，促进提质增效、提高医疗服务质量、精细化管理、提高效率、注重人才技术要素、提高医务人员积极性。

（2）医院战略　不同的医院发展战略对信息化有不同的要求。不同的发展战略，信息化的重点也不同，如多院区扩张、专科化特色、突出成本控制、突出服务特色等，研究型医院侧重支撑临床研究、支持管理创新、智能化专科应用，大型医院侧重优化流程、精细化管理、医联体共享、质量监管，集团医院侧重统一运营监管、信息共享、统一流程模式，小型医院侧重健康管理、增加患者黏性，民营医院侧重专科特色、服务体验、扩大知名度。

（3）用户需求　医疗、管理、服务、保障等一线用户的业务需求，如专科化要求、优化工程流程、提高智能化水平、改进操作方便性、扩大业务覆盖范围等。用户需求随着信息化的发展而动态变化。信息系统覆盖范围越大，完善系统、更新系统的需求也越多。信息规划需要重视信息系统的持续改进。

（4）行业趋势　顺应国内外医院信息化发展方向，医疗趋势流程闭环、智能化、专科化，管理趋势医疗质量监管、DRGs/DIP、绩效考核，服务趋势互联网服务、全生命周期管理、患者参与医疗，数据利用趋势大数据平台、专病数据库。响应国内医院信息化发展要求，智慧医疗、智慧管理、智慧服务的具体要求。

①信息化建设的"闭环管理"：信息化是医院生态的一环，医院信息化建设要实现4个闭环，即生态闭环、效能闭环、工程闭环、能力闭环。要实现这些闭环并不容易，从项目预算开始，就需要思考项目价值，决策信息化项目投入时就要想清楚。效益评价是医院信息化闭环管理的重点和难点，从信息化效益评价突破，采用"后评价"的方式做信息化建设的选型评估，只有知道终极的价值如何，才能从根本上做好起步阶段的设计与选择。从医院信息化质量的价值评价到医院管理数字化的价值评价，信息化的目标就是"以质提智"，用信息化自身质量的提升，发现更大的业务价值空间。

②医院大数据体系建设对管理的支撑作用：现代医院管理需要数据思维。数据思维是根据数据来思考事物的一种思维模式，是当数据积累到一定程度后，就会发生量变到质变过程。用数据产生知识，进而反过来影响工作流程、业务模式和决策能力的思考问题方式。大数据与 AI 等新兴技术正在促进医院信息化建设与评价方式的转型。通过系统可以实时监控医院多维度多种类的具体质量指标，构建医疗质量监测预警系统。例如：全院医疗质控指标体系和基于 DRG 的院/科级绩效考评体系，利用 CMI、DRG 组数等指标，从医疗服务能力、医疗服务效率等角度，进行科室、医生之间的横向比较。基于大数据，可以有效评价医院质量运行情况，为医院高质量发展提供决策依据。

（5）技术架构　医院信息系统整体架构的治理需求：医院信息系统是一个复杂的大系统，系统的合理划分、异构系统的整合、数据中心建设与数据架构的治理是系统稳定发展的关键。随着信息系统的扩展，系统间关系需要优化重构，解决"补丁"和碎片化问题。IT 技术发展带来基础设施升级和架构重构，基础设施发展趋向绿色、集约、易管理，包括虚拟化、云计算、超融合等；系统架构发展趋向互联网化、微服务、云原生、横向扩展；技术发展趋向集成平台、大数据、人工智能、物联网。

4. 现况调研分析方法

（1）用户调研　用户对象有医疗、服务、保障、管理等各类用户，包括医院各级领导；调查方式有调查问卷、重点用户访谈等；问题归纳是对用户问题和需求进行归纳提炼，区分局部细节问题和系统性问题。

（2）医院战略规划研究　向医院战略、发展规划看齐，提炼信息化支撑要求。

（3）外部政策研究　对医院发展相关政策进行研究，对信息化要求进行前瞻性展望。

（4）国内外发展趋势研究　对标国内外发展水平，找出自己的位置和差距。

5. 把握规划的原则

（1）需求驱动　一切从需求出发，用户的、政策的、技术的需求分析是基础。例如，县级医院是农村三级医疗网络的龙头，但是县级医院信息化建设水平普遍较低，缺资金、少人才。县级医院信息化建设之初要做好顶层规划，确保每项工作都符合政策标准要求。2021 年 6 月发布的《国务院办公厅关于推动公立医院高质量发展的意见》明确提出，要发挥县级医院在县域医共体中的龙头作用。县域医共体建设中也要统筹考虑各方的信息化建设需求，结合自身的实际情况进行业务设计和总体规划，充分融合现有系统的业务功能和数据，以信息化支撑标准统一、服务规范的医疗共同体和健康共同体体系建设，最终达到预防为主、医防结合、以健康为中心的业务目标。

（2）战略支撑　信息化建设是医院发展战略的支撑，信息规划要体现医院战略和个性。

（3）目标明确　发展目标清晰、具体，突出主题主线，愿景可期。

（4）持续改进　信息化是长期任务，规划目标具有阶段性，一般 3～5 年，突出持续改进。

（5）取得共识　规划的过程是取得领导、用户、技术人员共识的过程，征求意见很重要。新建院区信息规划，一张白纸，没有现状分析和遗留问题；以最新发展水平和医院定位为参照，规划建设内容，一般建设期不超过 2 年，可分期；以理想的架构为蓝本，更像是医院信息化顶层设计方案。阶段性信息规划，以现状分析为切入，以问题和需求为导向；阶段性规划目标，突出持续改进，规划期一般为 3～5 年，较为有限的投入；既要在新的需求之间权衡选择，又要考虑与既有系统的前后衔接。

二、信息系统战略规划

（一）信息系统战略规划的概念

组织战略计划的一个重要组成部分是信息系统战略计划。当今的信息系统与组织紧密地联系在一起，几乎任何计划的改变都要求新的或改进的信息系统。同时，信息系统的应用能使组织内部结构向灵活有效的菱形与扁平化方向发展，进而促进战略计划优化。

信息系统战略规划是从企业战略出发，构建企业基本的信息架构，统一规划、管理和使用企业内外信息资源，辅助企业决策，帮助企业实现战略目标。为支持组织的战略计划、确定信息系统功能需要提供技术和应用系统。

通过对信息系统几十年发展经验的总结，美国哈佛商学院诺兰（Nolan）教授在1980年提出信息系统发展阶段论，即著名的诺兰模型。诺兰认为信息系统的建设需要经过起步、扩展、控制、集成、信息管理和成熟6个阶段。无论是宏观的国家和行业信息系统，还是中小企业信息系统，其发展必须遵循这6个阶段。一个企业的信息系统不可能从起步不经过扩展、控制、集成和信息管理等阶段就直接跨越到成熟阶段，这就是信息系统发展的内在规律。诺兰还认为，在前三个阶段中，信息系统的主要特征是从手工管理过渡到事务的计算机处理，因此计算机技术是关键因素。在这几个阶段，企业还没有突出信息的作用，因此，把这几个阶段称为计算机时代。在后三个阶段，信息已经成为企业的主要资源，成为企业管理和决策的主要因素，成为企业系统的中心，因此诺兰把后三个阶段称为信息时代。

信息系统建设的诺兰模型如图2-1所示。从诺兰模型看，企业信息系统战略规划的最佳时机是控制和集成阶段。

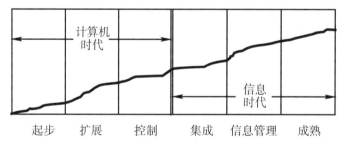

图 2-1　信息系统建设的诺兰模型

（二）信息系统战略规划的内容

1. 信息系统的总目标、发展战略和总体结构　根据企业的战略目标和内外约束条件，确定信息系统的总目标和总体结构。信息系统的总目标规定信息系统的发展方向，战略规划提出衡量具体任务完成的标准，总体结构提供系统开发的框架。

2. 了解当前信息系统的状况　企业现有信息系统的状况是制订战略规划的基础，要充分了解和分析，包括硬件系统、软件系统、人员结构、开发项目的进展及应用系统的情况等。

3. 对影响计划的信息技术发展的预测　在规划中，要考虑信息技术发展对系统的影响，对环境的更新、软硬件技术和方法论的发展变化等要做出预测。

4. 短期计划安排　战略规划涉及的时间长，应对短期发展做出具体的安排。短期计划一般指1～2年的具体工作安排，包括硬件设备的购置、项目开发、系统维护的时间安排，以及人力、资金的需求计划等。

（三）信息系统战略规划与机构

信息系统战略计划有时涉及整个组织。通常在首席信息系统执行官的推荐下，最高管理层将批准一个关键的项目去为整个组织规划信息系统。与正在进行的计划不同，根据行业或公司的变化，每五年左右就可能批准一个特定的信息系统战略计划项目。

在开发信息系统战略计划中，工作人员要考虑整个组织，预测所要解决的问题，而不是当问题出现后再去解决。有几种技术可以帮助组织完成一个信息系统战略计划项目，咨询公司也经常被请来帮助做项目，顾问能够提供有关战略计划技术的经验，并对经理和分析员进行培训，以完成计划项目。

通常这样的一个项目会涉及组织各部门的经理和职员，但一般来说，这个项目组是在顾问的协助下由信息系统经理领导的。

（四）商业功能模型与应用程序

在重新检查许多文档和已有系统后，项目组要设法建立一个反映整个组织能够完成的全部商业功能的模型，也要开发能够展示整个组织产生和使用的各种数据的模型，项目组要检查功能完成和产生、使用数据的所有场所。为实现组织的商业职能，项目组要从这些模型中整理出整个信息系统的数据清单，即应用程序结构计划。随后，这个小组根据现有的系统和其他因素，概述实现所要求系统所需的顺序。

应用程序结构计划：为实现商业职能，一个组织所需的集成信息系统的说明。

在给出所需信息系统的数据清单后，这个小组要决定技术结构计划，即实现整个计划系统所要求的硬件、软件和通信网络的类型。小组必须考虑技术发展趋势，并对专门技术和可能的技术提供者做出承诺。

技术结构计划：实现计划的信息系统所需的硬件、软件和通信网络的说明。

在理想世界里，一个综合的信息系统计划项目可以解决信息系统经理面临的所有问题。遗憾的是，这个世界在不断地变化，计划必须不断地更新。未计划的信息系统项目时时刻刻在出现，因此必须不断地评估需要优先考虑的事情。

（五）信息系统战略规划的方法

1. 由组织的发展计划导出信息系统的计划　当组织已有明确的发展目标及策略时，信息系统的目标与策略可由之导出。分析组织发展计划的每项目标与策略，可以找出需要信息系统支持的项目，这些项目便可组合成信息系统的目标、子目标及策略。

2. 策略方格　Mckenney 的策略方格是决定信息系统目标及策略的又一方法，它将信息系统分为 4 个类型：①策略型：信息系统的活动能影响企业现在和未来的策略，信息系统就是新策略的一部分；②工厂型：信息系统深深地影响企业活动的运作，但信息系统并非未来策略的一部分；③支援型：信息系统支持组织的活动（多为例行的非关键的数据处理工作，且不包含在未来策略中）；④扭转型：由"支援型"到"策略型"的转换阶段，此时组织已有支援型的应用，重点是寻找策略运用的机会。Mckenney 的策略方格如图 2-2 所示，策略类型与信息系统规划的关系如表 2-2 所示。

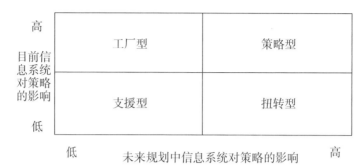

图 2-2　**Mckenney 的策略方格**

表 2-2　**策略类型与信息系统规划的关系**

策略类型	信息系统规划过程中的组织与管理
工厂型	目前的信息系统对策略的影响程度高，规划中的信息系统对策略的影响程度低，即此时若没有信息系统，企业将无法运作，然而信息系统却不能提供未来的竞争优势。高级管理者参与较少，由公司整体计划引导信息系统，信息部门应有详细的作业规划与系统容量规划
支援型	目前的信息系统对策略的影响程度低，规划中的信息系统对策略的影响程度也低。信息系统的角色在于支持传统数据处理和应用，并非重要的关键作业，更不能提供未来的竞争优势。高级管理者不参与，没有公司计划的指引
策略型	目前的信息系统对策略的影响程度高，规划中的信息系统对策略的影响程度高。信息系统可能影响现有的策略和未来的策略。有明确的管理原则，公司规划与信息系统规划相结合，强调信息系统活动的均衡运作
扭转型	目前的信息系统对策略的影响程度低，规划中的信息系统对策略的影响程度高。组织已有支持型的信息系统，但正试图找寻策略运用的机会。此时的策略重点在服务，留住忠诚客户，将实体客户转成电子商务客户，或是利用电子商务服务现有客户

　　策略方格可用以了解信息系统在组织中扮演的角色。方格中的位置说明了需要高层主管参与的水平，以及信息系统规划与公司规划的关系。策略方格只说明已经发生了什么，但未说明应该发生什么。

　　3. 配合组织文化的策略　每个组织都有其特定的组织文化，组织文化理念包括组织价值、规范、信仰等，如仪式、宴会、会议的安排，高级主管的言行形象，办公室等活动场所及设备等风格，员工誓词等。信息系统的目标与策略应配合组织文化理念，以免受到抗拒而招致失败。

　　4. 战略目标集转移法　策略方格可用于估计信息系统的一般策略性定位，而组织文化分析有助于了解信息系统的一般价值和方向，但两者均无法产生信息系统的目标和策略。William King 提出的战略目标集转移法可产生信息系统的目标和策略。他把组织的总战略和信息系统战略分别看成是"信息集合"，战略规划的过程则是把组织的战略目标转变为信息系统战略目标的过程，其步骤如下：

　　第一步：识别组织战略集。先考察该组织是否有成文的战略式长期计划，如果没有，要构造这种战略集合，可以采用以下步骤：①描绘出组织各类人员结构，如业主、经理、雇员、供应商、顾客、贷款人、代理人、地区社团及竞争者等；②识别每类人员的目标；③对于每类人员识别其使命及战略。

第二步：进一步解释和验证组织战略集。由主管审定组织战略集，提出评论来验证前项所定义的组织战略集。

第三步：将组织战略集转化成信息系统战略集。信息系统战略包括系统目标、约束以及设计原则等。这个转化的过程包括对应组织战略集的每个元素识别对应的信息系统战略约束，然后提出整个信息系统的结构，最后制订信息系统的战略规划。

5. 信息系统战略规划方法 信息系统战略规划方法如表 2-3 所示。

表 2-3 信息系统战略规划方法

阶段	核心	需求层次	选用方法
第一阶段	数据处理	职能部门	企业系统规划，关键成功因素法，战略集合转化法
第二阶段	企业内部管理信息系统	企业整体需求	战略数据规划法，信息工程法，战略栅格法
第三阶段	集成	考虑企业内外环境的战略需求	价值链分析法，战略一致性模型

三、信息系统规划

信息系统规划（information system planning，ISP）是基于企业发展目标与经营战略制订的，面向企业信息化发展的 IT 方案、实施策略和计划、预算等，可帮助组织充分利用信息技术来规范组织内部管理，提高组织工作效率和顾客满意度，为组织获取竞争优势，实现组织的宗旨、目标和战略。规划目标是根据组织的目标与战略制定业务流程改革与创新，信息系统建设的长期发展方案决定信息系统在整个生命周期内的发展方向、规模和发展进程。

信息系统规划是信息系统生命周期的第一阶段，是信息系统的概念形成时期。这一阶段的主要目标就是根据组织的目标与战略制定出组织中业务流程改革与创新，明确系统整个生命周期内的发展方向、系统规模和开发计划。

信息系统规划要支持企业的总体目标，整体着眼于高层管理，兼顾各管理层的要求；面向企业过程，摆脱信息系统对组织结构的依从性；采用自上而下的规划方法，使系统结构有良好的整体性；从实际出发，使系统规划有利于指导，便于实施。

（一）信息系统规划的必要性

信息系统建设是一个复杂的社会过程，涉及组织的目标、战略、资源、环境等多种错综复杂的因素。在信息系统建设之初，应该对这些因素进行全面、宏观的分析，根据组织发展的战略目标，制定出能够有效为组织目标服务的信息系统总体规划。

信息系统建设是一个复杂的系统工程，涉及人员、技术、资金、设备、管理等要素，为了能够有效地开展建设工作，需要对信息系统的建设做出总体规划，确定信息系统的目标、功能、结构及实施计划等，使信息系统建设工作能够有条不紊地进行。

信息系统建设也是一个渐进的过程，大型信息系统一般都需要分步骤、分阶段建设。对于涉及因素多、时间跨度大的信息系统，必须在建设之初做出总体规划，否则，信息系统建设工作将会陷入无计划、无头绪的混乱状态。

（二）信息系统规划的主要任务

1. 制定信息系统的发展战略 信息系统服务于企业管理，其发展战略必须与整个企业的战略目标协调一致。首先调查分析企业的目标和发展战略，评价现行信息系统的功能、环境和应用状况，在此基础上再确定信息系统的使命，制定信息系统的战略目标及相关政策。

2. 制定信息系统的总体方案，安排项目开发计划 在调查分析企业信息需求的基础上，制定信息系统的总体结构方案。根据发展战略和总体结构方案，确定系统和应用项目的开发次序及时间安排。

3. 制订系统建设的资源分配计划 提出实现系统开发计划所需要的硬件、软件、数据通信设备、人员、技术、服务、资金等资源，以及系统建设的概算，进行可行性分析。

依据信息系统规划的任务，Bowman 和 Davis 等提出了三阶段模型。该模型将信息系统的规划依活动的顺序、可用的技术及适用的方法分为策略规划、信息需求分析、资源分配三个阶段，各阶段可用的方法如表 2-4 所示。

表 2-4 信息系统规划的三阶段模型

阶段	可用方法
策略规划	依据组织计划、策略方格、配合组织文化、策略组合转换
信息需求分析	企业系统规划、关键成功因素
资源分配	比较成本与利益、应用系统组合、制度委员会评价

（三）信息系统规划的特点

系统规划阶段是概念系统形成的时期，系统规划主要有以下特点：

1. 信息系统规划是面向全局、长远的关键性问题，具有较强的不确定性，结构化程度较低 信息系统规划立足于企业信息系统的长远建设，必须把握企业信息系统发展的总体脉搏，使其具有宏观指导性。信息系统规划不能像信息系统开发计划那样细致、具体。

2. 信息系统规划是一个管理决策过程，高层管理者是工作的主体 信息系统是为企业目标服务的。因此，企业信息系统规划必须以企业总体规划为依据，而且，信息系统规划应该成为企业总体规划的有机组成部分。

3. 信息系统规划要有概括性，宜粗不宜细 它要给后续各阶段的工作提供指导，为系统的发展制定一个科学而又合理的目标和达到该目标的可行途径，而不是代替后续阶段的工作。

4. 信息系统规划是企业规划的一部分，要具有灵活的应变能力　现代企业面临市场化、国际化的环境，竞争越来越激烈，企业要生存和发展，就要不断调整和改革，对信息系统的适应性要求也越来越高。企业所赖以存在的市场环境是变化的，企业目标也会动态调整，因此，企业发展战略和总体规划具有动态性。为企业目标服务的信息系统也必须跟着企业目标的变化而变化，企业信息系统规划具有动态性。

（四）信息系统规划的内容

信息系统规划是提供资源分配及进行控制的基础，可分为一年期短期计划和多年期长期规划。长期规划指出大方针，短期计划则主要是拟定工作项目和制订绩效衡量方法。规划一般包括信息系统总目标、子目标与信息系统架构，分析现有资源，预测未来信息技术的发展，子计划和信息系统计划的更新等。

1. 信息系统总目标、子目标与信息系统架构　①组织的总体目标、子目标及策略；②外部环境（产业状况、相关法规、顾客及供应商状况等）；③组织内部限制（如经营理念等）；④企业风险与预期结果；⑤信息系统的总体目标、子目标及策略；⑥信息系统的架构（信息类别、主要系统名称、各系统的界面等）。

2. 分析现有资源　①清理现有信息系统资源，如硬件设备、软件设备、应用系统、人力资源等；②分析现有信息系统资源运行情况及相关费用；③对现有信息系统进行评估，包括主要功能系统（如财务系统、销售系统）、系统软件、数据库管理系统、应用软件等，对它们的组织策略、运行情况等方面进行评估；④了解组织业务流程现状，找出存在的问题和不足，为业务流程重组提供依据；⑤分析人力资源状况，了解各类人员分类（系统分析员、程序设计员、操作员等），以及各部门对各类人员的配置。

3. 预测未来信息技术的发展　信息技术的现状与未来的发展都会影响信息系统的规划。计算机、网络、DBMS、OA、ERP 等技术的发展，软件的可用性及对未来系统的影响，系统设计方法的改变，甚至法规、竞争者行为等环境因素对规划的影响，都必须纳入长期规划中。

4. 子计划　子计划应包括硬件实施计划、软件实施计划、系统转换计划、人员培训计划及财务预算等。

5. 信息系统计划的更新　影响信息系统计划的因素有很多，如设备的更新、人事的变动、科技的进步、经验的积累、对系统需求的转变，以及组织的变动都会影响未来的计划。对这些变化均应加以评估，并据之修正原计划。

（五）信息系统规划的原则

1. 支持企业的总目标　企业的战略目标是系统规划的出发点。系统规划应从企业目标出发，分析企业管理的信息需求，逐步导出信息系统的战略目标和总体结构。

2. 整体上着眼于高层管理，兼顾各管理层的要求　企业信息化建设是一场企业管理革命。对于有些部门，有些人（可能是企业高层或与高层密切相关）的利益再分配所招致的阻力可能不是项目团队所能够解决的，那么，高层的介入和参与就非常重要了。也就是说，信息系统规划整体上着眼于高层管理要求，同时兼顾各管理层的要求。信息系统规划是从宏观上描述系统，对数据的描述限于"数据类"级，对处理过程的描述限于"过程组"级，更进一步的分析放在系统分析阶段进行。

3. 摆脱信息系统对组织结构的依从性　企业最基本的活动和决策可以独立于任何管理层和管理职责。例如，"库存管理"可以定义为"原材料、零件和组件的收发控制和库存量估计过程"。这个过程可以由一个部门单独完成，也可以由多个部门联合完成。组织机构可以有变动，但库存管理的过程大体上是不变的。对企业过程的了解往往从现行组织机构入手，但要摆脱对它的依从性，才能提高信息系统的应变能力。

4. 使系统的结构有良好的整体性　信息系统的规划和实现是一个"自顶向下规划，自底向上实现"的过程，如图 2-3 所示。采用自上而下的规划方法，可以保证系统结构的完整性和信息的一致性。

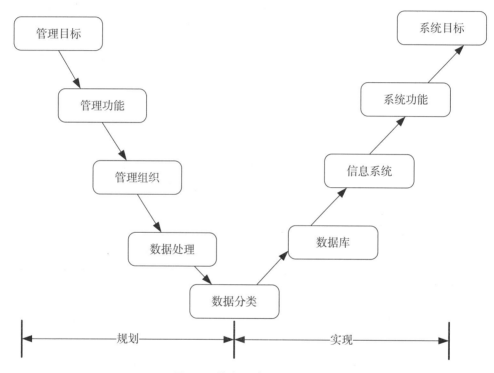

图 2-3　信息系统规划与实现

5. 便于实施　系统规划应给后续工作提供指导，要便于实施。方案选择应追求实效，宜选择最经济、简单、易于实施的方案。技术手段强调实用，不片面求洋、求新。

四、组织信息需求分析

一旦确定了信息系统的目标与策略，下一步便是找出组织的信息需求。信息需求从组织层级着手，以供信息系统规划之用。在信息系统规划和设计信息系统时都有信息需求，获取信息需求的方法主要有两种：企业系统规划法和关键成功因素法。

1. 企业系统规划法　企业系统规划法是 IBM 提倡的一套用以定义组织信息需求的方法。企业系统规划法是通过全面调查，分析企业信息需求，制订信息系统总体方案的一种方法，主要分为 4 个基本步骤：

（1）定义管理目标　为了确定信息系统的目标，需要调查了解企业目标和为了达到此目标所采取的方针、措施及约束条件等。一个企业的目标可由若干子目标组成，子目标还可以进一步细分。例如，一个企业的总目标是年产值和年利润达到多少指标，跃居国内同行第一，其子目标可分为产品生产与开发、市场定位、各项管理（财务、设备、材料、人力等）的目标。整个目标可构成一棵目标树，只有明确企业的管理目标，信息系统才可能给企业以最直接的支持。

（2）定义管理功能　管理功能是管理各类资源的各种相关活动和决策的组合，管理人员通过管理这些资源支持管理目标。BSP 法强调管理功能应独立于组织机构，从企业的全部管理工作中分析归纳出相应的管理功能。这样设计的信息系统可以相对独立于组织机构，较少受体制变动的影响。例如，不论招生工作是属于教务处还是学生工作处，其工作过程都是一样的。

（3）定义数据类　在总体规划中，把系统中密切相关的信息归成一类数据，称为数据类。如客户、产品、合同等，都可称为数据类。识别数据类的目的在于了解企业目前的数据状况和数据要求，查明数据共享的关系，为定义信息结构提供基本依据。

定义数据类的基本方法仍然是对企业的基本活动进行调查研究，一般采用实体法和功能法分别进行，然后相互参照，定义出数据类。

实体是与企业有关的可以独立描述的事物，如客户、产品、人员、现金、材料等，每个实体可用四种类型的数据来描述，即文档型、事务型、计划型和统计型。文档型数据反映实体的现状，仅与一个数据或实体有关；事务型数据反映由于获取或分配活动引起文档型数据的变化；计划型数据反映目标、资源转换过程等计划值；统计型数据反映历史和综合数据，用作对企业的度量和控制。如表 2-5 所示。

表 2-5　四种数据类型及其特点

类型	反映的内容	特点
文档型	反映实体的情况	一般一个数据仅和一个实体有关； 可能为结构型（如表格）和描述型（如文本）
事务型	反映生命周期各阶段过渡过程相关文档型数据的变化	一般一个数据要涉及各个文档型数据，以及时间、数量等多个数据； 这种数据的产生可能伴有文档型数据的操作
计划型	反映目标、资源转换过程等计划值	可能与多个文档型数据有关
统计型	反映企业状况，提供反馈信息	一般来自其他类型数据的采样； 为历史性、对照性、评价性的数据； 数据综合性强

把实体和数据类做到同一张表上，得到实体/数据类矩阵，如表 2-6 所示。

表 2-6　实体／数据类矩阵

数据类	产品	客户	设备	材料	资金	人员
文档	产品规范 成品	客户	工作负荷 运行	原材料 产品组成表	财务会计	职工档案
事务	订货	发运记录	进出记录	采购记录	应收业务	人事调动记录
计划	产品计划	市场计划	设备计划	材料计划	预算	人员计划
统计	产品需求	销售历史	利用率	需求历史	财务统计	人员统计

功能法是对每个功能都标出其输入、输出数据类，然后与实体法进行比较调整，最后归纳出系统的数据类，一般为 30 ～ 60 个数据类，图 2-4 是功能法的一个例子。

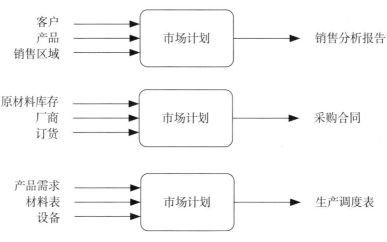

图 2-4　功能法举例

（4）定义信息结构　定义信息结构也就是划分子系统，确定信息系统各个部分及其相关数据之间的关系，确定各子系统实施的先后顺序。一般来讲，对企业贡献大的、需求迫切的、容易开发的优先开发。

该方法着重企业的处理活动，强调由上而下识别系统目标，识别企业过程，识别数据，也就是从高层主管开始，了解并界定其信息需求，再依次往下推衍，直到了解整个组织的信息需求，完成整体的系统构架为止（包括子系统与系统界面）。然后再自下而上设计系统，以支持目标，其过程如图 2-5 所示。

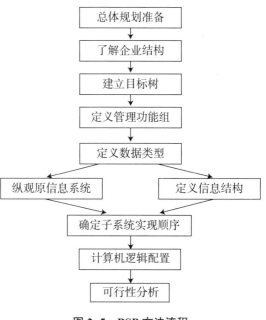

图 2-5　BSP 方法流程

2. 关键成功因素法（critical success factor，CSF） 1970 年，哈佛大学教授 William Zani 在管理信息系统模型中用了关键成功变量，这些变量是确定信息系统成败的因素。过了近 10 年，MIT 教授 John Rockart 把 CSF 提高成为信息系统的战略，用以满足高层管理的信息需求，特别是解决那些每月收到大量计算机生成的报表却几乎找不到任何有价值的信息的问题。关键成功因素指的是对企业成功起关键作用的因素。关键成功因素法就是通过分析找出使得企业成功的关键因素，然后再围绕这些关键因素确定信息系统的需求，并进行规划。

CSF 的前提假定：任何一个企业经营成功，必须掌握若干关键因素（一般来说，成功的关键因素是 6 ～ 10 个）。例如，就总裁层而言，一个汽车工业经营成功的关键因素可能涉及省油、形象、销售网络、生产成本控制等；一个软件公司经营成功的关键因素可能包含产品创新、产品性能、全球销售服务网络等。同样组织中每位主管都有相应的成功关键因素。

采用 CSF 法规划信息系统时，要做到三个"必须"：系统必须适合企业或组织所属的行业以及它采用的特殊策略；系统必须能够识别为使企业成功而在管理上要经常给予关注的成功因素；在系统提供给各管理层的报告中必须突出有关成功因素的情况。

CSF 法的一般步骤：①了解企业目标；②逐层（总裁层、主管层）了解，识别和确定关键成功因素；③定义测度关键因素的性能指标和评估标准；④定义信息系统应该提供什么信息。

CSF 法主要适合在高层领导人员中使用，因为高层领导总在考虑什么是关键成功因素。当然，在中层管理者中，采用 CSF 也具有较大的作用。CSF 法有助于管理者们确定哪些因素值得注意，以保证那些关键因素得到认真的管理和监督，并迫使管理者们为那些因素确定度量的方法，制定有关度量的报告。当然 CSF 法也有其局限性：①它过分注重特定管理者的信息需求，而不是考虑整个组织的信息需求。②没有推荐或采用一种数据结构来完成信息规划战略和信息需求分析。

第二节 关键成功因素法定义企业目标

一、识别 CSF 与衡量指标

CSF 法源自企业目标，通过目标分解和识别、关键成功因素识别、性能指标识别，一直到产生数据字典，这好像建立了一个数据库，一直细化到数据字典。CSF 法就是要识别联系于系统目标的主要数据类及其关系。

例如挂号信息系统在医院管理中的作用。实行计算机挂号，可严把收费关；可减少患者排队等候时间，提高医患双方的时间效率；为医院现代化管理提供一个完整的、可视的工作流程详图；为医、教、研、管提供和储备完整信息；为司法及社会医疗保险制度的实施提供可靠的原始依据。

挂号信息系统可以向医院管理者提供的实用信息包括医师出诊信息、患者就诊人次信息、医师工作量信息、挂号员工作量。计算机系统开发要求：①满足门诊患者的病案提供数据：即时向病案供应组传输挂号信息，加速病案提供的速度；②利于门诊服务台的分诊、患者的就诊、挂号员的管理；挂号凭证显示的信息有医师姓名、患者姓名、病案号、就诊时间、就诊地点、就诊号、挂号费用、操作员工号、流水号等；③具有较完善的统计功能：具备门诊患者就诊人次的动态统计分析功能、各科、专业组及医师的出诊情况的统计分析功能，以及实时监控挂号员的工作质量及数量的统计功能。

门诊挂号信息系统是用于医院门急诊挂号处工作的计算机应用程序，包括预约挂号、窗口挂号、处理号表、统计和门诊病历处理等基本功能。门急诊挂号系统是直接为门急诊患者服务的，建立患者标识码，减少患者排队时间，提高挂号工作效率和服务质量是其主要目标。

门诊挂号系统的 CSF 如图 2-6 所示。

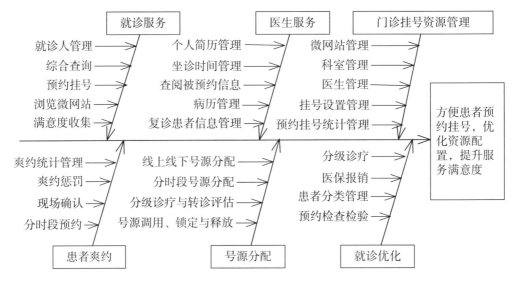

图 2-6　识别 CSF 与衡量指标

图 2-6 中包括：①挂号设置管理（号源的产生或医生排班）。号源通常伴随着医生的排班产生。确定医生排班后，根据科室医生的实际情况设置排班的号源数量、号源类别、号源费用等信息，最终产生实际可用的号源，挂号平台通过调用这些号源信息供患者挂号。②号源调用。挂号平台通过与号源池系统对接获取实时的号源情况，如医生信息、科室信息、号源数量等；如果患者进行预约挂号操作，挂号平台向号源池返回挂号信息，对号源进行锁定、减量、释放等动作，挂号成功后记录患者信息。号源池需要和排班管理系统进行号源相关信息的互传，比如患者信息、医生停诊造成的号源变动等。③号源分配。线上线下号源的分配，每个时段的号源分配。为了方便号源的分配与管理，号源池通常会分为线上号源池与线下号源池，医院可以通过调节比例来控制线上线下的实际号源数量，在设计过程中要尽量实现线上线下号源的智能调度，分配比例需要保证线下号源的充足。④号源锁定。为了确保在选择就诊人及支付挂号费用的这段时间中，当前用户选择的号源不会被其他用户抢占，需要在患者确定挂号信息后对相应的号

源进行锁定，号源锁定成功后进入选择就诊人和支付流程。⑤号源释放。在患者退号、结束挂号流程等场景下会伴随着号源的释放，号源释放后需要同步更新号源信息。

二、定义与衡量指标相关的数据类

通过对预约挂号系统的设计与规划，我们分析出了 6 点直接影响因素。以 CFS 图为基础，对 CSF 性能指标进行识别，构建数据字典绘制出了 CSF 表，最终明确了需要解决的问题。定义与衡量指标相关的数据类如表 2-7 所示。

表 2-7　定义与衡量指标相关的数据类

CSF 识别	性能指标识别	数据字典
患者服务	就诊人管理	姓名，身份证号，民族，地址，详细地址，手机号
	综合信息查询	科室名称，职称，时间
	预约挂号	病案号，姓名，医生工号，科室名称，所属部门，职能，时间，缴费情况
	浏览微网站	医院信息、科室信息、医生信息
	满意度收集	专家号，科室，专业能力，意见详情
医生服务	个人简历管理	医生姓名，科室，职称，简介详情
	坐诊时间管理	医生工号，医生姓名，所属科室，坐诊时间
	查阅被预约信息（挂号信息管理）	登记号，科室，时间，医生，就诊人姓名，叫号情况，就诊状态
	病历管理	患者电子病历
	复诊患者信息管理	健康档案，就诊人姓名，年龄，身份证号，性别，就诊情况
门诊挂号资源管理	微网站管理	医院信息、科室信息、医生信息
	科室管理	电话号码，所属医院，科室
	医生管理	工号、姓名、科室、简历等
	挂号设置管理	医生排班，号源数量、号源类别、号源费用等信息
	预约挂号统计管理	登记号，按照科室、医生、患者、病种统计数量、药品、费用等
患者爽约	爽约统计管理	爽普通约专家、高频次退号、退号原因、科室、医生、病种等
	爽约惩罚	爽约惩罚规则，爽约惩罚情况；违规惩罚规则，违规惩罚情况；违规：多次挂号不进行支付，多次退号等行为
	现场确认	现场确认规则，现场确认情况
	分时段预约	分时段预约规则，分时段预约情况
号源分配	线上线下号源分配	智能调节比例来控制线上线下的实际号源数量，保证线下号源的充足
	分时段号源分配	时间段划分，每个时段的号源分配（线上线下比例）
	分级诊疗与转诊评估	优质医疗资源本院与基层比例、基层首诊
	号源调用、锁定与释放	号源调用（预约平台与号源池、号源池与医生排班）、号源锁定与释放

续表

CSF 识别	性能指标识别	数据字典
就诊优化	分级诊疗	优质医疗资源下沉
	医保报销	基层首诊与三甲报销药品检查检验目录及比例
	患者分类管理	就诊卡、医保卡、无卡、一般患者、高龄患者、特殊群体等
	预约检查检验	病案号，姓名，医生工号，科室名称，所属部门，职能，时间等

第三节　战略目标转移法识别信息系统战略目标

一、信息系统与组织战略

战略规划（strategy planning）通常是指关于一个企事业组织的发展方向、环境条件、重大政策和长期目标的规划，包括组织的长期目标、环境约束和政策、当前计划和计划指标的集合。组织目标为组织与成员的考核提供了主要依据，根据这些依据又反过来使各部门、各个人都有了正确的工作方向与准绳。组织目标可以为管理者运用人、财、物等资源提供依据和标准；环境约束，政治（politics）环境、经济（economy）环境、社会（society）环境、技术（technology）环境；计划与指标，如果不将目标分解，不为目标实现制订详细的计划及策略，目标将只能成为空中楼阁。

战略规划应具备以下特点：目标正确、明确，应做到对组织资源良好利用，与其环境良好匹配；目标应当明确，没有二义性；可执行性好，使各级组织、领导能够确切地理解和执行，并使本单位、部门的战略与其保持一致；可分解性，战略规划要层层分解落实；灵活性，应当进行周期性的评审和调整，适应变化的需要。

组织战略的意义具有多维的视角，它不仅涉及组织的所有关键活动，覆盖组织的未来方向和使命，而且需要根据环境的变化加以调整，从而有助于管理变革的实现。组织战略是组织为了建立或扩大竞争优势，针对其生存和持续发展的全局性、长期性重大问题所制定的目标、策略和计划。战略概念包括五个要点：目的性、全局性、长期性、关键性和针对性。一般来说，组织战略分为公司战略、竞争战略和职能战略三个层次。

公司战略是企业的整体战略总纲，是企业最高管理层指导和控制企业的一切行为的最高行动纲领。公司战略主要强调两个方面的问题：一是确定企业的使命与任务，以及产品和市场领域；二是在企业不同的战略事业单位之间如何分配资源及采取何种经营手段等。对于从事多元化投资经营的企业，公司战略中还包括并购与重组战略。对于跨国发展的企业来说，还存在着国际化战略。

竞争战略也称事业部战略，或分公司战略，是在企业公司战略指导下，各个战略事业单位制定的部门战略，是公司战略之下的子战略。竞争战略主要研究的是产品和服务在市场上的竞争问题。

职能战略也称为业务层战略，是为贯彻、实施和支持公司战略与竞争战略而在企业特定的职能管理领域制定的战略。职能战略的重点是提高企业资源的利用效率，使企业资源的利用效率最大化。职能战略一般可分为营销战略、人力资源战略、财务战略、生产战略、研究与开发战略、公关战略等。

信息化战略的构成要素包括信息化的目的、方针和计划。信息战略与组织的整体战略密切相关，它属于职能管理战略之一，同时推动其他职能管理战略的执行。信息化战略过程主要包括制定、实施、控制和评估，称为组织信息化战略的管理。信息化战略从内容上具体还可以划分为信息技术战略、信息资源战略、信息机构战略等功能或管理战略。

信息系统战略指组织在信息系统应用于管理方面的长期目标。信息技术的发展改变了组织的战略环境，从而为组织战略的制定与管理带来了新的挑战。同时，信息技术与信息系统自身在组织中已经占据了重要的战略性地位，对信息技术和信息系统的合理利用和管理已经成为组织的一项战略性任务。信息系统战略已经渗透到组织战略之中，成为现代组织战略不可分割的一部分。

信息系统应用中的管理挑战：战略性经营挑战——如何利用信息技术设计具有竞争性的和有效的组织；全球化挑战——如何应对全球化经济环境的经营需求和系统需求；组织信息化体系的挑战——如何建立支持经营目标的信息化体系；信息系统投资的挑战——如何确定信息系统的投资价值；责任和控制的挑战——如何设计人们能够控制和理解的系统，如何能保证信息系统的应用符合道德和社会责任规范。

二、战略目标转移法

1978 年，William King 提出战略目标转移法（strategy set transformation，SST），把企业的战略目标看成是一个由组织中的使命、目标、战略和影响战略的相关因素组成的"信息集合"，将企业的战略目标转变为信息系统的战略目标，进而得到信息系统的关键功能需求。

SST 将组织的使命、目标、战略及其他变量转化为信息系统的目标、约束、开发战略，最终确定信息系统的关键功能需求。具体的步骤如下：识别组织的战略目标，描绘出组织中各类人员的结构，识别每类人员的目标，对于每类人员识别其使命及战略，解释和验证组织的战略集，组织战略转化为信息系统战略目标，确定信息系统的关键功能需求。

三、预约挂号系统的战略集

将面向多种预约挂号系统的使命、目标、战略及其他变量转化为信息系统的目标、约束、开发战略，最终确定信息系统的关键功能需求，即后台控制人员通过协调各部门对整个系统进行优化和改进，缩短看病流程，医院专家对接诊病员进行检查、诊断、治疗。患者及患者家属可以利用多种预约挂号方式进行预约挂号，例如电话预约，电话接线员通过接听电话，提供挂号信息，指导患者挂号等。财务及监管部门管理挂号资金，对号源流向进行监管营造一个公平有序的挂号秩序（表 2-8）。

表 2-8　由组织发展计划导出信息系统策略

组织 / 人员	组织战略目标集	信息系统战略集
医生	对接诊病员进行检查、诊断、治疗，开写医嘱、处方，并检查其执行情况，同时还要做一些必要的检验和物理检查工作	医护人员的专业技能，医院所提供的必要的医疗工具，国家相关的政策法规
患者及患者家属	登录系统选择医院，科室，专家和就诊时间	患者及患者家属叙述病情并提供就诊信息
财务及监管部门	管理挂号资金，对号源流向进行监管	会计制作财务报表，监管人员对号源进行评价和监督
信息科及信息管理人员	管理号源，对号源进行分配和限制	管理人员统计表单，对号源分配进行管理
医院挂号管理处	分时段预约中各时段时长，每时段的号源数目	制作时间表及号源分配结果
医院挂号处	为患者提供挂号服务	收录患者信息，提供挂号凭证，打印流水单据

第四节　企业系统规划法划分子系统

一、识别企业过程

1. 企业系统规划　IBM 于 1975 年提出企业系统规划，是基于企业战略发展、各级管理需要、现有的业务需求等，定义组织信息需求的方法，侧重于企业的处理活动。SST、BSP 和 CSF 方法比较如表 2-9 所示，BSP 步骤如图 2-7 所示。

表 2-9　SST、BSP 和 CSF 方法比较

优缺点	SST 方法	BSP 方法	CSF 方法
优点	目标全面地反映了系统相关的各种人员要求，给出了分层结构，然后转化为信息系统目标的结构方法	对企业有全面的了解	抓住主要矛盾，识别重点突出
缺点	重点不太突出	没有明显的目标引出过程，收集分析资料花费时间多	主观确定关键因素
方法选择	CSF 确定企业目标，SST 补充完善并转化为信息系统目标，用 BSP 审核并确定信息系统结构		

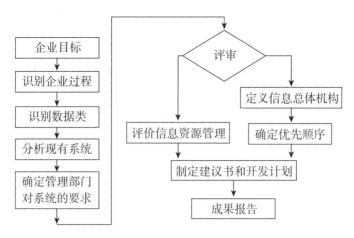

图 2-7　BSP 步骤

　　企业过程是企业资源管理所需要的、逻辑相关的一组决策和活动,识别企业过程可作为识别信息系统的基础。识别企业过程涉及战略计划与管理控制、产品与服务、支持性资源,从这三个方面进行过程识别、分组、组合、分析,最终识别出关键企业过程,如图 2-8 所示。企业过程可用输入加工输出图(input processing output,IPO)描述,也可用表 2-10 描述。

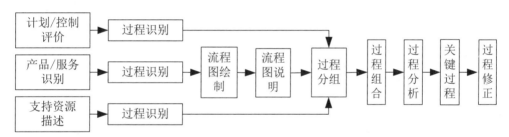

图 2-8　企业过程分类及识别

　　计划和控制流程:①战略计划包含经济预测、组织计划、策略指定、目标开发、产品系列设计等;②管理控制包含市场预测、产品预测、资金计划、操作计划、预算等。

　　产品和服务识别:①需求阶段包含市场计划、市场研究、预测、定价、物料需求、能力计划等;②获取阶段包含产品设计开发、产品规格制定、工程数据管理、生产日程安排、生产作业、采购等;③经营管理阶段包含定单处理与控制、接收与存储、产品质量与控制、检验包装、库存控制等;④回收分配阶段包含销售、订货服务、运输等。

　　支持性资源流程:①资源包含资金、人员、材料、设备等;②需求阶段包含财务计划、成本控制、人员计划、工资管理、需求生产、资金设备计划等;③获取阶段包含资金获取、应收款项、招聘、调动、采购、接受、设备采购、建筑物管理等;④经营管理阶段包含证券管理、银行业务、普通会计、报酬福利、专业开发、库存控制、机器维护、设备和装修等;⑤回收分配阶段包含付账、解聘和退休、订购控制、运输、设备处理和安排等。

2. 预约挂号的基本企业过程

《医院信息系统基本功能规范》的第十一章指出门急诊挂号分系统的基本功能包括：

（1）初始化功能　包括建立医院工作环境参数、诊别、时间、科室名称及代号、号别、号类字典、专家名单、合同单位和医疗保障机构等名称。

（2）号表处理功能　号表建立、录入、修改和查询等功能。

（3）挂号处理功能　支持医保、公费、自费等多种身份的患者挂号；支持现金、刷卡等多种收费方式；支持窗口挂号、预约挂号、电话挂号、自动挂号功能，挂号员根据患者请求快速选择诊别、科室、号别、医生，生成挂号信息，打印挂号单，并产生就诊患者基本信息等功能。

（4）退号处理功能　能完成患者退号，并正确处理患者看病日期、午别、诊别、类别、号别，以及应退费用和相关统计等。

（5）查询功能　能完成预约号、退号、患者、科室、医师的挂号状况、医师出诊时间、科室挂号现状等查询。

（6）门诊病案管理功能　门诊病案申请功能，根据门诊患者信息，申请提取病案；反映提供病案信息功能；回收、注销病案功能。

（7）门急诊挂号收费核算功能　能即时完成会计科目、收费项目和科室核算等。

（8）门急诊患者统计功能　能实现提供按科室、门诊工作量统计的功能。

（9）系统维护功能　能实现患者基本信息、挂号费用等维护。

依据图 2-8 关键成功因素，预约挂号信息系统的基本企业过程如表 2-10 所示。

表 2-10　基本企业过程

序号	过程名	输入	输出	过程描述	执行者
P01	就诊人管理	就诊人信息	就诊人信息	增删改查就诊人	患者
P02	综合信息查询	科室、医生、时间	号源信息	导航浏览及查询	患者
P03	预约挂号	就诊人信息、查询号源	预约挂号单	提供就诊人信息，查询号源，确认挂号	患者
P04	浏览微网站		医院信息、科室信息、医生信息	浏览微网站	患者
P05	满意度收集	个人建议或投诉内容	满意度信息	反馈预约、就诊满意度	患者
P06	个人简历管理	医生个人简历	医生个人简历	医生个人简历增删改	医生
P07	坐诊时间管理	坐诊时间	坐诊时间表	增删改查坐诊时间，调班、停诊	医生
P08	查阅被预约信息（挂号信息管理）	医生姓名、时间	医生被预约情况	查询医生被预约情况	医生
P09	病历管理	医生姓名、预约挂号单	患者病历	增查患者病历	医生

续表

序号	过程名	输入	输出	过程描述	执行者
P10	复诊患者信息管理	预约挂号单	电子病历、健康档案	查阅、管理复诊患者信息	医生
P11	微网站管理	医院科室医生信息	医院信息、科室信息、医生信息	维护微网站	挂号员
P12	科室管理	科室名称	科室信息	增删改查科室信息	挂号员
P13	医生管理	医生工号	医生信息	增删改查医生信息	挂号员
P14	挂号设置管理	号源信息	号源信息	医生排班、号源产生	挂号员
P15	预约挂号统计管理	科室、医生、时间	预约挂号统计报告	对预约的号进行统计，科室、医生、时间	挂号员
P16	爽约统计管理	爽约违约信息	爽约违约报告	爽约违约分析	挂号员
P17	爽约惩罚	爽约惩罚规则爽约惩罚事件	爽约惩罚报告	爽约惩罚分析	挂号员
P18	现场确认	预约凭证	预约确认单	现场确认	就诊人、挂号员
P19	分时段预约	分时段预约规则、号源	分时段号源	分时段预约设置	挂号员
P20	线上线下号源分配	线上线下规则、号源	线上线下号源分配结果	线上线下号源分配	挂号员
P21	分时段号源分配	分时段规则、号源	分时段号源分配结果	分时段号源分配	挂号员
P22	分级诊疗与转诊评估	分级诊疗方案	基层与本院号源分配结果	分级诊疗号源分配	挂号员
P23	号源调用、锁定与释放	号源信息	号源信息	号源调用、锁定与释放	挂号员
P24	分级诊疗	分级诊疗方案	分级诊疗号源分配信息	分级诊疗号源分配	挂号员
P25	医保报销	医保报销方案	医保报销比例、范围	执行医保政策	挂号员
P26	患者分类管理	患者分类规则、就诊人	就诊优先权	患者分类管理	挂号员
P27	预约检查检验	就诊人、检查检验源	预约检查检验单	提供就诊人信息，查询号源，确认检查检验	就诊人

二、识别数据类

识别了企业过程之后，以企业资源为基础，通过其数据的类型识别出数据类。数据类是支持业务过程所必需的逻辑上相关的数据，识别企业数据的方法有企业实体法和企业过程法（表 2-11、表 2-12）。

表 2-11　企业实体法示例

数据类型	调查问卷	调查对象	……
存档数据	已填写问卷	客户	……
事务数据	查询问卷情况	填写问卷	……
计划数据	问卷设计	调查计划	……
统计数据	问卷题目类型、分布、可信性等	问卷分析	……
……	……	……	……

表 2-12　企业过程法所得数据类示例

序号	数据类	说明	备注（过程名）
D01	就诊人信息	就诊人个人信息，如姓名，性别，身份证号，所属地区，年龄等	就诊人管理
D02	号源信息	基于输入科室或姓名的相对信息，得到科室信息和医生信息	综合查询，挂号设置管理
D03	挂号单	就诊人、医生、科室、就诊时间、预约时间、就诊地址等	预约挂号
D04	微网站信息	医院信息、科室信息、医生信息	浏览微网站，微网站管理
D05	满意度信息	满意、建议、投诉	满意度收集
D06	医生简历信息	医生个人信息，学习、工作情况	个人简历管理
D07	坐诊信息	坐诊时间表，时间、地点、科室、医生、挂号数量	坐诊时间管理
D08	医生被预约情况	患者信息、时间、地点、科室、挂号数量	挂号信息管理
D09	患者病历信息	患者病历	病历管理，复诊患者信息管理
D10	患者健康档案	患者健康档案、既往病历	复诊患者信息管理
D11	科室信息	科室信息维护	科室管理
D12	医生信息	医生信息维护	医生管理
D13	医生排班信息	医生排班、号源产生	挂号设置管理
D14	挂号统计信息	医生、科室、时间段、预约数，以及费用、药品等	预约挂号统计管理
D15	爽约违约信息	爽约违约信息，相关规则	爽约统计管理
D16	爽约惩罚信息	爽约惩罚信息，相关规则	爽约惩罚
D17	预约确认信息	预约确认信息，相关规则	现场确认
D18	分时段预约信息	分时段预约信息，相关规则	分时段预约
D19	线上线下号源信息	线上线下号源信息，相关规则	线上线下号源分配
D20	分时段号源信息	分时段号源信息，相关规则	分时段号源分配
D21	基层与本院号源信息	基层与本院号源信息，相关规则	分级诊疗与转诊评估

序号	数据类	说明	备注（过程名）
D22	调用、锁定与释放号源信息	调用、锁定与释放号源信息，相关规则	号源调用、锁定与释放
D23	分级诊疗号源信息	分级诊疗方案，分级诊疗号源信息，相关规则	分级诊疗
D24	医保报销信息	医保报销方案，医保报销比例、范围	医保报销
D25	就诊优先信息	患者分类规则、就诊人、就诊优先权	患者分类管理
D26	预约检查检验单	就诊人、检查检验情况	预约检查检验

三、建立 U/C 矩阵

1. 构建初步 U/C 矩阵 识别企业过程和数据类之后，可绘制企业过程 / 数据类表格，表示企业过程与数据类之间的联系。以企业过程为行，数据类为列，企业过程生成数据类关系填写 C，使用数据类关系填写 U，形成 U/C 矩阵。下面只选取 P01 到 P15 与 D01 到 D14 构建 U/C 矩阵，如表 2-13 所示。

表 2-13 U/C 矩阵示例

过程序号	过程名称	D01 就诊人信息	D02 号源信息	D03 挂号单	D04 微网站信息	D05 满意度信息	D06 医生简历信息	D07 坐诊信息	D08 医生被预约情况	D09 患者病历信息	D10 患者健康档案	D11 科室信息	D12 医生信息	D13 医生排班信息	D14 挂号统计信息
P01	就诊人管理	C													
P02	综合信息查询	U	U	U	U		U					U	U		
P03	预约挂号	U	U	C											
P04	浏览微网站				U										
P05	满意度收集	U		U		C							U		
P06	个人简历管理						C					U	U		

续表

过程序号	过程名称	D01 就诊人信息	D02 号源信息	D03 挂号单	D04 微网站信息	D05 满意度信息	D06 医生简历信息	D07 坐诊信息	D08 医生被预约情况	D09 患者病历信息	D10 患者健康档案	D11 科室信息	D12 医生信息	D13 医生排班信息	D14 挂号统计信息
P07	坐诊时间管理							C				U	U		
P08	查阅被预约信息（挂号信息管理）	U							C			U	U		
P09	病历管理	U		U						C		U	U		
P10	复诊患者信息管理	U		U						C	U	U	U		
P11	微网站管理				C		U	U				U	U		
P12	科室管理											C	U		
P13	医生管理												C		
P14	挂号设置管理		C					U				U	U	C	
P15	预约挂号统计管理	U	U	U		U						U	U		C

2. 进行合理性检查 U/C 矩阵的正确性，可从三个方面来检验：

（1）完备性检验 这是指每一个数据类必须有一个产生者（即"C"）和至少有一个使用者（即"U"）；每个功能必须产生或者使用数据类，否则这个 U/C 矩阵是不完备的。

（2）一致性检验 这是指每一个数据类仅有一个产生者，即在矩阵中每个数据类只有一个"C"。如果有多个产生者的情况出现，则会产生数据不一致的现象。

（3）无冗余性检验 这是指每一行或每一列必须有"U"或"C"，即不允许有空行空列。若存在空行空列，则说明该功能或数据的划分是没有必要的、冗余的。

将 U/C 矩阵进行整理，移动某些行或列，把字母"C"尽量靠近 U/C 矩阵的上对角线，可得到 C 符号的适当排列。

经过合理性检验后，可生成新的 U/C 矩阵。

3. 划分子系统 划分子系统就是确定信息系统各个部分及其相关数据之间的关系，确定子系统的开发顺序。通常，对战略目标贡献大、需求紧迫、基本功能、容易实施的优先开发。

第五节 信息化建设项目论证

一、项目可行性分析

可行性论证是任何大型工程正式投入人财物与时间之间必须进行的一项工作。这对保证资源的合理利用、按期完工、获得预期收益是十分必要的，也是项目一旦启动后能顺利进行的必要保障。

在信息系统总体规划的后期，要对项目的可行性进行论证，即在当前情况下开发该信息系统项目的可能性、必要性和合理性。可行性研究的目的不是解决问题，而是研究在当前的具体条件下，开发新系统是否具备必要的资源和其他条件。可行性研究的主要内容与过程如图 2-9 所示。

1. 技术可行性 技术可行性（technical feasibility，TF）是指根据现有的技术条件能否达到所提出的要求，所需要的物理资源是否具备，能否得到。特别要注意，这里的技术条件是指已经普遍采用、确实可行的技术手段，而不是正在研究中还没投入使用的新技术。

（1）技术条件 技术条件包括以下几个方面：

①硬件：包括计算机的存储量、运算速度，外部设备的功能、效率、可靠性，通信设备的能力、质量。

②系统软件：包括操作系统提供的接口能力是否符合需要，是否具备实时处理能力或批处理能力，分时处理的响应时间是否可接受，数据库管理系统的功能是否足够，程序设计语言的种类和表达能力及网络软件的性能是否满足需要等。

③应用软件：有无专用的应用软件。

④技术人员：各类技术人员的数量、质量、来源等。

（2）可行性 分析在特定条件下，技术资源的可用性和这些技术资源用于解决信息系统问题的可能性和现实性。在进行技术可行性分析时，一定要注意下述几方面的问题：

①应该全面考虑信息系统开发过程所涉及的所有技术问题：信息系统开发过程涉及多方面的技术、开发方法、软硬件平台、网络结构、系统布局和结构、输入输出技术、系统相关技术等。应该全面和客观地分析信息系统开发所涉及的技术，以及这些技术的

成熟度和现实性。

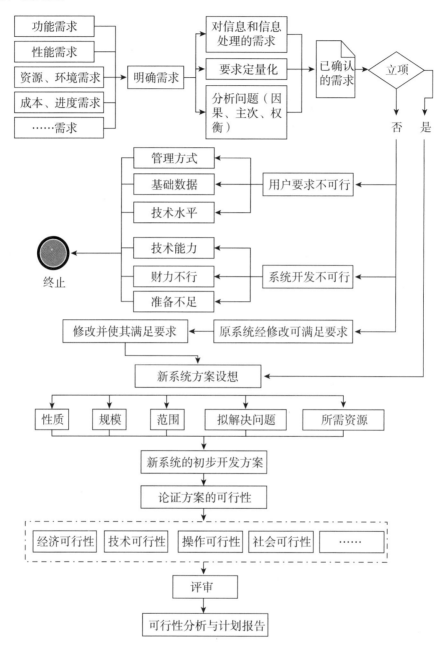

图 2-9　可行性研究的主要内容与过程

②尽可能采用成熟技术：成熟技术是被多人采用并被反复证明行之有效的技术，因此采用成熟技术一般具有较高的成功率。另外，成熟技术经过长时间、大范围的使用、补充和优化，其精细程度、优化程度、可操作性、经济性要比新技术好。鉴于以上原因，在开发信息系统过程中，在可以满足系统开发需要、能够适应系统发展、保证开发成本的条件下，应该尽量采用成熟技术。

③慎重引入先进技术：在信息系统开发过程中，有时为了解决系统的一些特定问题，为了使所开发的信息系统具有更好的适应性，也需要采用某些先进或前沿技术。在选用先进技术时，需要全面分析所选技术的成熟程度。有许多报道的先进技术和科研成果实际上仍处在实验室阶段，其实用性和适应性并没有得到完全解决，也没有经过大量的实践验证，在选择这种技术时必须慎重。

④着眼于具体的开发环境和开发人员：许多技术总的来看可能是成熟和可行的，但是在开发队伍中如果没有人掌握这种技术，而且在项目组中又没有引进掌握这种技术的人员，那么这种技术对本系统的开发仍然是不可行的。例如，分布对象技术是分布式系统的一种通用技术，但是如果开发队伍中没有人掌握这种技术，那么从技术可行性上看就是不可行的。

2. 经济可行性　经济可行性（economic feasibility，EF）就是要估计项目的成本和效益，分析项目从经济上讲是否合理。如果不能提供研制系统所需的经费，或者不能提高企业的利润，或者一定时期内不能回收投资，就不应该开发该项目。也就是说，经济可行性要解决两个问题：资金可得性和经济合理性。

（1）资金可得性　先要估计成本，做出项目投资总额。成本包括初始成本与日常维护费用。

系统的初始成本包括：①设备费用，包括各种硬/软件及辅助设备的购置、运输、安装、调试费用；②机房及附属设施（电源、通信、地板等）费用；③其他（差旅、办公、不可预见费用）费用。

日常维护费用包括：①系统维护（软件、硬件、通信）费用；②人员费用；③易耗品（表格、磁带、磁盘）费用；④内务开销（公用设施、建筑物、远程通信、动力）；⑤其他费用。

注意防止成本估计过低的倾向，如只算开发费、不算维护费，只算硬件忽视软件（经验表明，该费用往往被低估 2 ~ 4 倍），只算主机、不算外设（现在的趋势是外设比重越来越大）。

（2）经济合理性　考虑资金可得性，要计算系统的开支；要说明经济合理性，还需计算信息系统带来的效益。

效益可分为直接经济效益和间接经济效益。直接经济效益是系统投入运行后，对利润的直接影响，如节省多少人员，压缩多少库存，合理的调度使产量增加、废品减少等，这些效益可直接折合成货币形式。把这种效益与系统投资、运行费用相比，可以估算出投资回收期。设 V_0 是投资总额，B 是系统运行后的年效益，t 是资金的时间价值率，则回收期为 $T=V_0(1+t)^T/B$，t 根据企业情况而定，不低于银行利率。

但信息系统的效益大部分是难以用货币形式表现出来的社会效益，如系统运行后，可以更及时地得到更准确的信息，为管理者的决策提供了更有力的支持，改善了企业形象，增加了竞争力等，这些都是间接效益。

根据国外的统计，信息系统的效益按其重要性排列如下：①提供了以前提供不了的统计报表与分析报告；②提供了比以前准确、及时、适用、易理解的信息；③为领导决策提供了有力支持；④促进了体制改革，提高了工作效率；⑤减少了人员费用；⑥改进了服务，增强了顾客信任，增强了企业的竞争力；⑦改善了工作条件；⑧增强了潜力。

由此可见，信息系统的效益主要是难以用货币表现的间接效益。

3. 社会可行性　社会可行性（society feasibility，SF）是指所建立的信息系统能否在该企业实现，在当前操作环境下能否很好地运行，即组织内外是否具备接受和使用新系统的条件。从组织内部来讲，管理信息系统的建立可能导致某些制度，甚至管理体制的变动，对于这些变动，组织的承受能力如何，尤其是从手工系统过渡到人机系统，这个因素的影响更大。领导者不积极参与、旁观怀疑，中下层怕改变工作性质，由于惰性或惧怕心理而反对采用新技术，都是系统失败的关键因素。从组织外部来讲，管理信息系统运行后，报表、票证格式的改变，是否为有关部门认可和接受，这将直接影响营业额。对于涉及社会经济现象的系统，还应考虑原始数据的来源有无保证。

社会可行性具有比较广泛的内容，它需要从政策、法律、道德、制度、管理、人员等社会因素论证信息系统开发的可能性和现实性。例如，对信息系统所服务的行业以及应用领域，国家和地方已经颁布的法律和行政法规是否与所开发的系统相抵触？企业的管理制度与信息系统开发是否存在矛盾的地方？人员的素质和人员的心理是否为信息系统开发和运行提供了准备？诸如此类问题都属于社会可行性需要研究的问题。

4. 操作可行性　操作可行性（operational feasibility，OF）是指分析和测定给定信息系统在确定环境中能够有效地从事工作并被用户方便使用的程度和能力。操作可行性需要考虑以下问题：①问题域的手工业务流程，新系统的流程，两种流程的相近程度和差距；②系统业务的专业化程度；③系统对用户的使用要求；④系统界面的友好程度以及操作的方便程度；⑤用户的实际能力。

5. 可行性分析报告　在可行性研究结束之后，应该将分析结果用可行性报告的形式编写出来，形成正式的工作文件。这个报告是非常必要的，因为我们把项目的目标用专门的语言表达出来，并按照我们的理解把它明确化、定量化，列出优选顺序并进行权衡考虑，这些是否符合使用者的原意，有没有偏离使用者的目标，都还没有得到验证。虽然我们已经尽力去体会使用者的意图了，但是，由于工作背景和职业的差别，仍然难免发生一些误解与疏漏。因此，同使用者进行交流，请他们审核可行性分析报告是十分必要的。

可行性报告的结果并不一定可行，也可能是得出在目前条件下不可行的结论。这是完全正常的，如果限定必须证明可行，那么可行性分析就没有意义了。甚至可以说，判断不可行性比判断可行性的收获还大，因为这避免了巨大的浪费。如果把大量的人力物力投入一个不具备客观条件、事先就认定是劳而无功的项目，其损失是难以预计的。另外，可行性分析的结果也有可能是要求做一些局部性的修改，例如修改某些目标、追加某些资源、等待某些条件的成熟再实施项目等。

对可行性报告的讨论是研制过程中的关键步骤，必须在项目的目标和可行性问题上和领导及管理人员取得一致的认识，才能正式开始项目的详细调查研究。为了做好这一次讨论，在条件许可的情况下，可以请一些外单位参加过类似系统研制的专家来讨论。

他们的经验及他们局外人的立场都有利于对项目目标和可行性做出更准确的表达、判断与论证。可行性报告通过之后，项目就进入了实质性的阶段。

可行性报告包括总体方案和可行性论证两个方面，一般有以下内容：

（1）引言　说明系统名称、系统目标、系统功能和项目的由来。

（2）系统建设的背景、必要性和意义　报告要用较大的篇幅说明总体规划调查、汇总的全过程，要使人们信服调查是真实的、汇总是有根据的、规划是可信的。

（3）拟建系统的候选方案　这部分要提出计算机的逻辑配置方案，可以提出一个主要方案及几个辅助方案。

（4）可行性论证　要从技术、经济、社会三个方面对规划进行可行性论证。

（5）几个方案的比较　若结论是可行的，则给出系统开发的计划，包括各阶段人力、资金、设备的需求，用甘特图表示开发进度等。

二、项目规划类文档

软件项目前期阶段的主要工作项目立项、可行性分析、项目方案和开发计划，这些工作直接影响项目后期开发。项目规划类文档是项目前期立项准备阶段需要完成的文档，包括商业计划书、可行性研究报告、项目方案书、项目开发计划，这些文档对项目的获取立项有着重要影响。

1. 商业计划书内容框架　商业计划书内容框架包括：①项目概述：简单描述项目目的、机会，描述和预测目标市场，竞争优势，预测项目投入和盈利能力，概述团队、经济效益和社会效益等。②项目背景阐释：客户，市场容量和趋势，项目竞争优势和估计收益。③进度安排：需求调研时间，项目设计实现时间，项目验收投产时间。④关键风险、问题和假定：对项目的假定和面临风险要足够现实，应对风险和问题的策略。⑤项目团队：教育背景、工作背景、分工协作及相关项目经验。⑥财务预测：项目支出，项目收益，突出成本控制。

2. 可行性研究报告内容框架　可行性研究报告内容框架包括定义系统规模和目标，研究现有信息系统，重新定义问题，给出新系统的高层逻辑模型，导出和评价供选择的方案，推荐一个方案并说明理由，说明经济、技术、法律和社会可行性，提供初步开发计划与推荐行动方针。

3. 项目方案书内容框架　项目方案书内容框架包括：①前言：项目简介，背景分析，项目的目标和规划，系统设计的先进性、安全性、实用性、经济性等原则，遵守的标准与规范。②需求分析：重新组织招标文件中的系统需求，使其规格化。③系统架构设计方案：构建一个良好的系统框架，明了设计思路。④硬件选型及部署方案：硬件设备选型，明确设备的详细技术参数，从性价比、可扩展性、使用情况等方面说明选择理由，给出网络部署结构及对网络的要求。⑤子系统设计方案：说明各个子系统之间的关系，每个子系统的设计考虑，以及操作系统、数据库、中间件、开发工具。⑥项目建设计划：介绍本期项目建设的组织结构、实施进度计划等。⑦关键风险、问题和假定的处理：给出应对风险和问题的解决方案及理由。⑧公司与项目团队。⑨技术培训与支持。

4.项目开发计划内容框架 项目开发计划内容框架包括：①引言：目的、背景、定义、参考资料。②项目概述：项目目标和范围，假设与约束，应交付成果，验收标准和验收方式，完成项目的最后期限，本计划的批准者和批准日期。③项目团队：团队组织结构和角色，人员分工，团队的沟通协作。④计划与进度：对需求分析、设计、编码实现、测试、移交、培训和安装等工作，给出预定开始日期、完成日期及所需资源，规定先后顺序及每项工作完成的标志性事件。⑤支持条件：内部支持、需由用户承担的工作，由外部单位提供的条件。⑥预算：开发项目所需劳务费、业务费、设备租赁费等科目明细及资金来源。⑦关键问题：列举影响项目成败的关键问题、技术难点和风险及其对项目的影响。⑧专题计划要点：合同计划、开发人员培训计划、测试计划、安全保密计划、质量保证计划、配置管理计划、用户培训计划、系统安装计划等。

5.医院信息规划的典型结构

（1）规划背景 信息化发展到新阶段，或配合医院发展规划，或某个新的事件触发等。

（2）发展趋势分析 第一，相关政策要求，如医改政策、医院管理政策要求，信息化政策要求；第二，国内外发展趋势，如发展方向、热点，国内典型医院成功经验。

（3）现状与问题分析 第一，发展现状：按照医疗、服务、管理等线条描述应用范围、集成程度，基础实施情况。发展水平判定：在行业中所处的位置。第二，问题分析：对存在问题进行归类，如应用缺失、集成度不高、智能化不足等。

（4）新形势下需求分析 归纳政策、医院发展提出的新要求。

（5）发展目标与愿景 第一，总体目标：目标的定性概括，用一段话描述。第二，具体目标：从各维度对目标进一步分解和明确。第三，愿景：阶段目标实现后，达成的医疗、管理、服务等愿景描述。

（6）规划方案 业务架构、应用架构、数据架构、技术架构，以上只针对必要的内容进行描述，以图表的形式，注意标注出新、老系统的衔接。

（7）主要任务 逐项描述要完成的主要任务（建设项目），包括项目名称、工作内容，如新建某系统、升级完善某系统。

（8）实施计划 按年度列出年度工作计划。

（9）保障措施 所需人财物、组织机制、合作方式等。

（10）经费估算 按建设项目分项列出经费估算及年度投入概算。

本章小结

信息化规划是指在企业发展战略目标的指导下，在理解企业发展战略目标与业务规划的基础上，诊断、分析、评估企业管理和IT现状，优化企业业务流程，结合所属行业信息化方面的实践经验和对最新信息技术发展趋势的掌握，提出企业信息化建设的远景、目标和战略。信息化规划主要包含理解关键的企业目标、企业如何达到目标、信息系统如何支撑这些目标、需要哪些信息技术支撑信息系统、信息化建设具体项目的实施。本章重点关注了信息系统规划，以预约挂号信息系统为研究对象，着重给出规划建模过程与方法：关键成功因素法定义企业目标、战略目标转移法识别信息系统战略目标、企业系统规划法划分子系统，同时讨论了信息化建设项目论证：项目可行性分析与项目规划类文档撰写。

思考题

1. 如何做好以数据处理为中心，职能部门层次的信息系统规划？
2. 如何做好县级医院信息化业务规划？
3. 如何打造信息化建设的"闭环管理"？
4. 阐释医院大数据体系建设对管理的支撑作用。

思考题答案
要点

扫一扫
测一测

第三章　信息系统分析建模 ▷▷▷▷

扫码看PPT

🎯 导学

思维导图：预习、听课、做笔记、整理思维导图。

讨论：信息系统分析的任务与目标、内容与特点、过程与方法的概念、内容、关系、作用等。面向对象概念、面向对象方法、对象模型技术的内容、关系、作用。

实践：运用统一建模语言知识，分析某医药信息系统中类的依赖、关联、聚合、组合、继承、实现等，以及用例之间的关系。

教授给他人：面向对象系统分析专题分享、汇报、讲座，至少包含基于用例的软件建模、基于概念类的软件建模等内容。

育人目标：把马克思主义立场观点方法的教育与科学精神的培养结合起来，提高学生正确认识问题、分析问题和解决问题的能力；通过亲和友善的沟通和小组项目协作培养团队精神。

在信息化社会里，信息已成为一种重要战略资源，是与物质、能源同等重要的现代战略资源；数据为新型生产要素，是与土地、资本、技术、劳动力同等重要的生产要素。数据尤其是大数据是智慧社会数字经济的智能基础，通过汇聚海量数据及基于其上的分析挖掘和处理，让数据实现从信息到知识再到智能的价值转换和升华，为社会提供智能的基础。信息系统分析建模可以帮助我们理解客观世界是由信息、物质和能量三位一体构成的，理解信息流是伴随着物流、资金流、管理流而客观存在的。它可以帮助我们把一个抽象、笼统的信息系统，通过分析与设计，变得清晰而又具体。信息系统分析建模能够通过数据采集、数据存储、数据加工、数据流通、数据分析、生态保障六大模块促进数据被挖掘出价值和使用价值，还能通过数据应用模块促进数据发挥带动作用。本章首先介绍信息系统分析的任务、目标、内容、特点、过程、方法等，接着讨论信息系统调查研究、面向对象方法和统一建模语言，最后重点阐释面向对象系统分析。

第一节　信息系统分析概述

一、系统分析的任务与目标

（一）分析

分析是在头脑中把事物或对象由整体分解成各个部分或属性。分析是把问题空间分解成一些部分，找出这些部分的特点及其相互关系，并产生一个关于规格的说明。例如，可以将科学分为数学、天文学、物理学、化学、生物学、心理学、社会学，但这种分类不可避免地削弱了我们认识世界这个复杂整体的能力，甚至还原主义的理想是用心理学解释社会学，用生物学解释心理学，用化学解释生物学，用最基础的物理学来解释化学。实践中，现实世界是如此丰富多样和如此混乱不堪，以至于我们要对它进行连续的考察就必须简化它，即从那些能够观察到的东西当中选取一些来做研究。设计一个实验就是基于某种特定目的来设计对世界的还原。广泛地说，科学的图景已牢固接受了笛卡尔细分问题并逐条分析的观念。这在这种意义上，"科学的思维"几乎就是"分析的思维"的同义词。

（二）系统分析

系统工程由一系列活动构成，这些活动组合在一起产生了一个复杂的人造实体和与其活动相联系的程序和信息流。

系统分析（system analysis）以系统的整体最优为目标，对系统的各个方面进行定性和定量分析，例如对成本因素及可以满足某一特定需求的各种其他因素进行系统化的评价。它是一个有目的、有步骤的探索和分析过程，为决策者提供直接判断和决定最优系统方案所需的信息和资料，从而成为系统工程的一个重要程序和核心组成部分。其应用范围很广，一般用于重大而复杂问题的分析，如政策与战略性问题的分析、选择，新技术的开发、设计，企业系统的输入、处理和输出的分析等。

针对各类不同系统已有不同分析内容与方法，工程系统分析有系统规划（线性规划、非线性规划、目标规划和动态规划）、图与网络计划技术、系统预测、系统决策与评价，电力系统分析有潮流分析、故障分析、稳定性分析，经济系统分析有效率分析、有效性分析、灵敏度分析，测量系统分析有偏倚分析、线性分析、稳定性分析，信号系统分析有状态变量分析、时域分析、频域分析。

（三）信息系统需求

需求并不是信息系统所特有的概念。任何一件产品、服务在生产之前，都需要先弄清人们为什么需要它，用于何处，其次是设计的产品通过什么形式和功能来满足这些需求。

信息系统（软件）也是一种产品，因此在开发信息系统之前，也必须先弄清用户的需求，要理解为什么需要这个信息系统，在什么地方和什么时候需要这个系统，要理解构造它的意图和它将要承担什么样的工作。

信息系统需求是用户对目标信息系统在功能、行为、性能、设计、约束等方面的期望。获得需求是个复杂的过程，根据需求获取过程层次可分为业务需求、用户需求和软件需求。业务需求描述客户的高层次目标，以业务为导向、指导软件开发。用户需求是指用户要使用产品完成什么任务，具有零散片面相互矛盾的特点。软件需求是分析、提炼和整理用户需求，产生更准确的可指导设计开发的软件需求规格说明（software requirement specification，SRS）。

（四）信息系统分析

信息系统分析（information system analysis）是在业务分析和需求分析的基础上，详细调查、收集和分析信息系统需求，从抽象的概念层次上确定信息系统的要素、构成和结构，确定初步的逻辑模型解决系统"干什么"的问题，得出信息系统的分析模型，并将信息系统需求编制成需求规格说明书作为信息系统设计的依据。

后文如果不加特殊说明，信息系统分析可简化为系统分析。在软件建模领域，广义上，系统分析工作就是软件项目需求工程，是指应用已经证实有效的技术、方法进行需求分析，确定客户需求，帮助分析人员理解问题并确定目标系统的所有外部特征。因此，系统分析就是需求工作中的需求开发（除了需求管理），包含需求获取、需求分析、规格说明、需求验证等。狭义上，系统分析是在业务需求和用户需求的基础上，也就是在组织目标结构和业务流程分析基础上，建立系统功能模型、数据流程模型和新系统逻辑模型；或者在业务建模（需求获取）和概念建模（需求分析）的基础上，建立系统模型（更多关注软件需求）。

二、系统分析的内容与特点

系统分析的任务目标是系统分析师与用户在一起充分理解用户的要求，并把双方的理解用书面文档——系统分析说明书表达出来。分析的本质就是理解和发现需求，也称需求分析，调查用户对新开发的信息系统的需要和要求，结合组织的目标、现状、实力和技术等因素，通过深入细致的分析，确定出合理可行的信息系统需求，并通过规范的形式描述需求。

（一）系统分析师

系统分析师需要理解和明确企业目标、经营业务和战略发展方向；按照企业目标制定信息系统建设的目标并进行分解；根据企业所处环境和条件制定适合企业信息系统的开发策略；从可供选择的方法和工具中进行选择，确定适合信息系统开发的方法和工具；与企业决策层和业务人员充分沟通，了解企业业务需求，准确建立企业的业务模型；根据企业目标和技术发展动向，结合业务模型建立完善的信息系统逻辑模型；对信息系统开发的组织、人员和进度计划提出建议；撰写系统说明书。

（二）系统分析的内容

1. 识别利用 IT 实现组织变革的机会，包括企业流程管理和业务流程改善。

2. 企业需求分析，包括企业管理模型和信息需求。

3. 信息系统需求分析和规格说明，包括需求采集、需求识别、需求表示、需求沟通，系统数据需求、用户体验分析、用户界面需求，影响安全性的因素、对伦理道德的考虑，需求规格说明书。

4. 信息系统开发方式的抉择。

（三）系统分析的主要工作

1. 信息系统分析的主要活动是提出新系统逻辑模型。

2. 目标是明确规定用户需求，提出新系统的逻辑方案。

3. 关键问题是用户需求分析、数据分析、功能分析，建立新系统逻辑模型。

4. 主要成果是系统分析报告。

5. 项目管理决策有审查系统分析报告，若通过则批准并进入系统设计阶段。

（四）系统分析工作的特点

1. 内在性 系统分析是站在信息系统内部的角度，分析信息系统的要素、构成和结构。它与需求分析的区别：需求分析是站在信息系统用户的角度确定信息系统的功能和性能，它着眼于信息系统能为用户干什么、能够为用户提供什么等外在特性问题；而系统分析则是站在信息系统内部的角度，考虑为了实现需求分析给信息系统所规定的外在特性，信息系统应该具备哪些要素，这些要素之间存在怎样的关系，这些要素以怎样的方式构成信息系统等问题。

2. 概念性 所谓概念性，是指系统分析工作是站在较抽象的概念层次上讨论信息系统的内在要素和构成。概念性主要体现在以下几个方面：首先，面向业务领域，反映业务概念；其次，在较宏观和抽象的层次进行分析工作，一般不过多地涉及具体细节；最后，不涉及信息系统的实现环境。系统分析不考虑信息系统所采用的开发语言、数据库系统、计算机及其网络等开发和运行环境。系统分析所确定的逻辑模型不受实现环境的限制。

3. 一致性 系统分析所确定的逻辑模型应该具有逻辑一致性，它要纠正需求模型中存在的冗余及错误。

从系统分析开始，开发人员需要把注意力转移到要开发的信息系统上来。在开发信息系统之初，分析人员需要先了解用户希望建立一个怎样的信息系统，这个系统能够为用户解决哪些问题，信息系统应该具备哪些功能，用户与信息系统都会交互哪些信息，用户通过怎样的方式来使用信息系统等问题。

用户是站在信息系统的使用者角度提出需求的，一般不会细致考虑自己所提出的需求与组织的目标是否吻合，与组织的业务模式是否一致，组织目前的经济能力是否能够承担他所提出的系统要求，新系统给组织所带来的效益是否就一定高于所花费的成本。这些需求从技术上是否能够实现和便于实现，用户所提出的需求是否十分完满而不存在疏漏等问题。以上这些问题都需要系统分析员综合组织的目标、业务现状、技术条件和投资能力等因素进行分析，以便确定出合理、可行的信息系统需求。

三、系统分析的过程与方法

分析的重要任务是识别和表达需求，建立系统的逻辑模型。要解决以下问题：如何采集信息、理解和分析问题？如何进行需求分析、确定需求？如何表述需求？

系统分析的过程：系统分析是分析领域业务和建立新系统逻辑模型的过程。

（一）需求获取

需求调查（requirement investigation）也被称为需求获取（requirement acquisition），是由分析人员通过座谈、走访、问卷、召开座谈会等形式，深入了解用户对新建立信息系统的需要和要求，来获取用户需求。

分析问题就是通过详细调查全面深入理解用户的业务，找出用户所面临的问题，准确把握用户真正的需要，为最终整理出符合用户的需求做准备。

分析过程如下：①明确项目的背景；②明确项目目标、范围、相关部门和人员；③找出关键涉众（stakeholder，也称利益相关人员）及待解决的问题，涉众包括系统的用户、项目决策者、受项目影响的第三方等；④调查和分析业务流程，建立业务流程模型以描述用户处理业务的过程及过程中数据的流转。

调查是识别需求的基础，是建立系统逻辑模型的基础。调查包括：①业务处理过程是什么样的？（干什么？）②业务过程应该怎样完成？（怎么干？）③业务谁负责，完成业务需要什么输入？能输出什么？

传统的系统调查方法有资料收集、访谈（interview）、实地观察（observation）、调查问卷（questionnaire）。由于一般用户在开发之初，对所要开发的信息系统应该具有的功能和所能达到的结果并没有清楚的认识，因此，需求调查比现行组织系统调查难度更大。对用户进行引导和启发，让用户获得信息系统的感性认识，引导他们发现现行组织管理和业务处理中所存在的问题，从而发掘需求和找到解决方案。需求引导方法有原型法、联合应用开发（JAD）会议、观摩。

（二）需求分析

需求分析（requirement analysis）是对获取的用户需求，通过综合考虑组织目标、现状、技术条件、投资能力等因素，从信息系统目标、结构、功能、性能、风险等方面进行深入分析，最终确定出合理、可行的信息系统需求。需求有两种类型：业务性（功能性）需求和技术性需求。

业务性（功能性）需求涉及商业应用，是系统必须完成的活动或过程，即系统功能及相关数据。功能性需求是根据业务过程和业务规则确定的，有些容易获取，有些则是隐含的，需要去发现。

技术性需求也称非功能性需求，是与公司的环境、硬件和软件有关的所有质量目标，包含系统需求、业务规则、软件需求规格说明、质量属性和约束。例如：系统必须能支持 100 个并发用户、保存订单的时间不能超过 0.5 秒等，涉及系统性能、可靠性、安全性等质量特性。

问题分析获得业务和用户的"需要"，可以采用自然语言表达，提出的是比较模糊和高层次的目标。

需求分析则是对原业务进行抽象和升华，根据业务和用户需要确定计算机信息系统的"需求"。系统需求是精确和具体的。

需求分析方法：面向过程的结构化方法（自顶向下、逐层分解），面向数据的信息工程方法（数据驱动），面向对象方法（对象驱动、UML）。目前系统分析的一般做法是综合运用以上方法，最后统一采用 UML 来建立系统逻辑模型。

（三）需求定义

需求分析是分析人员与用户反复沟通和谈判的过程。

需求定义（requirement definition）是在各方就系统需求达成一致意见后，整理并建立最终的需求模型，详细定义和描述每项需求，确认约束条件及限制，编写需求规格说明。

系统分析建模内容：①流程建模：业务流程（业务流程图 /UML 活动图），数据处理流程（数据流图）；②用例建模：信息系统功能模型（UML 用例图）；③领域对象建模：（UML 类图、UML 状态图）UML 类图可以替代 ER 数据模型。

（四）需求验证

需求验证（requirement validation）是由分析人员通过一定手段对初步确定的信息系统需求的正确性和可行性进行验证，以确定正确和可行的需求，排除不可行的需求。需求验证的方法很多，在此，我们仅介绍 4 种需求验证的基本方法。

1. 自查法　自查法由需求分析人员对自己所确定的信息系统需求进行审核和验证，纠正需求中存在的问题。自查法又可以分为多种具体方法。其中一种是小组审查法，即由一名分析人员向开发小组中其他人员介绍信息系统需求，小组中的成员进行提问，由介绍人进行解答。

2. 用户审查法　用户是需求的提出者，也是信息系统的最终使用者，因此，由用户来审查需求是最权威的审查。分析人员可以把《信息系统需求说明书》提交给用户，有条件时可以同时编写一份针对此需求的《用户使用说明书》，并提交给用户。用户通过对需求文档的阅读找出不符合用户意图或用户认为不能实现的需求，双方再对这些有争议的需求进行讨论，最后达成一致认识。

3. 专家审查法　专家审查法是指聘请业务领域、信息系统、政策、法律等方面的专家对信息系统需求进行审查。专家能够对用户和分析人员存在争议的需求及隐藏着重大问题的需求进行甄别和判断。

4. 原型法　原型法是对存在的有争议或拿不准的需求，通过建立原型进行验证，以确定需求的正确性。原型法是验证需求的一种十分有效的方法，同时也是帮助用户理解需求的一种好方法，但它要求有原型生成环境的支持。

四、系统分析的困难与要点

系统分析是研制信息系统最重要的阶段，也是最困难的阶段。系统分析的困难主要来自三个方面：问题空间（problem domain）的理解，人与人之间的通讯，环境的不断变化。

（一）信息系统的两个视角

信息系统的两个视角包括数据（事物）和过程（事件）。

1. 事物　包括实物、角色、组织部门、设备、文档、交互、地点和位置等。过程是对数据转换的操作，系统就是过程。可将过程分类为逻辑过程、功能过程、事件过程、基本过程。功能过程是对企业所进行的活动在不同领域的概括，如生产系统中有生产计划、生产调度、库存控制。

2. 事件过程　是针对某事件发生后的一组完整响应活动，如处理客户订单、响应订单查询、生成发票，要么完全进行，要么不进行，但不能进行一半。基本过程是组成某事件过程中的一些离散环节或任务，过程模型中最低层次活动的细节过程，如计算订单费用、验证顾客身份。

（二）系统分析方法缺点

1. 功能分解，将问题空间映射到功能和子功能，间接地反映主题，而且完全没有数据流的分析。

2. 结构化分析，现实世界映射成数据流和加工，但它把数据流和控制流分开讨论，二者有时难以统一，从分析过渡到设计有双重负担。

3. 面向对象方法，把世界映射成对象及父类／子类之间的关系。

4. 实体关系图，遗漏了服务、消息及类的基本构造方法。

（三）系统分析注意要点

1. 充分认识需求分析的重要性和复杂性　需求是所要开发的信息系统的依据和准绳。如果需求出现缺陷和漏洞，开发出来的信息系统肯定满足不了应用的要求。另外，信息系统开发具有错误放大效应。在前期存在的问题如果留到后续阶段解决，所要花费的气力和代价会成数倍到数十倍增大。因此，分析人员需要高度重视需求分析工作，把需求分析工作做细致、扎实，保证能够得出合理、可行的需求，不要把前期能够确定的需求问题遗留给后续阶段。

2. 充分重视需求的全面性和合理性　信息系统为组织管理服务，组织中的所有人员都有可能成为信息系统的使用者，他们对信息系统都有各自的要求，信息系统也应该尽量满足各个用户的工作需要。信息系统需求应该具有全面性。信息系统需求还应该具有合理性。每一个用户都是站在各自的角度提出需求，所提出的需求就有可能与组织的目标、现状、能力相矛盾，用户所提出的需求之间也可能存在矛盾和冲突。这就要求分析人员对用户需求进行认真的分析和取舍，最后确定出既能够照顾到各方面用户的要求，又符合组织目标和业务管理现状的合理、可行的信息系统需求。

3. 充分尊重用户意见　用户是信息系统的使用者，也是信息系统的投资者，用户对信息系统需求具有决定权。在需求分析中，开发人员应该充分了解用户的意图和想法，尽可能地满足用户的要求。如果因为技术、环境、投资等方面的原因不能满足或不能完全满足用户要求时，必须给用户讲清楚，征得用户的理解和承认。最后形成的信息系统需求分析结论也必须征得用户的同意。

五、信息系统需求调查

需求分析是系统开发工作中最重要的环节之一，实事求是地全面调查是分析与设计的基础，这一步工作的质量对于整个开发工作的成败来说都是决定性的。同时，需求分析工作量大，涉及的业务和人、数据、信息都非常多，因此，如何科学地组织和有效地展开这项工作是非常重要的。

（一）需求调查的内容

1. 总体需求　总体需求是用户对所建立的信息系统的总体要求。它包括信息系统应该达到的总目标、信息系统的范围、信息系统的总体构成和结构、信息系统应该具备的核心功能等。

2. 功能需求　功能需求是信息系统应该提供的功能和能够达到的效用。功能需求是对总体需求的分解和细化。信息系统的功能具有层次性。按不同的划分标准，信息系统有总体功能、子系统功能和明细功能，有抽象功能和具体功能，有核心功能和辅助功能。

3. 性能需求　性能需求包括信息系统的效率、处理方式、可靠性、安全性、适应性等技术要求。不同系统具有不同的性能要求。例如，联机事务处理型信息系统要求具有较快的响应速度，而一般事务处理系统对响应速度的要求则可以相对低一些。

4. 其他需求　除了以上三个方面的需求之外，还应该调查用户的投资能力、开发时间、开发队伍、社会法律等方面的非技术性需求。

课程思政

现代化的调查研究，绝不是简单地收集点材料，整理点情况，做出点统计，汇集点意见（虽然它包含这些内容），而是把马克思主义的唯物论、辩证法变成实际工作方法的一种创造。

　　毛泽东一生重视调查研究，提出"没有调查，没有发言权"，习近平总书记指出"调查研究是谋事之基、成事之道"。重视调查研究，善于调查研究，在调查研究的基础上解决突出矛盾和问题，是我们党一以贯之的优良传统，是谋划工作、科学决策的重要依据。

　　习近平总书记曾形象地比喻说，调查研究就像"十月怀胎"，决策就像"一朝分娩"。调查研究的过程就是科学决策的过程，千万省略不得、马虎不得。调查研究不能走形式，一定要坚持实事求是原则，有一是一、有二是二。

　　在调查研究的过程中，要突出重点，讲求方法，以增强工作的前瞻性、时效性、指导性；在调查后，要不尚空谈，应注重实效，调研的结果不仅要解决自身遇到的实际问题，而且还要将调查的材料形成理论成果，为解决类似的问题提供借鉴。

　　【知识点】需求获取，调查研究，详细调查。

　　【课程思政元素】马克思主义立场观点方法，党史教育，科学精神。

（二）需求调查的工作方式

　　系统调查的工作应该遵循如下几点：自顶向下全面展开，分析有无改进的可能性，工程化的工作方式，全面铺开与重点调查相结合，主动沟通和亲和友善的工作方式。

　　1. 自顶向下全面展开　系统调查工作应严格按照自顶向下的系统化观点全面展开。首先从组织管理工作的最顶层开始，然后再调查下一层（第二层）的管理工作。完成了这两层的调查后，再深入一步调查下一层（第三层）的管理工作。依此类推，直至摸清组织的全部管理工作。这样做的目的是使调查者既不会被组织内部庞大的管理机构搞得不知所措、无从下手，又不会因调查工作量太大而顾此失彼。

　　2. 弄清它存在的道理再分析有无改进的可能性　组织内部的每一个管理部门和每一项管理工作都是根据组织的具体情况和管理需要而设置的，调查工作的目的正是要搞清这些管理工作存在的道理、环境条件及工作的详细过程，然后再通过系统分析讨论其在新的信息系统支持下有无优化的可行性。所以，在系统调查时最好保持头脑冷静，实实在在地搞清现实工作和它所处的环境条件。如果调查前脑子里已经有了许多的"改革"或"合理化"的设想，那么这些设想势必会先入为主，妨碍你接受调查的现实情况信息。这样往往会造成还未接触实质问题就感觉到这也不合理，那也不合理，以致无法客观了解实际问题。

　　3. 工程化的工作方式　对于任何一个企业来说，其内部的管理机构都是庞大的，这就给调查工作带来了一定的困难。对于一个大型系统的调查一般都是多个系统分析人员共同完成的，按工程化的方法组织调查可以避免调查工作中可能出现的一些问题。所谓工程化的方法就是将工作中的每一步事先都计划好，对多个人的工作方法和调查所用的表格、图例都统一规范化处理，保证群体之间的沟通和协调。另外，所有规范化的调查结果（如表格、问题、图、所收集的报表等）都应整理后归档，以便进一步工作时使用。

4. 全面铺开与重点调查相结合 如果是开发整个组织的信息系统，开展全面的调查工作是当然的。如果近期内只需开发组织内部某一局部的信息系统，这就必须坚持全面铺开与重点调查相结合的方法，即自顶向下全面展开，但每次都只侧重于与局部相关的分支。例如只需开发企业生产作业计划部分，调查工作也必须是从组织管理的顶层开始，先了解总经理或厂长的工作，公司或工厂管理委员会的分工，下设各个部门的主要工作，企业年度综合计划的制订过程及所涉及的部门和信息，然后略去其他无关部门的具体业务调查，而将工作重点放在生产部的计划调度和物资供应的具体业务上。

5. 主动沟通和亲和友善的工作方式 系统调查项涉及组织内部管理工作的各个方面，涉及各种不同类型的人，因此调查者主动地与被调查者在业务上进行沟通是十分必要的。创造出一种积极、主动、友善的工作环境和人际关系是调查工作顺利展开的基础，一个好的人际关系会使调查和系统开发工作事半功倍，反之则事倍功半。但是这项工作说起来容易，做起来却很难，它对调查者和开发者的主观态度和心理行为等方面都有较高的要求。

课程思政

一个软件项目的实施要有科学的软件过程方法、新的技术支撑，还需要项目团队成员的通力配合。项目团队包括需求分析人员、架构师、数据库设计人员、项目经理、开发人员及测试人员等，学生不仅要具备在团队内部的人际沟通能力，还要在软件开发过程的各个环节互相配合，才能使得软件产品顺利上线。

为了清楚地了解客户的需求，开发真正满足客户需求的软件产品，需要与客户进行沟通，此时可引入沟通的技巧、团队沟通的原则及沟通的分类，了解不同形式沟通的优缺点。实验课采用角色分工，通过角色扮演体会项目完成需要各个部分的相互配合。如有项目经理，负责与客户沟通，写需求文档；有技术经理，按照难易程度将项目各个部分分配给程序员。

【知识点】需求获取、需求分析、系统分析、系统设计过程中的团队沟通与合作。

【课程思政元素】团队精神。

（三）需求调查的方法

需求调查的方法与现行组织系统的调查方法类似，需要通过面谈、走访、问卷调查、召开座谈会等形式进行。一般用户在开发之初，对所要开发的信息系统应该具有的功能和所能达到的结果并没有清楚的认识，因此，需求调查比现行组织系统调查难度更大，除了采用一般调查方法之外，还需要采用以下辅助方法：

1. 启发法 由于用户对所要开发的信息系统应该具有的功能和能够达到的效果并不十分清楚，这就需要调查人员在需求调查过程中，能够对用户进行引导和启发，向用户详细介绍信息技术给人们工作和生活方式所带来的巨大变化、信息技术的巨大能力、信息技术对现行组织管理和业务过程能够进行的革新和改造、信息技术在本领域中的应用范例等。让用户对信息系统产生感性认识，启发和引导用户发现现行组织管理和业务处理中所存在的问题，发现潜在的需求。

2. 观摩法 在系统开发之初，可以让用户参观同行业或同类型成功的信息系统。用户看到这些具体系统，将会对信息系统的功能、作用、外在效果、人机交互方式等产生直观印象，这样就会引导和启发用户，通过类比思维，提出自己对信息系统的需求。对信息系统没有直观感觉的用户采用观摩法是一种十分有效的方法。

3. 原型法 原型法是通过原型生成系统，根据用户的初步需求，构造出信息系统的初步原型。用户和调查人员针对所生成的原型进行讨论，分析原型是否准确地反映了用户的初衷，哪些方面还应该改进和加强。原型给用户和开发人员的交流和讨论提供了一个具体的参照物。有原型作为对象，需求调查就有针对性，可以澄清和纠正许多模糊和矛盾的用户需求。

（四）详细调查的目的和原则

详细调查的对象是现行系统（包括手工系统和已采用计算机的管理信息系统），目的在于完整掌握现行系统的现状，发现问题和薄弱环节，收集资料，为下一步的系统化分析和提出新系统的逻辑设计做好准备。

详细调查应遵循用户参与的原则，即由相关部门的业务人员、主管人员和系统分析人员、系统设计人员共同进行。设计人员虽然掌握计算机技术，但对相关部门的业务不够清楚，而管理人员虽熟悉自身业务，却不一定了解计算机，两者结合，取长补短，有助于更深入地发现对象系统存在的问题，共同研讨解决的方案。

调查的方法可以采用以下形式：①召开调查会；②访问；③发调查表；④参加业务实践。参加业务实践是了解系统的一种很好的形式，对于复杂的计算过程，如果能亲自动手算一算，对以后设计和编写程序设计说明书都很有益。一个好的方法是在这个阶段就收集出一套将来可供程序调试用的试验数据，这对系统实施阶段考核程序的正确性很有用处。为了便于分析人员和管理人员之间进行业务交流和分析问题，在调查过程中应尽量使用各种形象、直观的图表工具。图表工具的种类很多，通常用组织结构图描述组织的结构，用管理业务流程图和表格分配图描述管理业务状况，用数据流图描述和分析数据、数据流程及各项功能，用判断树、决策表等描述处理功能和决策模型。

（五）详细调查的范围

详细调查的范围应该围绕组织内部信息流所涉及领域的各个方面。但应该注意的是，信息流是通过物流而产生的，物流和信息流又都是在组织中流动的。因此，调查的范围就不能仅局限于信息和信息流，应该包括企业的生产、经营、管理等各个方面，可大致归纳为九类：①组织机构和功能业务；②组织目标和发展战略；③工艺流程和产品构成；④数据与数据流程；⑤业务流程与工作形式；⑥管理方式和具体业务的管理方法；⑦决策方式和决策过程；⑧可用资源和限制条件；⑨现存问题和改进意见。

以上九个方面只是一种大致的划分，实际工作时应视具体情况增加或修改。总之，目的就是真正弄清处理对象现阶段工作的详细情况，为后面的分析设计工作做准备。详细调查主要针对业务流程调查和数据流程调查两部分进行。

（六）详细调查与初步调查的区别

1. 目的不同　初步调查明确问题和系统开发要解决的主要问题和目标，论证系统开发的必要性和可能性；详细调查是为了弄清现行系统的基本功能及信息流程，发现问题和薄弱环节，收集资料，为新系统逻辑模型提供基础。

2. 内容不同　初步调查重点是了解现行系统的概要情况及与外部的关系，包括资源情况、能力情况、外部影响情况等；详细调查重点在于更详细和更具体地了解本系统的内部情况，从而可以在新系统建设时提供改进或更换的内容。

六、明确需求的方法

业务分析（business analysis）的目的是分析和认识现行组织系统。信息系统是为现行组织系统服务的，现行组织系统也是信息系统的基础和赖以存在的环境，只有对现行组织系统做到全面的解剖和分析，才能够开发出符合组织要求的信息系统。

需求分析的主要目的是详细了解现行系统的工作过程、业务流程，发现问题，寻找解决办法。基本任务：了解用户需求，提出这些需求的实现条件，以及需求应达到的标准；确定新系统初步逻辑模型；编写系统分析报告。拟解决的关键问题是对现行系统的组织结构、功能、业务流程进行详细分析，明确要解决的具体问题。

随着需求在开发过程中的不断演化，项目经常会超出计划的时间和预算（计划总是过于乐观）。为了管理范围蔓延，必须一开始就对项目的业务目标、战略愿景、范围、边界和成功标准给予明确说明。以此为参照，对所有的新特性或者需求变更进行评估。项目经理应当在时间表中设置应急缓冲区，以免打乱时间表。

1. 软件客户的需求权利　①期望业务分析师用自己的语言进行交流；②期望业务分析师了解自己的业务和目标；③希望业务分析师用合适的形式记录需求；④收到需求实践和交付物的相关解释；⑤变更需求；⑥期望一个相互尊重的环境；⑦聆听关于需求以及解决方案的建议和替代方案；⑧描述能够提高产品易用性的特性；⑨了解调整哪些需求可以实现复用，加速产品开发；⑩收到满足自己功能需求和质量预期的系统。

2. 软件客户的需求责任　①给业务分析师和开发人员传授你的业务知识；②准备足够的时间用来澄清需求；③提供具体而准确的需求；④及时对需求进行确认；⑤尊重开发人员针对需求可行性和成本的估算；⑥和开发人员协作设置符合实际的需求优先级；⑦评审需求和评估原型；⑧设定验收条件；⑨及时沟通需求变更；⑩尊重需求开发流程。

3. 明确需求的方法　①抽象：从含糊的要求中抽象出对信息和信息处理的要求；②量化：对各种要求确定定量的标准；③汇总：对于罗列出来的各种问题及要求，应认真分析它们之间的相互关系，根据实际情况抓住其中的实质需求。

七、软件需求规格说明书

《系统说明书》是系统分析阶段的成果。该文档主要描述了系统的需求，在软件工程领域也称作《软件需求规格说明书》（software requirement specification，SRS）。

《软件需求规格说明书》的内容框架：①引言，包括项目名称、目标、背景、引用资料、术语说明等；②任务描述，包括项目的主要工作内容、现行系统的调查情况，功能需求、数据需求、其他需求；③数据描述；④功能要求；⑤质量需求；⑥运行需求；⑦其他要求，如实施计划，工作任务的分解、进度、预算；⑧附录。

微课视频　微课视频

第二节　面向对象概念及方法

微课 PPT　微课 PPT

一、面向对象概念

什么是面向对象？ Coad 和 Yourdon 给出的定义：面向对象（object oriented，OO）=对象（objects）+ 分类（classification）+ 继承（inheritance）+ 通信（communication）。面向对象中使用了对象、类、封装、继承、消息和多态等基本概念。

1. 对象　对象（object）是系统中用来描述客观事物的一个实体，它是构成系统的一个基本单位。对象可以用来描述要研究的任何事物。从一本书到一家图书馆，单的整数到整数列庞大的数据库、极其复杂的自动化工厂、航天飞机都可看作对象，它不仅能表示有形的实体，也能表示无形的（抽象的）规则、计划或事件。对象由数据（描述事物的属性）和作用于数据的操作（体现事物的行为）构成一个独立整体。从程序设计者来看，对象是一个程序模块；从用户来看，对象为他们提供所希望的行为。对内的操作通常称为方法。

2. 类　类（class）是对象的模板，即类是对一组有相同数据和相同操作的对象的定义。一个类所包含的方法和数据描述一组对象的共同属性和行为。类是在对象之上的抽象，对象则是类的具体化，是类的实例。类可有其子类，也可有其他类，形成类层次结构。

3. 封装　封装（encapsulation）是一种信息隐蔽技术，它体现于类的说明，是对象的重要特性。封装使数据和加工该数据的方法（函数）封装为一个整体，以实现独立性很强的模块，使得用户只能见到对象的外特性（对象能接收哪些消息，具有哪些处理能力），而对象的内特性（保存内部状态的私有数据和实现加工能力的算法）对用户是隐蔽的。封装使一个对象形成两个部分：接口部分和实现部分。封装的目的在于把对象的设计者和对象的使用者分开，使用者只需了解对象的接口，不必知晓行为实现的细节，用设计者提供的消息来访问该对象。

4. 继承　继承（inheritance）是子类自动共享父类之间数据和方法的机制。它由类的派生功能体现，一个类直接继承其他类的全部描述，同时可修改和扩充。

继承分为单继承（一个子类只有一父类）和多重继承（一个类有多个父类）。类的对象是各自封闭的，如果没继承性机制，则类对象中数据、方法就会大量重复出现。通过继承可以实现代码的重用：从已存在的类派生出的一个新类将自动具有原来那个类的特性，同时，它还可以拥有自己的新特性。

5. 消息　对象之间进行通信的结构叫作消息（message）。在对象的操作中，当一个消息被发送给某个对象时，消息包含接收对象去执行某种操作的信息。发送一条消息至少要包括说明接收消息的对象名、发送给该对象的消息名。一般还要对参数加以说明，参数可以是认识该消息的对象所知道的变量名，或者是所有对象都知道的全局变量名。

6. 多态　多态（polymorphism），字面上是指有多种形态的意思。在面向对象的技术中，多态是指一个事物在不同上下文中具有不同意义或用法的能力。同一消息为不同的对象接收时可产生完全不同的行动。利用多态用户可发送一个通用的信息，而将所有的实现细节都留给接收消息的对象自行决定，同一消息即可调用不同的方法。例如，Print 消息被发送给一图或表时调用的打印方法与将同样的 Print 消息发送给一正文文件而调用的打印方法会完全不同。

多态的实现受到继承性的支持，利用类继承的层次关系，把具有通用功能的协议存放在类层次中尽可能高的地方，而将实现这一功能的不同方法置于较低层次，这样，在这些低层次上生成的对象就能给通用消息以不同的响应。在面向对象程序设计语言中可通过在派生类中重定义基类函数（定义为重载函数或虚函数）来实现多态机制。多态机制使具有不同内部结构的对象可以共享相同的外部接口，通过这种方式减少代码的复杂度。

在 OO 方法中，对象和传递消息分别是表现事物及事物间相互联系的概念。类和继承是适应人们一般思维方式的描述范式。方法是允许作用于该类对象上的各种操作。这种对象、类、消息和方法的程序设计范式的基本点在于对象的封装性和类的继承性。通过封装能将对象的定义和对象的实现分开，通过继承能体现类与类之间的关系，以及由此带来的动态联编和实体的多态性，从而构成了面向对象软件系统。

二、面向对象方法

1. 面向对象方法概述　面向对象的方法起源于面向对象的编程语言。自 20 世纪 80 年代中期到 90 年代，OO 的研究重点已经从面向对象编程语言转移到设计方法学方面，陆续提出了一些面向对象的开发方法和设计技术。其中具有代表性的工作包括：B.Henderson-Sellers 和 J.M.Edwards 提出的面向对象软件生存周期的"喷泉"模型及面向对象系统开发的七点框架方法；G.Booch 提出的面向对象开发方法学；P.Coad 和 E.Yourdon 提出的面向对象分析（OOA）和面向对象设计（OOD）；J.Rumbaugh 等人提出的 OMT 方法；Jacobson 提出的 OOSE 方法；等等。值得一提的是，统一的建模语言（unified modeling language，UML），该方法结合了 Booch、Rumbaugh 和 Jacobson 方法的优点，统一了符号体系，并从其他的方法和工程实践中吸收了许多经过实际检验的概念和技术。这些方法的提出，标志着面向对象方法逐步发展成为一类完整的方法学和系统化的技术体系。而有关抽象数据类型的基础研究为面向对象开发方法提供了初步的理论。面向对象方法作为一种独具优越性的新方法引起计算机界广泛的关注和高度的重视。正像 20 世纪 70 年代结构化方法对计算机技术应用所产生的巨大影响和促进那样，20 世纪 90 年代，OO 方法强烈地影响、推动和促进了一系列高技术的发展和多学科的综合。

面向对象方法是一种把面向对象的思想应用于软件开发过程中，指导开发活动的系统方法，是建立在"对象"概念基础上的方法学。对象是由数据和容许的操作组成的封装体，与客观实体有直接的对应关系。一个对象类定义了具有相似性质（属性）的一组对象。而继承性是对具有层次关系的类的属性和操作进行共享的一种方式。所谓面向对象就是基于对象概念，以对象为中心，以类和继承为构造机制，来认识、理解、刻画客观世界和设计、构建相应的软件系统。

系统分析面临问题空间的理解、人与人之间的通信、需求的不断变化等三大挑战。面向对象分析（object-oriented analysis，OOA）着眼于问题空间的理解，在对象及其属性、分类结构和组装结构的框架上定义和交流系统需求，将属性及专用那些属性的服务视为一个固有整体；提供一个支持分析（做什么）和设计（怎么做）相一致的强有力的表示工具；显式地捕捉数据和处理的共性，使代表共性的类及对象稳定下来。

2. 面向对象模型 面向对象方法支持三种基本的活动：识别对象和类，描述对象和类之间的关系，以及通过描述每个类的功能定义对象的行为。

为了发现对象和类，开发人员要在系统需求和系统分析的文档中查找名词和名词短语，包括可感知的事物（汽车、压力、传感器）、角色（司机、教师、客户）、事件（着陆、中断、请求）、互相作用（借贷、开会、交叉）、人员、场所、组织、设备和地点。通过浏览使用系统的脚本发现重要的对象和其责任，是面向对象分析和设计过程初期重要的技术。

当重要的对象被发现后，通过一组互相关联的模型详细表示类之间的关系和对象的行为，这些模型从 4 个不同的侧面表示了软件的体系结构：静态逻辑、动态逻辑、静态物理和动态物理。

静态逻辑模型描述实例化（类成员关系）、关联、聚集（整体/部分）和一般化（继承）等关系，这被称为对象模型。一般化关系表示属性和方法的继承关系。定义对象模型的图形符号体系通常是从用于数据建模的实体关系图导出的。对设计十分重要的约束，如基数（一对一、一对多、多对多），也在对象模型中表示。

动态逻辑模型描述对象之间的互相作用。互相作用通过一组协同的对象、对象之间消息的有序序列、参与对象的可见性定义的途径来定义系统运行时的行为。Booch 方法中的对象交互作用图被用来描述重要的互相作用，显示参与的对象和对象之间按时间序列的消息。可见性图用来描述互相作用中对象的可见性。对象的可见性定义了一个对象如何处于向它发送消息的方法的作用域之中。例如，它可以是方法的参数、局部变量、新的对象或当前执行方法的对象的部分。

静态物理模型通过模块描述代码布局，动态物理模型描述软件的进程和线程体系结构。

综上所述，面向对象方法用于系统开发有如下优点：

（1）强调从现实世界中客观存在的事物（对象）出发来认识问题域和构造系统，使系统能更准确地反映问题域。

（2）运用人类日常的思维方法和原则（体现于 OO 方法的抽象、分类、继承、封装、消息等基本原则）进行系统开发，有利于发挥人类的思维能力，有效控制系统复杂性。

（3）对象的概念贯穿于开发全过程，使各个开发阶段的系统成分具有良好的对应关系，显著提高系统的开发效率与质量，并大大降低系统维护的难度。

（4）对象概念的一致性使参与系统开发的各类人员在开发的各阶段具有共同语言，有效地增强了人员之间的交流和协作。

（5）对象的相对稳定性和对易变因素隔离，增强了系统对环境的适应能力。

（6）对象、类之间的继承关系和对象的相对独立性，为软件复用提供了强有力的支持。

3. 面向对象系统开发技术　系统分析包括对系统需求进行建模和修改的技术，不同分析方法采用对应于特有思维方式的技术，得到不同的分析模型。面向对象分析中使用的关键技术有：

（1）信息收集技术　如会谈、观察、实践、问卷等是收集相关信息和理解用户需求的基本技术。

（2）事件分析　事件分析是面向对象分析的起点，它是确定系统级需求的技术，认为信息处理系统对环境中的重要事件会做出预置响应。

（3）用例建模　用例模型表示系统和用户间所需的交互，由表示参与者和用例的图和对每个用例的详细描述组成。

（4）类建模　通过应用领域中概念及其属性、关联及操作的建模来获得对系统的最小化、非冗余、全面的理解，以及静态逻辑构建。

（5）交互建模　交互模型表示参与者与系统之间、系统内部对象之间的交互细节，交互建模用于定义系统内部的软件对象的交互。

三、对象模型技术

对象模型技术（object modeling technique，OMT）对事物的属性和方法封装形成对象，从对象和对象间的关系的角度文档化系统，这是面向对象分析和设计方法的基础。对象建模技术包括三种模型，即对象模型、动态模型和功能模型。对象模型描述系统中的对象和它们之间的联系；动态模型描述系统对象间的相互作用；功能模型描述系统中数据的变化。每种模型应用于开发的不同阶段，以几种不同的观点来刻画不同的模型，一个软件系统的完全描述要求包含所有这三种模型。

1. 对象模型　对象模型是三种模型中最重要的，通过描述系统中的对象、对象之间的联系、属性，以及刻画每个对象类的属性和操作来表示系统的静态结构。系统建模围绕对象来构造系统而不是围绕功能来构造系统，对象模型更接近实际应用，而且容易修改，能快速地对变化做出反应。对象模型提供一种直观的图形表示，并且文档化系统结构有利于与用户之间进行有针对性的交流，从而有利于系统模型的修改和完善。

2. 动态模型　动态模型描述了系统时间空间内对象的变化和对象之间关系的变迁，即系统所关注的时序关系。动态模型的主要概念是表示外部触发的事件和表示对象值的状态，它采用状态图来描述一个特定类的事件、状态和状态变迁的模式。状态图就是状态和事件的网络，动态模型由多个状态图组成，从而显示了整个系统活动的模式。

3. 功能模型　功能模型描述系统内的计算。功能模型由多个数据流图组成，这些数据流图描述数据流从外部输入值，经过计算和内部数据存储，再向外部输出的全过程。功能模型也包含了对象模型中值之间的约束。

对象模型技术把分析时收到的信息构造在三类模型中，即对象模型、功能模型和动态模型。三个模型从不同的角度对系统进行描述，分别着重于系统的一个方面，组合起来构成对系统的完整描述。形象地说，对象模型定义"对谁做"，状态模型定义"何时做"，功能模型定义"做什么"。

第三节　UML（统一建模语言）

一、UML 概述

1.UML 发展　面向对象系统开发中生成的大多数模型都用符号表示，这种符号就是统一建模语言（unified modeling language，UML）。

UML 目的是要成为一种标准的统一语言，为开发团队提供标准通用的设计语言来开发和构建计算机应用。UML 包括一套 IT 专业人员期待多年的统一的标准建模符号。通过使用 UML，这些人员能够阅读和交流系统架构和设计规划——就像建筑工人多年来所使用的建筑设计图一样。UML 成为"标准"建模语言的原因之一在于，它与程序设计语言无关。UML 符号集只是一种语言而不是一种方法学，它可以在不做任何更改的情况下很容易地适应任何公司的业务运作方式。UML 展现了一系列最佳工程实践，这些最佳实践在对大规模、复杂系统进行建模方面，特别是在软件架构层次已经被验证有效。

2.UML 的构成　UML 主要有三类元素：基本构造块（basic building block）、规则（rule）、公共机制（common mechanism）。

基本构造块包括三种类型：事物（thing）、关系（relationship）、图（diagram）。

事物分为四种类型：①结构事物（structual thing）。UML 中的结构事物包括类、接口（interface）、协作（collaboration）、用例（use case）、主动类（active class）、构件（component）和结点（node）。②行为事物（behavioral thing）。UML 中的行为事物包括交互（interaction）和状态机（state machine）。③分组事物（grouping thing）。UML 中的分组事物是包（package）。④注释事物（annotational thing）。UML 中的注释事物是注

解（note）。

关系有四种类型：依赖（dependency），关联（association），泛化（generation），实现（realization）。

二、类与类之间的关系

在面向对象设计模式中，类与类之间主要有 6 种关系，他们分别是依赖、关联、聚合、组合、继承、实现。他们的耦合度依次增强。

1. 依赖关系　依赖关系的定义：对于两个相对独立的对象，当一个对象负责构造另一个对象的实例，或者依赖另一个对象的服务时，这两个对象之间主要体现为依赖关系（表 3–1）。在 Java 中的表现还是比较直观的：类 A 当中使用了类 B，其中类 B 是作为类 A 的方法参数、方法中的局部变量，或者静态方法调用。也就是说，一个类 A 使用了另一个类 B，表现在代码层面为类 B 作为参数被 A 在某个方法中使用。

表 3–1　类之间的依赖关系

表示方法	示例
- - - - - - - ->	Class A <- - - - - - - Class B + operation(x:Class A)

2. 关联关系　关联关系的定义：对于两个相对独立的对象，当一个对象的实例与另一个对象的一些特定实例存在固定的对应关系时，这两个对象之间为关联关系（表 3–2）。关联关系分为单向关联和双向关联。在 Java 中，单向关联表现为类 A 当中使用了类 B，其中类 B 是作为类 A 的成员变量。双向关联表现为类 A 当中使用了类 B 作为成员变量，同时类 B 中也使用了类 A 作为成员变量。

表 3–2　类之间的关联关系

类之间的关系	表示方法	示例
关联	——————	Student ——— School 1..*　　0..*
直接关联（导航性）	- - - - - - ->	Order - - - - -> Product 1..*　　0..*

3. 聚合关系　聚合关系是关联关系的一种，耦合度强于关联，他们的代码表现是相同的，仅仅是在语义上有所区别：关联关系的对象间是相互独立的，而聚合关系的对象之间存在着包容关系，他们之间是"整体 – 个体"的相互关系（表 3–3）。也就是说，

"has–a"。

表 3–3　类之间的聚合关系

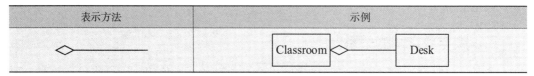

表示方法	示例

4. 组合关系　相比于聚合，组合是一种耦合度更强的关联关系。存在组合关系的类表示"整体 – 部分"的关联关系，"整体"负责"部分"的生命周期，他们之间是共生共死的；并且"部分"单独存在时没有任何意义（表 3–4）。也就是说，"contains–a"。

表 3–4　类之间的组合关系

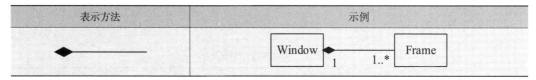

表示方法	示例

5. 继承（泛化）关系　继承（泛化）表示类与类（或者接口与接口）之间的父子关系（表 3–5）。在 Java 中，用关键字 extends 表示继承关系。UML 图例中，继承关系用实线 + 空心箭头表示，箭头指向父类。

表 3–5　类之间的继承关系

类之间的关系	表示方法	示例
继承	→▷	Animal（- age: int / - weight: double / + eat() / + sleep()）; Tiger（- fur_pattern: String / + run() / + hunt()）; Bird（- feather_color: Color / + fly()）
多重继承	→▷	SuperA, SuperB, Child

6. 实现关系　实现关系的定义：表示一个类实现一个或多个接口的方法。接口定义好操作的集合，由实现类去完成接口的具体操作（表 3–6）。在 Java 中使用 implements 表示。UML 图例中，实现关系用虚线 + 空心箭头表示，箭头指向接口。

表 3-6 类之间的实现关系

表示方法	示例
- - - - ▷	
──○	 实现关系的简化表示

三、UML 图形建模

1.UML 描述图 UML 提供了多种类型的模型描述图（diagram），当在某种给定的方法学中使用这些图时，它使得开发中的应用程序更易理解。

UML 的内涵远不只是这些模型描述图，但是对于入门来说，这些图对这门语言及其用法背后的基本原理提供了很好的介绍。通过把标准的 UML 图放进工作产品中，开发人员就更加容易加入项目并迅速进入角色。UML 的模型描述图可以由下列五类图（九种图形）来定义，如表 3-7 所示。

表 3-7 UML 图的描述

类型	图名	描述
用例图	用例图	从用户角度描述系统的功能，并指出各功能的操作者
静态图	类图	用于定义系统的类，包括描述类之间的联系（如关联、依赖、聚合等）及类的内部结构，即类的属性和操作。因此，类图是描述系统中类的静态结构，即它描述的是一种静态关系，在系统的整个生命周期都是有效的
	包图	包或类组成，主要表示包与类或包与类之间的关系。包图用于描述系统的分层结构
行为图	状态图	描述一类对象的所有可能状态及事件发生时状态的转移条件。通常状态图是对类图的补充
	活动图	描述为满足用例要求所要进行的活动及活动间的约束关系。使用活动图可以很方便地表示并行活动
交互图	序列图	用以显示对象之间的动态合作关系。它强调对象之间消息发送的顺序，同时也显示对象之间的交互过程
	协作图	同序列图是等价的，但着重描述对象间的协作关系
实现图	构件图	描述代码部件的物理结构及各部件之间的依赖关系。一个部件可能是一个资源代码部件、一个二进制部件或一个可执行部件。它包含逻辑类或实现类的有关信息。部件图有助于分析和理解部件之间的相互影响程度
	配置图	定义系统中软硬件的物理体系结构。可以显示实际的计算机和设备（用节点表示）及它们之间的连接关系，也可显示连接的类型及部件之间的依赖性。在节点内部放置可执行部件和对象，以显示节点跟可执行软件单元的对应关系

　　UML 五类图之间存在着或直接或间接的关系（图 3-1），这体现了 UML 中的辩证法。用例图主要用来描述系统的外部行为；类图和对象图用来定义类和对象及它们的属性和操作；状态图描述类的对象所有可能的状态及事件发生时状态的转移条件；顺序图显示对象之间的动态合作关系，它强调对象之间消息发送的顺序，同时显示对象之间的交互；协作图强调对象间的动态协作关系；活动图描述满足用例要求所要进行的活动及活动间的约束关系，有利于识别并行活动。除此之外，图 3-1 中未显示的包图用于描述系统的分层结构，构件图描述代码部件的物理结构及各部件之间的依赖关系，配置图定义系统中软硬件的物理体系结构。

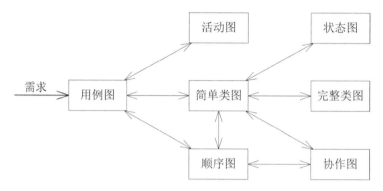

图 3-1　UML 图之间的关系

　　从应用的角度看，当采用面向对象技术设计系统时，第一步是描述需求，第二步是根据需求建立系统的静态模型，以构造系统的结构，第三步是描述系统的行为。在第一步与第二步中所建立的模型都是静态的，包括用例图、类图（包含包）、对象图、组件图和配置图等五个图形，是标准建模语言 UML 的静态建模机制。第三步中所建立的模型或者可以执行，或者表示执行时的时序状态或交互关系，它包括状态图、活动图、顺序图和协作图等四个图形，是标准建模语言 UML 的动态建模机制。因此，标准建模语言 UML 的主要内容也可以归纳为静态建模机制和动态建模机制两大类。

　　2.UML 中的视图　复杂系统建模需要从多个不同的方面来描述。UML 用视图来表示被建模系统的各个方面，它是在某一个抽象层次上对系统的抽象表示。UML 把软件模型划分为五个视图，每一个视图代表完整系统描述的投影，显示系统的一个特定方面。每一个视图又由一种或多种模型图构成。模型图描述了构成相应视图的基本模型元素及它们之间的相互关系。

　　（1）用例视图　用例视图（use case view）用来支持软件系统的需求分析，它定义系统的边界，关注的是系统应该交付的功能，也就是外部参与者所看到的功能。它从系统参与者的角度描述系统的外部行为和静态的功能组合。用例视图的使用者是客户、开发人员及测试人员。客户对系统的期望用法（也就是要求的功能）被当作多个用例在用例视图中进行描述，一个用例就是对系统的一个用法的通用描述。用例视图是核心，因为它的内容驱动其他视图的开发。系统的最终目标，也就是系统将提供的功能是在用例视图中描述的。同时该视图还有其他一些非功能特性的描述，因此，用例视图将会对所有其他的视图产生影响。另外，通过测试用例视图，可以检验和最终校验系统。

（2）逻辑视图　逻辑视图（logical view）定义系统的实现逻辑。它描述了为了实现用例视图中提出的系统功能，在对软件系统进行设计时所产生的设计概念（设计概念又称为软件系统的设计词汇）。逻辑视图的使用者主要是开发人员和设计人员。它关注系统的内部，既描述系统的静态结构（类、对象及它们之间的关系），也描述系统内部的动态协作关系。这种协作发生在为了实现既定功能，各对象之间进行消息传递的时刻。另外，逻辑视图也定义像永久性和并发性这样的特性，同时还定义类的接口和内部结构。对逻辑视图的描述在原则上与软件系统的实现平台无关。它的图形模型包括类图、对象图、状态图、顺序图、协作图及活动图等。

（3）组件视图　组件视图（component view）描述系统的实现模块及它们之间的依赖关系。它的使用者主要是开发人员。组件是不同类型的代码模块，通过代码模块的结构和依赖关系来表示。组件视图中也可以添加组件的其他附加信息，例如资源分配（为组件服务）或者其他管理信息（如开发工作的进度报告）等。

（4）实现视图　实现视图（implementation view）描述的是组成一个软件系统的各个物理部件，这些部件以各种方式（例如，不同的源代码经过编译，构成一个可执行系统，或者不同的软件组件配置成为一个可执行的系统，以及不同的网页文件以特定的目录结构组成一个网站等）组合起来，构成一个可实际运行的系统。实现视图的使用者是开发人员和系统集成人员。该视图由动态图（状态图、协作图及活动图）和实现图（组件图和部署图）组成。

（5）部署视图　部署视图（deployment view）描述软件系统在计算机硬件系统和网络上的安装、分发和分布的情况。例如，计算机和设备（节点），以及它们之间是如何连接的。部署视图的使用者是开发人员、系统集成人员和测试人员，并且该视图由部署图表示。部署视图也包括一个显示组件如何在物理结构中部署的映射，例如一个程序或对象在哪台计算机上执行。

第四节　面向对象系统分析

一、基于用例的软件建模

用例（use case）是为了达到某个目标，一个用户或其他系统与拟设计系统的一个交互。用例理解为是某个参与者（actor）要做的一件事可能更为合适。这样的一件事有以下几个特征：这件事是相对独立的；这件事的执行结果对参与者来说是可观测的和有意义的；这件事必须由一个参与者发起；这件事必然是以动宾短语形式出现的。

用例以参与者为中心（区别于以计算机系统为中心），从参与者的角度来描述他要做的日常工作（区别于以业务流程描述的方式），并分析这些日常工作之间是如何交互的（区别于数据流的描述方式）。

用例分析（use case analysis）的首要目标不是要弄清楚某项业务是如何一步一步完

成的，而是要弄清楚有多少参与者、每个参与者都做什么，业务流程分析则是后续的工作了。用例分析方法试图找到问题领域内所有相对独立的参与者和事件，并把业务流程当成是这些参与者和事件之间的交互结果（在 UML 用活动图或序列图来描述）。因此，用例方法被吸纳到 OO 之后，UML 得以完备的形式出现，用例成了真正的 OO 核心。

用例图显示活动者与用例间的关系，不显示不同的场景，用例图的要素有参与者、用例、关联和系统边界。用例场景是同一个用例在实际执行的时候会有很多不同的情况发生。用例就是对全部用例场景的抽象，用例场景就是从用例中实例化出来的一组活动。

基于用例的软件建模采用五种不同类型的用例，包括业务用例、概念用例、控制用例、系统用例、测试用例；并利用两种不同的类，包括分析类和设计类；通过这些基本元素规范表达需求分析、系统分析、系统设计和软件测试各阶段的工作任务和工作成果，整体思路如图 3–2。

需求分析是确定新系统的目的、范围、定义和功能时所要做的所有工作，需求分析阶段的任务是确定软件系统功能。需求分析是软件工程中的一个关键过程，是整个系统开发的基础，其成败直接决定系统成败和维护成本，并且维护成本随开发阶段的推进，成倍增效应。在 UML 中，需求模型又称为用例模型，主要用于描述系统的功能性需求，即软件可以实现的功能。在需求分析阶段使用用例图可降低软件开发风险、把控软件质量、准确地理解系统功能，降低与客户交流难度、通过图示法向客户直观简洁地表达系统功能等信息。

正确规范地使用"业务用例"能够高效地建立起一个可视化的用户业务模型，通过该业务模型可以使软件系统的需求分析人员和用户之间建立起一个高效、便捷、良好的沟通渠道，这对建立一个详尽、准确的用户需求分析文档极为重要。使用"业务用例"建立的业务模型往往是需求的表明现象，还需要深入分析需求问题的本质，包括隐含的功能需求、性能需求、限制约束、关键功能及业务流程优化等。

概念模型从复杂的世界中获取简单的模型，然后再用简单的模型去指导复杂的世界，概念模型是与接口（类型）而不是实现（类）相关联的，能够帮助人们将注意力放在概念性问题上而不是软件设计问题上。概念模型就是在了解了用户的需求，用户的业务领域工作情况以后，经过分析和总结，提炼出来的用以描述用户业务需求的一些概念的东西。

控例用于获取服务性能的需求或者操作的非功能性需求，这样系统才能满足需求。对于非操作性的非功能性需求而言，控例将通过策略、流程或程序来记录约束或可能的控制方法，以确保符合相应的非功能性需求。通过控例去记录和建模非功能性需求的方法，并确保控例能从不同的角度代表系统的非功能性需求。控例技术主要运用于一些有关键性要求的，有利于管理整个开发生命周期，并可以通过扩展 UML 体系机构和视图模型去描述增加了控例视图后的软件体系结构。

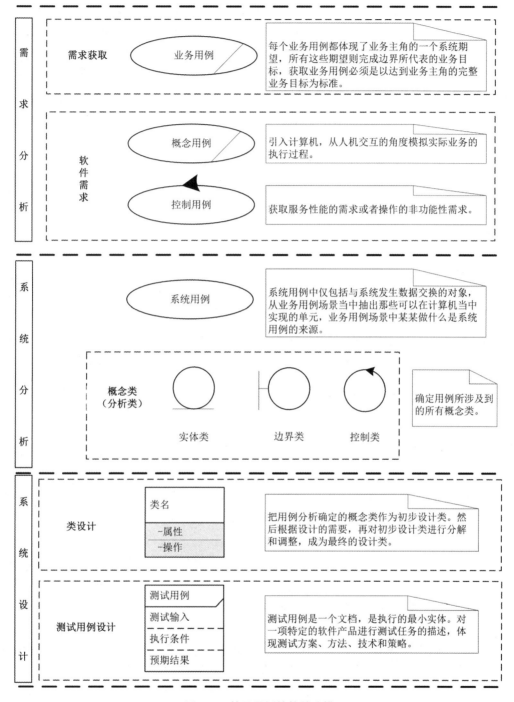

图 3-2 基于用例的软件建模

系统用例把边界从组织缩小到要研究的系统,关注于系统本身实现后的互动。系统用例模型的目的在于关注于演示对系统的需求,抛弃部门的功能,更加细化,系统用例模型应该划分子系统以对应不同的功能。写系统用例是为了更清晰地展示系统的业务场景的功能。

概念类描述现实世界的实体与概念，重点反映现实世界问题域。分析类是概念层次的东西，与具体实现技术无关，分为边界类、控制类、实体类，分析用于获取系统中主要的"职责簇"，他们代表系统的原型类，是系统必须处理的主要抽象概念的"第一个关口"。分析类是跨越需求和设计实现的桥梁。分析类高于设计实现，在为需求考虑系统实现的时候，可以不必理会复杂的设计要求，如应用的设计模式、系统框架等。分析类高于语言实现，在需求考虑系统的时候，可以不必理会采用哪一种特性的语言来编码。分析类高于实现方式，在为需求考虑系统实现的时候，可以不考虑采用哪一种具体的实现方式。

设计类是系统实施中一个或多个对象的抽象；设计类所对应的对象取决于实施语言。

测试用例（test case）是指对一项特定的软件产品进行测试任务的描述，体现测试方案、方法、技术和策略。其内容包括测试目标、测试环境、输入数据、测试步骤、预期结果、测试脚本等，最终形成文档。简单地认为，测试用例是为某个特殊目标而编制的一组测试输入、执行条件及预期结果，用于核实是否满足某个特定软件需求。测试用例主要包含四个内容：用例标题，前置条件，测试步骤和预期结果。用例标题主要描述测试某项功能；前置条件是指用例标题需要满足该条件；测试步骤主要描述用例的操作步骤；预期结果指的是符合预期（开发规格书、需求文档、用户需求等）需求。

二、基于概念类的软件建模

在描述一个事物的时候，可以从以下三个观点出发：①结构性观点：这个事物是什么？②功能性观点：这个事物能做什么？③使用者观点：人们能够用这个事物做什么？软件是一种还不存在的事物，对于正准备开发的软件，不能从结构观点去描述它，也不能从功能观点去描述它，最好的方法是从使用者的观点去描述它。发现和定义业务用例的目的是从结构上、整体上了解客户的业务构成，确定业务范围，以便项目管理和估算工作量。

面向对象系统建模是将用户的业务需求转化为计算机实现的过程，这个阶段通常使用无类型的用例和用例实现两种类型。系统范围、项目计划、系统架构通常在这个阶段形成雏形（在系统分析阶段确定）。在系统建模阶段，用例视角是针对计算机的，因此用例的粒度以一个用例能够描述操作者与计算机的一次完整交互为宜。

从业务需求到系统需求是寻找信息系统需要实现的关键业务用例，从计算机视角描述需求，规定开发范围，作为项目计划的依据，为系统设计做准备。

系统分析的主要工作：①逻辑结构分析：信息系统逻辑结构是从抽象的概念层次和功能需求角度，根据信息系统的需求结构确定的信息系统模型结构。信息系统逻辑结构由分析包按照组成关系或依赖关系构成。逻辑结构分析（logic structure analysis）要经过确定初步逻辑结构、分解并确定分析包、确定分析包关系等步骤。②用例分析：用例分析（use case analysis）是从概念层次上对分析包中的用例进行的分析。用例分析包括提取用例的概念类、确定概念类之间的关系及绘制用例分析类图和用例分析交互图三项工作。③概念类分析：概念类分析（conception class analysis）是对所提取的各概念类的职责、属性、关系和特殊需求所进行的分析。

概念类（conception class）是在概念层次上，对信息系统的抽象要素的一种称谓。概念类主要来源于业务领域中的客观实体、系统与外界的交互处理和对系统要素的控制三个方面。系统分析所确定的概念类到了系统设计中，可能表示一个类，也可能表示若干个类，甚至会表示一个或多个子系统。系统分析的概念性决定了把系统要素细化到概念类的程度就可以满足系统分析的需要。概念类面向功能需求，一般不考虑性能要求，具有突出业务领域、突出概念性及大粒度的特征。

概念类的内容包括类的职责、属性、关系和特殊需求：①职责：职责是概念类在信息系统中的作用和责任，主要从应用需求角度描述概念类的职责，一般不细化到操作和接口级别。②属性：属性是概念类的性质和特征，应从概念层次描述该概念类的主要性质，不需要指定属性的类型、可见性等。③关系：关系是指概念类相互之间存在的关联、聚合、泛化等关系。④特殊需求：特殊需求是指在后续阶段细化或实现该类的某些特殊的性能需求。

概念模型从复杂的世界中获取简单的模型，然后再用简单的模型去指导复杂的世界，概念模型是与接口（类型）而不是实现（类）相关联的，能够帮助人们将注意力放在概念性问题上而不是软件设计问题上。概念模型就是在了解了用户的需求，用户的业务领域工作情况以后，经过分析和总结，提炼出来的用以描述用户业务需求的一些概念的东西。

UML 把概念类分为实体类、边界类和控制类三种类型：①实体类：实体类（entity class）是信息系统表示客观实体的抽象要素，像书店信息系统中的"书目""架存图书""售出图书""书单""书款"等都属于实体类。实体类一般对应着在业务领域中的客观事物，或者是具有较稳定信息内容的系统元素。实体类来源于业务分析中所确定的实体，实体字典是确定实体类的依据。②边界类：边界类（boundary class）是描述系统与参与者之间交互的抽象要素。边界类只是对信息系统与参与者之间交互的抽象建模，并不表示交互的具体内容及交互界面的具体形式。例如，"售书界面"用来抽象地描述售书员与书店信息系统的交互处理。应该为每一个参与者至少设置一个边界类，以表示这个参与者与信息系统的交互处理。但若某一个参与者与系统存在较频繁的交互内容，并且各交互内容之间也不存在较密切的关系时，便需要为这个参与者的一种交互内容设置一个边界类。③控制类：控制类（control class）是表示信息系统对其他对象实施协调处理、逻辑运算的抽象要素。例如，在书店信息系统中，"出售图书"就属于控制类。

面向对象系统分析建模模型：①建立系统用例：从业务场景和用例场景中发现需要计算机系统完成的用例，即系统用例，确定系统用例之间的关系。②分析业务规则：建立系统用例规约。③系统用例实现：为每个系统用例（实体类）建立对象模型（创建分析类）。④软件架构和框架：J2EE 规范、MVC。⑤建立分析模型：借助 actor 类和分析类：边界类、实体类和控制类来"实现"用例场景。⑥组件模型：如果边界两边系统的交互很频繁，并且涉及双方的多个对象。⑦部署模型：定义构成应用程序的各个部分在物理结构上的安装和部署位置表述不清。

📝 本章小结

先进信息技术是领先于行业传统生产服务技术的成熟的各种信息技术，先进的开发工具其实就代表了目前本行业最先进的理论和思想。信息系统的目标就是研究信息技术、信息及人三种因素如何协同工作，帮助人们完成与信息处理和信息管理相关的一切任务。虽然成熟的信息技术是信息系统的基础，但并不能成为企业成功的充分条件。要想开发成功的信息系统，必须在其中纳入先进的管理理念，同时还要强调使用信息系统的人的素质。信息系统开发成功的关键是要进行全面的系统分析与设计，以便理解商业组织需要从信息系统中获取什么。系统分析是指理解并详细地说明信息系统应该做什么。本章首先概述了信息系统分析，包含系统分析的任务与目标、内容与特定、过程与方法、困难与要点，以及信息系统需求调查、明确需求方法、软件需求规格说明书等，接着介绍了面向对象方法、UML、基于用例的软件建模、基于概念类的软件建模的面向对象分析等。

🧠 思考题

1. 如何理解用例在软件建模中的作用？
2. 如何理解概念类在软件建模中的作用？
3. 如何应用面向对象方法构建信息系统分析模型？
4. 怎样做好信息系统分析工作？

思考题答案
要点

扫一扫
测一测

第四章　面向对象业务需求分析 ▷▷▷▷

扫码看PPT

◎ 导学

思维导图：预习、听课、做笔记、整理思维导图。

讨论：组织目标分析、组织机构分析、组织职能分析的概念、内容、关系、作用等。某医药信息系统建设项目的非功能性需求。业务用例与概念用例的区别与联系。

实践：运用组织分析、需求获取、需求分析等知识，完成某医药信息系统的业务需求分析。

教授给他人：面向对象需求获取专题分享、汇报、讲座，至少包含业务用例、业务建模、领域建模、提炼业务规则等内容。

育人目标：引导学生使用问题导向方法，深入社会实践、关注现实问题，培养学生精益求精的工匠精神，提升学生信息安全与患者隐私保护意识，守正创新。

需求工程是指应用已证实有效的原理、方法，通过合适的工具和记号，系统地描述待开发系统及其行为特征和相关约束。需求工程覆盖了体系结构设计之前的各项开发活动，包括分析客户要求、对未来系统的各项功性及非功能性需求进行规格说明，并针对不同的对象可分为系统需求工程和软件需求工程。需求工程的目标是确定客户需求，定义设想中系统的所有外部特征。面向对象不仅是一些具体的软件开发技术与策略，而且是一整套关于如何看待软件系统与现实世界的关系，以什么观点来研究问题并进行求解，以及如何进行系统构造的软件方法学。本章首先介绍组织分析，然后重点讨论面向对象需求获取和面向对象需求分析。

第一节　组织分析

业务需求描述客户的高层次目标，通常问题定义本身就是业务需求的表征。这种目标通常体现在两个方面：①问题：解决企业／组织运作过程中遇到的问题，如设备管理混乱、用户投诉量大、客户流失率高等。②机遇：抓住外部环境变化所带来的机会，以便为企业带来新的发展，例如大数据、人工智能、移动网络、物联网、云计算、区块链等。

组织分析主要包括组织目标分析、组织机构分析、组织职能分析。组织目标分析是在信息系统规划目标分析的基础上，详细分析组织近期目标和目标体系，让信息系统更好地为组织目标服务。目标分析由抽象到具体分别是使命、总目标、子目标和组织策略。组织机构是依据运营管理、组织职能、生产力所建立的组织系统结构框架。组织机构分析的任务是理清组织的机构和岗位设置，主要包括机构分析、职能关系分析和岗位分析。组织目标和使命二者决定组织职能，这二者与组织人事、管理、社会等决定组织机构。因此，与组织机构相比，组织职能要稳定一些。

一、组织目标分析

通过对组织的使命、目标、策略和制约条件的分析，以全面地认识组织系统，为下一步确定信息系统目标奠定基础。在信息系统规划阶段已经对组织目标进行了分析，这个阶段主要针对本项目确定的开发范围和任务，有针对性地、更细致地进行目标分析。

组织目标分为总的战略目标、长期目标、中期目标和短期目标：长期目标是根据组织的战略目标，结合对主客观条件分析，给组织的发展提出一项基本任务，这项任务是在今后一个相当长的时期内才能完成的。中期目标是把长期目标提出的基本任务进行划分，使之具体化，便于付诸施行。短期目标就是具体的操作计划，也可以叫作操作目标。这种目标把任务落实到每一个基层单位或每一个成员，对他们所要完成的任务的数量、质量、技术要求和工作程序都做了具体规定，并且在物资和设备上给予保证，责任、权限和报酬也都做了明确的划分。

为了贯彻落实卫生行政部门推进预约诊疗服务的有关精神，优化就诊流程，充分体现预约优先的服务理念和方便群众看病就医，医院门诊挂号系统采用"以患者为中心"管理模式，以病人就诊环节为轴线，使病人挂号、就诊、交费、取药的活动在统一的信息资源联系下成为一个整体，解决了长期困扰医院管理上存在的"三长一短"现象。患者可按医院、科室、疾病、医生职称、医保、地区、好评等进行"实名制"预约挂号。预约挂号可采用多种方式：手机 App 预约、电话预约、网络预约、自助机预约、现场预约、诊间预约等。预约成功后，需要在规定时间内排队取号，具体就诊位数及时间以各医院安排为准。从财务和挂号室来讲，提高收费的准确性和科学性，方便患者；从医院管理的角度来讲，系统能够采集到各个医疗部门（科室）所属医生的详细工作量，使科室核算有了准确的统计数据资料，从而为医院管理层提供决策支持。

二、组织机构分析

组织机构是组织的基本框架，是对完成组织目标的人员、工作、技术和信息所做出的制度性安排。组织机构受组织目标、职能、环境、现状等因素的制约，具有一定的动态适应性。组织机构也是组织的骨架和主脉，是进行业务分析的切入点。

组织结构图是反映组织内部之间领导关系、信息流、物资流和资金流的树状结构图。必须要全面、准确地反映与企业生产、经营、管理等直接相关，或对企业战略目标有重要贡献的部门。门诊预约挂号的组织机构图如图 4-1 所示。

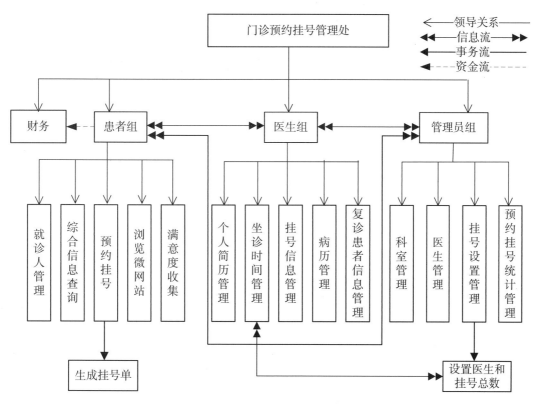

图 4–1　组织机构图

三、组织职能分析

组织职能是为实现组织目标，组织应该具有的功能和作用。组织职能由组织目标确定，具有相对稳定性。组织职能总是通过一定的组织机构来实现。需要认真分析组织机构和组织职能，以及相互之间的关系。例如，为了实现一个大学的使命和目标，就需要具有招生、教学、科研、学生管理、财务、人事、设备、资产、后勤等职能。

职能是由组织的目标和使命确定的，不同的组织目标和使命有不同的职能。与目标相对应，职能也具有结构特征。对组织的职能可以层层分解细化。例如，招生职能又可以细化为招生计划、招生宣传、招生安排、招生过程管理等职能。

组织的职能需要赋予一定的机构和岗位来承担，因此，每一个机构和岗位应该具有明确的职责。

组织职能分析（function analysis）的第一种方法是从组织使命和目标出发进行分析。组织职能是根据组织的使命和目标而设置的，具有相对的稳定性。组织职能分析应该牢牢地抓住组织的使命和目标这个基准点。

为了实现组织的使命和目标，组织应该具备哪些职能？我们所确定的组织职能与组织使命和目标是否存在相互抵触的地方？所确定的职能是否一定必要？诸如此类的问题必须要解决。因此，组织使命和目标就成为分析和筛选组织职能的准则。

组织职能分析的第二种方法是从组织的机构和岗位入手进行分析。因为组织职能总是要落实到确定的机构及岗位来承担，而组织机构和所设置的岗位总是具有确定的职责，这些职责的总和也就构成了组织的职能。由于组织机构是组织管理的必需要素，而且在组织中十分显见，因此，从组织机构入手分析组织职能，比直接从组织使命和目标出发进行分析更具有操作性。

由于组织机构具有相对的分立性，它会把一些本该统一的组织职能因组织机构的划分而强硬地分解成多个彼此独立的条块。因此，采用这种方法分析组织职能时，需要把组织机构作为分析的入手点，还需要以组织使命和目标为基准，从组织机构中抽取和归纳出为组织使命和目标所规定的组织职能。

分析工作需要遵循实事求是的原则，抽取出确实反映组织实际的组织职能。在分析过程中，也需要根据优化管理的原则，对组织中存在的某些相互重复、交叉或对组织目标的实现没有直接关系的不合理职能，以及根据组织目标需要应该具有但目前又不具备的职能，应该将其整理出来，作为向组织领导改进组织管理的建议。信息系统的建设过程，同时也是对组织管理的促进过程。

预约挂号系统的组织职能。患者：患者管理、综合信息查询、预约挂号、浏览微网站、满意度收集。医生：个人简历管理、坐诊时间管理、挂号信息管理、病历管理、复诊患者信息管理。挂号员（管理员）：微网站管理、科室管理、医生管理、挂号设置管理、预约挂号统计管理。

第二节　需求获取

面向对象业务建模的目标是通过用例模型的建立来描述用户需求，需求规格说明书通常在这个阶段产生，这个阶段通常使用业务用例和业务用例实现两种类型，最好绘制活动图。在业务建模阶段，用例的粒度以每个用例能够说明一件完整的事情为宜，即一个用例可以描述一项完整的业务流程。

一、定义边界

业务目标是最终系统要实现的功能，通过业务目标可划分系统边界。每个业务目标都可以用来定义边界，每个边界都有不同的涉众参与，也会有不同的用例出现。门诊预约挂号系统的边界定义如图 4-2 所示，患者、医生、挂号员的边界分别如图 4-3 至图4-5 所示。

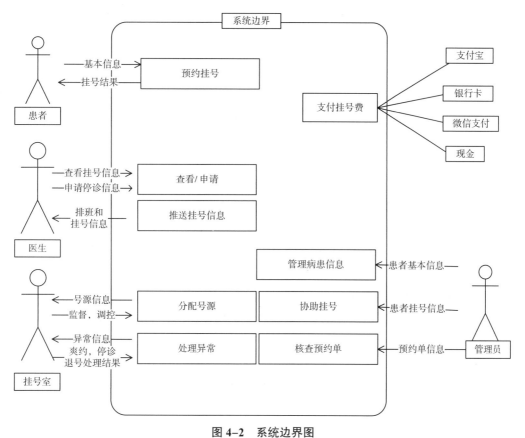

图 4-2　系统边界图

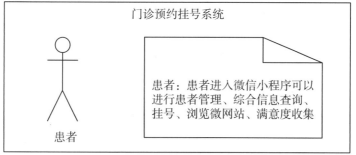

图 4-3　患者服务边界

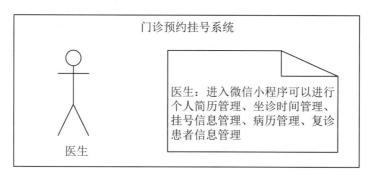

图 4-4　医生服务边界

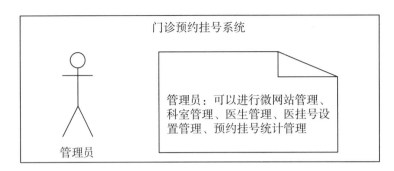

图 4-5　挂号员（管理员）服务边界

二、发现主角

确定系统涉众是指依据用户组织的机构设置和岗位职能，按用户使用该系统的目的和动机划分用户类型，同种用户类型的用户识别为一种参与者（角色）。只有直接与系统交互的涉众才能被称为业务主角，一个涉众可能演变多个业务主角。

涉众与业务主角的关系：业务主角直接与系统进行交互，而涉众是系统利益的相关者；往往涉众的代理是业务主角；业务主角总是在边界之外的，只有边界外的事物才有权向边界代表的系统提出要求；业务主角必须贡献于业务目标；从涉众中找出用户，这里的用户指的是业务用户，并非将来系统中的"角色"。

门诊预约挂号系统的业务主角如图 4-6 至图 4-8 所示。

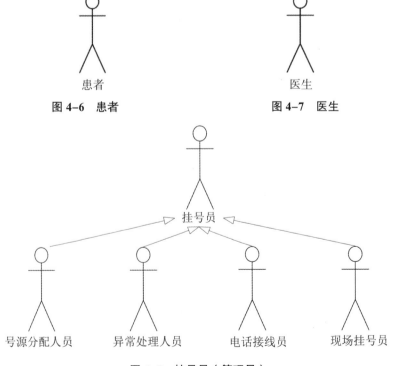

患者

图 4-6　患者　　　　　　　　图 4-7　医生

图 4-8　挂号员（管理员）

三、获取业务用例

对于系统来说，每一件事情便是一个业务用例；每个业务用例都体现了业务主角的一个系统期望，所有这些期望则完成边界所代表的业务目标，获取业务用例必须是以达到业务主角的完整业务目标为标准。

从用户视角业务用例描述每个用户在系统中将参与什么业务，这个视图的意义在于，调研对象一眼就能看出来这个模型是否已经涵盖了他所有需要做的事。从业务视角业务用例，每项业务是由哪些用例和哪些角色参与完成的，这个视图的意义在于，需求研讨会上，业务专家可以一眼看出这个模型是否已经能够完整地表达业务。

用户故事是一个注释，用于捕获用户在工作中所做或需要做的事情。用户故事侧重于用户需要的内容而不是系统应该提供的内容。用户故事是从最终用户的角度对功能的描述，也是对用户需求的简单描述。用户故事在用例之前用于开始以客户为中心的对话，帮助产品团队识别用户和需求，为整个概念提供清晰度，确保没有无用的细节进入整个过程，也确保了从流程开始就设定目标。

用户故事与用例的关键组成部分相似性：用户故事包含用户角色、目标和验收标准，用例包含参与者、事件流和后置条件。用户故事与用例的区别：用户故事故意省略了许多重要的细节，目的是通过在会议上提出问题来引出对话，而不是像用例中那样拥有更详细的预先需求规格说明。一个用户故事可以产生多个用例，所有这些用例的组合产生了详细的文档。

1. 业务用例的用例视角　以用户的眼光看系统，思考什么情况下给什么人提供什么支持。门诊预约挂号系统的业务用例如图 4-9 至图 4-11 所示。

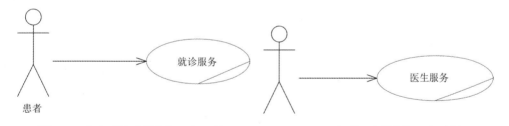

图 4-9　患者"就诊服务"业务用例　　　　图 4-10　医生"医生服务"业务用例图

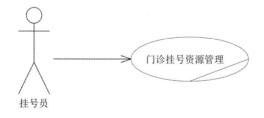

图 4-11　挂号员"门诊挂号资源管理"业务用例图

2. 用户视角业务用例　从用户视角查看每个用户在系统中将参与什么业务。这个视图的意义在于，调研对象一眼就能看出来，这个模型是否已经涵盖了他所有需要做的事。门诊预约挂号系统的用户视角业务用例如图 4-12 至图 4-14 所示。

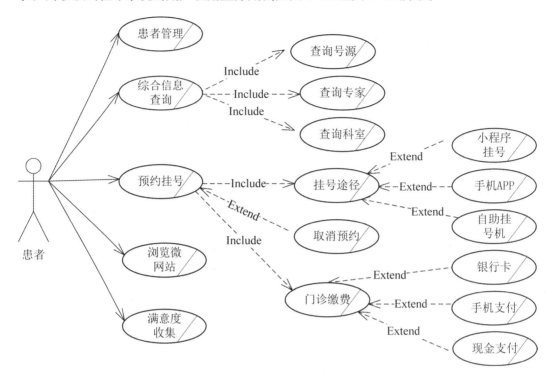

图 4-12　患者视角的业务用例图

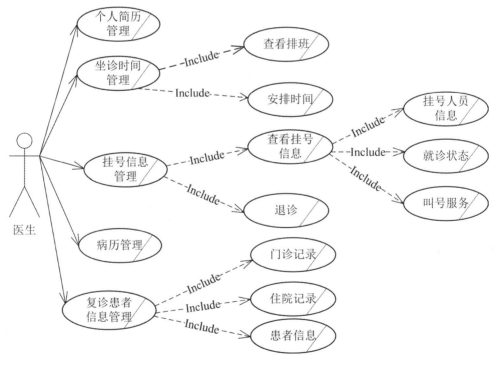

图 4-13　医生视角的业务用例图

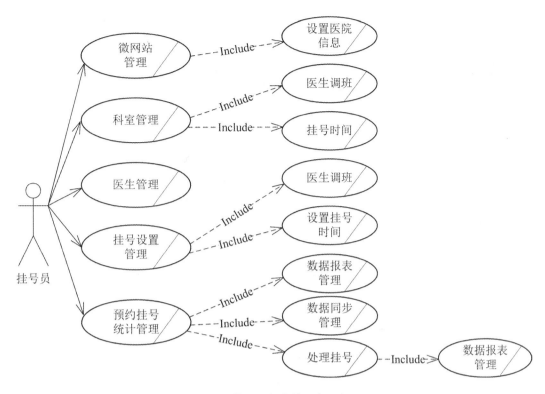

图 4-14 挂号员视角的业务用例图

3. 业务视角业务用例 从业务的视角查看每项业务是由哪些用例和哪些角色参与完成的。这个视图的意义在于，需求研讨会上业务专家可以一眼看出这个模型是否已经能够完整地表达业务。门诊预约挂号系统的业务视角业务用例如图 4-15 至图 4-17 所示。

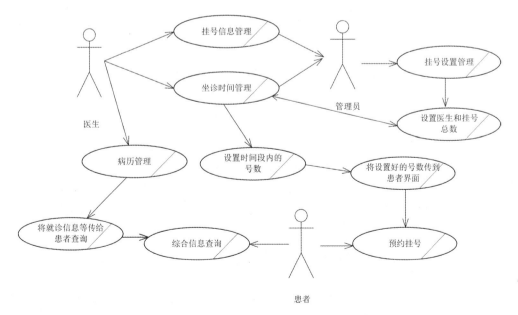

图 4-15 患者"综合信息查询和预约挂号"业务视角业务用例图

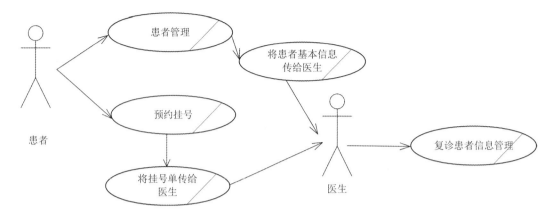

图 4-16　医生"复诊患者信息管理"业务视角业务用例图

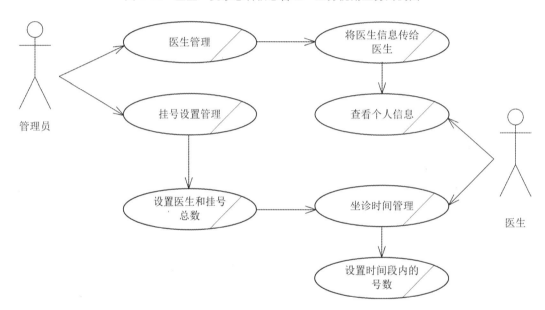

图 4-17　挂号员"医生管理和挂号设置管理"业务视角业务用例图

四、业务建模

在业务建模阶段，用例的粒度以每个用例能够说明一件完整的事情为宜，即一个用例可以描述一项完整的业务流程，这将有助于明确需求范围。用例粒度的划分（尤其是业务用例）以该用例是否完成了参与者的某个目的为依据。业务模型：发现和定义涉众、画定业务边界、获取业务用例、绘制业务用例场景图、绘制业务实体模型（领域模型）、编制词汇表。

业务用例场景是采用活动图描述该业务用例在该业务的实际过程中是如何做的。活动图直观描述客户的业务流程，强调参与该业务的各参与者的职责活动，采用第一步中定义的用户名字作为泳道名，使用第二步中定义的业务用例名作为活动名来绘制。时序图强调业务完成时间，协作图强调业务参与者之间的交互过程。

一个用例中的不同场景显示目标怎样成或败：成功的场景中目标达成，失败的场景中目标没有达成。目标总结了许多的系统使用意图，用户可以看见他们期望的使用系统。当然系统没有支持他们所有的目标时，用户也能立即察觉，而不用等第一个原型开发出来，或者甚至糟糕到要等系统全部开发完才发现。

一个完整的业务模型包括业务用例视图、业务用例场景、业务用例规约、业务规则、业务对象模型、业务用例实现视图、业务用例实现场景、包图。

在特定条件下，业务建模与功能建模、业务场景、业务流程等具有相近含义。

课程思政

医学是一门实践性和动手能力很强的科学，是医学知识和动手技能高度统一的职业。手术医生用"柳叶刀"谱写生命奇迹，护士"一针见血"守护健康，口腔医生把牙齿精雕成精美的工艺品，麻醉师追求完美与极致，医院追求高质量发展。

因为患者健康所系，性命相托，而人体又是非常复杂的，个性化差异很大，这就要求医疗工作者在行医路上不断探索，技艺精进。从患者入院到疾病诊断，每个细节都要求完美；从取药输液到项目检测，每个环节都规范合规；从手术开展到康复护理，每道程序都追求极致。

由于医疗业务的复杂性、业务流程的变异性、各家医院流程不同带来的各种个性化需求等，同时医技业务具有业务重复、量大、易错、标准要求高、流程环节严格等特点，因此即使是同一家医院，往往各科室、各专业仅有各项相对独立的业务标准，而没有各专业之间的密切协同机制导致环节沟通不畅，协同不足。

医院业务流程管理应该以规范医嘱下达、患者服务、诊疗行为这三条主线并行且相互交织来进行。信息技术是业务流程重组优化的利器，医药信息系统如何利用医疗业务知识和患者各维度产生的数据，不断优化医疗卫生服务流程、辅助医疗决策、提质增效，便利患者及家属、医生及相关主体值得我们共同思考。引导学生注意观察用户的需求和业务执行流程，进行全面的思考和创新，结合"互联网＋医疗卫生"的智能化医疗卫生产品介绍，了解行业发展前沿，扩展思维；要求学生有平和、严谨、诚信的实验心态，要耐得住寂寞与枯燥，具有持之以恒、精益求精、开拓创新的时代工匠精神。医疗领域的工匠精神要求树立对工作的执着，是爱心、是责任、是严谨。

【知识点】业务流程。

【课程思政元素】问题导向，深入社会实践，关注现实问题，创新精神，工匠精神。

1.业务用例场景　针对每项业务视图，应该绘制业务场景图，用活动图详细描述这些用户、用例是如何交互来完成这项业务的。业务场景图可能不止一个，同样一项业务，会有很多种不同的业务实现方式。业务场景图的意义在于，它已经绘制出了一份系统蓝图，将来的系统建设在很大程度上要依据这些场景图进行。如图 4-18 至图 4-21 所示。

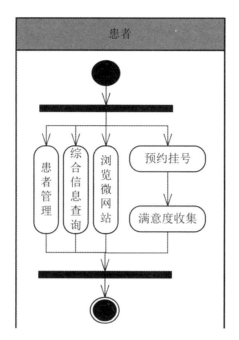

图 4-18 患者"就诊服务"业务用例场景图 A

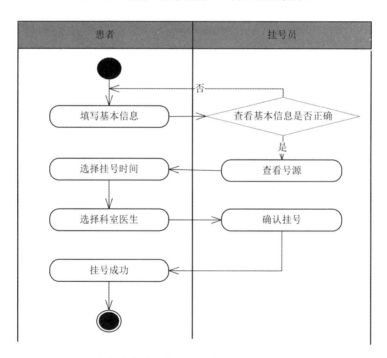

图 4-19 患者"就诊服务（预约挂号）"业务用例场景图 B

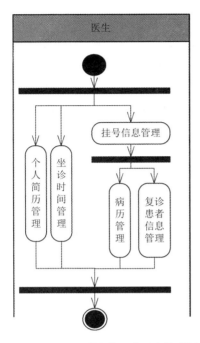 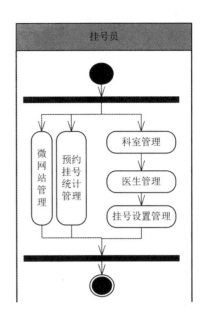

图 4-20　医生"医生服务"业务用例场景图　图 4-21　挂号员"门诊挂号资源管理"业务用例场景图

2. 业务用例实现图　业务用例实现图用来描述一个特定的业务用例是如何根据协作的对象（业务执行者和业务实体的实例）在业务对象模型中被实现的（图 4-22）。

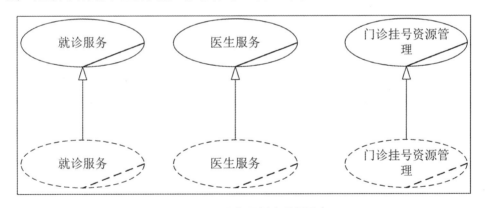

图 4-22　业务用例实现视图

（1）关注工作流程　业务用例实现关注点在包括业务执行者和他们的职责的工作流程上。在业务用例实现中，在消息和操作中使用动词如"准备"和"检查"，并且避免如"提交""批准"和"拒绝"等动词是最好的。这样我们就能够区分事件 / 动作与职责 / 活动之间差别。

　　工作流程的目的是识别业务参与者和业务执行者的职责。在不被系统或者信息描述分散注意力的情况下理解业务流程。识别哪一个业务参与者和执行者及其职责是耗时的、资源集中的，或者是对自动化需求的优先级划分的错误倾向。

（2）关注流程自动化　现在我们准备探究业务参与者或者业务执行者的职责自动

化，特别是他们什么时候和如何使用业务系统。

　　流程自动化的目的是识别在业务参与者或者执行者职责的支持中业务系统的职责，理解业务系统是如何被业务参与者和执行者用作他们工作流程的部分，便于系统用例的引出。

　　（3）关注信息流程　信息流程的业务用例实现，也就是业务实体如何被使用。

　　信息流程的目的是识别被业务参与者和执行者使用的业务实体的操作，理解业务实体之间的关系，使系统用例的细化和确认更加容易。

　　3. 业务用例实现场景　如图 4-23 至图 4-26 所示。

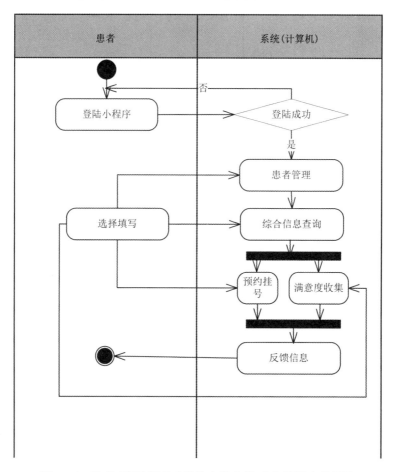

图 4-23　患者"就诊服务（微信小程序）"业务用例实现场景

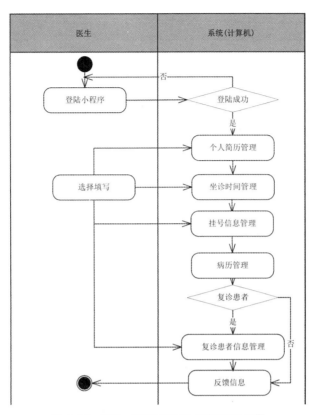

图 4-24　医生"医生服务"用例实现场景

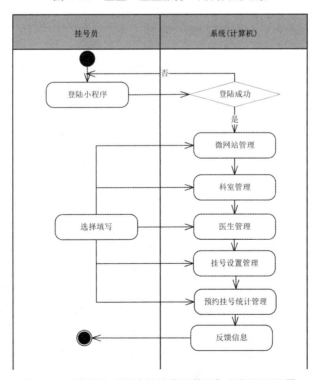

图 4-25　挂号员"门诊挂号资源管理"用例实现场景

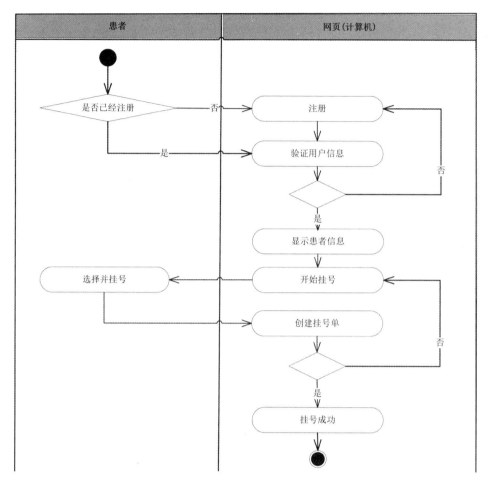

图 4-26　患者"预约挂号（网页预约）"业务用例实现场景图

五、领域建模

任何一个领域都有两个方面的描述：①功能性：在 UML 中，功能性的描述是由用例来承担的。②结构性：结构性的描述则是由领域模型来承担的，大部分时候结构决定功能。结构包括业务角色和业务实体，业务角色也是一种特殊的业务实体。

领域建模的目的是用一些事物来表达或建立起该问题领域、行业领域、业务领域的构成。要发现表象下的本源，找出那些最基本的对象及它们之间的关系，并描绘出这些对象如何交互而形成了我们正在分析的问题领域。

领域模型属于概念模型的一种。针对用户的某个业务，我们如何用实体、人、交互等来表达它，换句话说，我们是用计算机概念去替换业务概念。领域模型推导是从活动图中找到每一步活动将使用到的或产生的结果，并建立这些物之间的关系。

用例场景的另一个重要意义是帮助系统分析员发现和定义业务实体。业务实体一般来说就是调研时用户所提供的各类表单或报表，但在很多情况下，并非每一份表单都是一个业务实体，所有业务表单也不一定涵盖全所有业务实体。数据库（entity relationship，ER）模型要受到数据关系范式的限制，业务实体 ER 模型则不必理会这种限制。

在特定条件下，领域建模与结构建模、业务实体模型具有相近含义。

1. 业务对象模型（业务实体 ER 模型） 业务对象和业务实体都来自业务概念，都是业务建模的术语。业务建模的过程就是业务领域的重要的人、事、物、过程抽象为业务对象的过程。业务对象是业务域抽象的目标，来自业务概念，涉及人事物；业务对象既包括了组织内部业务行为中的主动方（如业务工人），也包括被动方（如业务实体、业务控制和业务边界）。业务实体是业务被动元素，只涉及事物。

业务对象（领域对象）可以将重点放在表达领域模型上，不需要关心它们自己的显示、存储和管理应用任务等内容（图 4-27 至图 4-29）。这样使模型发展得足够丰富和清晰，足以抓住本质的业务知识并实现它。例如，数据库概念模型用来描述世界的概念化结构，它使数据库的设计人员在设计的初始阶段，摆脱计算机系统及数据库管理系统的具体技术问题，集中精力分析数据以及数据之间的联系等，与具体的数据管理系统无关。

业务对象模型（business object model）勾勒出实现业务关系中的人、事物、设备、资源及它们之间的关系，即业务工人和业务实体之间的静态关系。在 UML 中，业务参与者（buiness actor）是组织外部的业务主动方元素，如用户、供应商和监管机构；业务工人（buinese worker）是组织内部的业务主动元素，也就是人们在组织中扮演的角色，如营业员；业务实体（buinese entiy）则是上述业务主动元素操作和执行的目标，一般是无生命事物，例如组织管理或制造的"东西"。

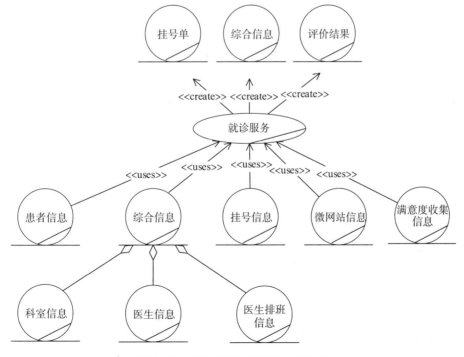

图 4-27　患者"就诊服务"业务对象

患者信息：添加的所有患者的信息。

综合信息：科室医生、预约状态、停诊等信息。

挂号信息：挂号时输入的姓名、身份证号等信息。

微网站信息：医院的电话、地址，医生的介绍、科室的介绍等信息。

满意度收集内容：对看病的整个流程的就诊评价、满意度调查的相关内容。

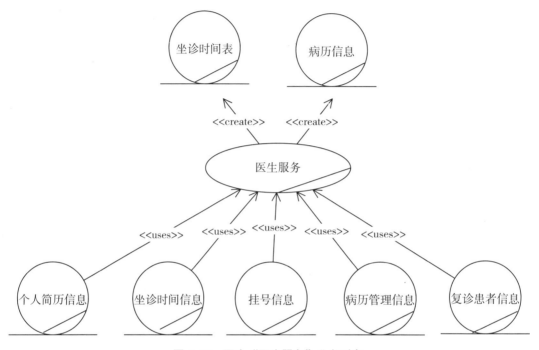

图 4-28　医生"医生服务"业务对象

个人简历信息：医生的所有相关信息。

坐诊时间信息：医生的坐诊时间安排相关信息。

挂号信息：医生可以查看患者已挂号的相关详细信息。

病历管理信息：化验报告、病历信息。

复诊患者信息：复诊患者的门诊记录、住院记录、报告单、诊断记录等健康相关方面的信息。

微网站管理信息：设置医院信息和医院动态。

科室信息：不同科室的信息和科室管理。

医生信息：医生个人信息简介。

挂号设置管理信息：医生的调、停、排班信息。

预约挂号统计内容：对各个科室所有患者挂号的分类统计信息。

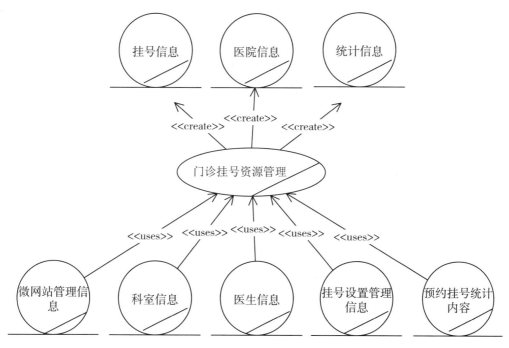

图 4-29 挂号员"门诊挂号资源管理"业务对象

2. 领域模型（业务对象的关系图） 领域就是分析问题时将整体分解后形成的相对独立的部分。领域分解针对一个整体提出许多问题，再针对每个问题求解。这些问题不会覆盖所有的业务范围，相互之间也没有因果关系。往往只针对某重要业务、某核心过程、某复杂系统、某困难部分等建立领域模型。业务用例建模来自业务需求，而领域建模多来自补充需求。建立领域模型的步骤：提出领域问题、分析领域问题、建立领域模型和检验领域模型。在需求获取过程中，当某个问题值得研究时，应当建立领域模型。在分析预约挂号需求时，可以建立直接与业务主角相关的就诊服务、医生服务、门诊挂号资源管理等领域模型，也可以针对与业务主角期望无关的患者爽约、号源分配、就诊优化等问题建立领域模型，甚至可以针对与业务无关非功能性问题建立领域模型。如图4-30 所示。

3. 领域模型场景 领域模型 = 数据结构 + 操作方法，才是一个完整的对象，也才能够真正发挥对象封装的作用。根据不同场景，将其对应的角色职责动态注入数据模型中。这种方法认为，对象的行为都是其在一定场景下扮演某个角色才具备的，因此，先将行为设计到相应角色对象中，然后在需要时，将某个角色与数据对象混合。领域模型场景视图展示了各个业务对象如何协作完成主角的业务期望。如图4-31 至图4-33 所示。

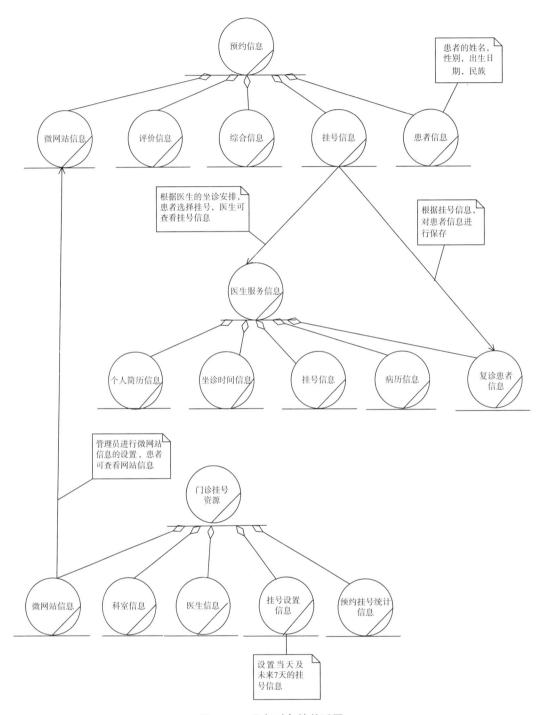

图 4-30　业务对象的关系图

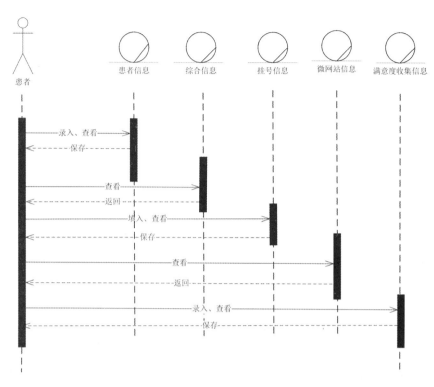

图 4-31 患者"就诊服务"领域模型场景

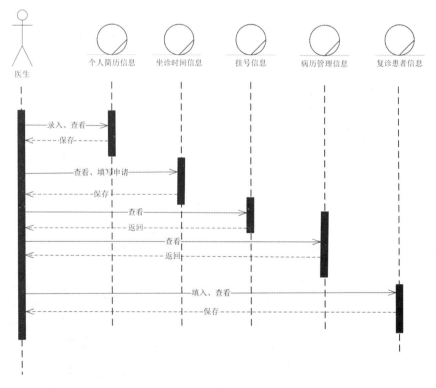

图 4-32 医生"医生服务"领域模型场景

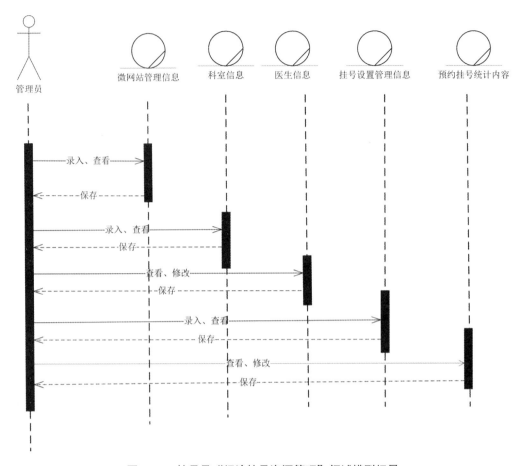

图 4-33　挂号员"门诊挂号资源管理"领域模型场景

六、提炼业务规则

　　业务用例模型帮助我们获得了功能性需求，业务场景帮助我们获得了面对业务的执行过程描述和概念（逻辑）模型，让我们知道业务将如何运作与业务执行过程。除了以上成果，我们还需要知道业务规则及业务实例的属性，如表 4-1 至表 4-5 所示。

表 4-1　患者"预约挂号"用例规约

用例名称	患者"预约挂号"业务用例
用例描述	根据提供的信息选择医院医生、科室、日期及时间进行预约挂号
执行者	挂号员
前置条件	预约患者身份信息确保无误。必填姓名、身份证、民族、地区、详细地址、手机号码。再次预约可通过身份证号调出患者历史信息。同时通过身份证号码判断是否在黑名单中
后置条件	患者预约挂号成功
主流事件描述	1.添加患者成功，经查询信息后选择预约方式进行预约挂号。 2.操作界面通过选择科室来联动出该科室医生，进而调出医生是否排班，自动调出挂号费用等基本信息

异常事件描述	失败和错误信息反馈
业务规则	1. 预约挂号时，如果该医生没有参加排班、号已经挂完、医生停诊、不出门诊、识别码错误等，系统都给与提示，然后光标自动归位识别码，清空识别码。 2. 退号处理时，在预约周期内窗口预约及客服预约号可退号处理，退预约手续费并释放号源。如超过预约周期但在就诊当日，不能退号。可释放号源但不退预约手续费，由操作员判断是否加入黑名单

表 4-2　医生"医生服务"用例规约

用例名称	医生"医生服务"业务用例
用例描述	个人简历管理、坐诊时间管理、挂号信息管理、病历管理、复诊患者信息管理
执行者	医生
前置条件	医生信息正确
后置条件	挂号员"门诊挂号资源管理"
主流事件描述	1. 先进行个人简历管理、坐诊时间管理。 2. 再进行挂号信息管理、复诊患者信息管理。 3. 加号处理。操作界面通过科室或者医生的识别码（在挂号医生维护中维护好的），如果该医生已经排班，自动调出医生所属科室、姓名、挂号费用等基本信息
异常事件描述	个人简历管理、坐诊时间管理、挂号信息管理、病历管理、复诊患者信息管理等错误反馈
业务规则	1. 根据医生信息模板提供个人简历。 2. 根据坐诊信息模板提供个人坐诊时间。 3. 查阅患者挂号信息。 4. 如果是复诊患者，进行复诊患者信息管理

表 4-3　管理员"门诊挂号资源管理"用例规约

用例名称	管理员"挂号业务管理"业务用例
用例描述	根据需求对数据进行患者管理、医生管理、数据管理
执行者	管理员
前置条件	患者、医生存在信息
后置条件	患者、医生相关信息数据存入
主流事件描述	管理员对数据信息进行管理
异常事件描述	用户管理、医生管理、数据管理
业务规则	1. 根据需求增加删除用户，查看预约用户列表。 2. 根据需求查看医生列表，增加删除医生信息，修改医生档案。 3. 根据需求更新预约信息，删除过期信息，数据统计

表 4-4　患者小程序挂号业务用例规约

用例名	患者小程序挂号业务用例
用例描述	注册用户可通过该用例完成预约挂号业务

续表

执行者	注册用户
前置条件	用户成功登录到微信小程序中
后置条件	用户的预约信息被记录到微信小程序中
基本事件流	1. 本用例开始于登录，患者需要通过小程序进行预约挂号。 2. 设置要求，查询患者所需要预约的医院、科室以及出诊情况。 3. 小程序显示可预约的信息。 4. 患者选择一个可以进行就诊的号，进行预约。 5. 小程序将以本次预约的相关信息进行展示。 6. 患者提交本次预约记录。 7. 小程序保存本次预约记录，并提示患者已预约成功。 8. 针对预约成功的记录，小程序提供三个扩展点：打印预约单、打印挂号费、挂号费
备选事件流	1. 用户在提交该预约前，随时都可能中止本次预约。 2. 小程序显示中止确认的消息。 3. 用户可以结束该用例，也可以选择继续

表 4–5　业务规则（业务实体描述 / 内禀规则）

实体名称			
实体描述			
属性名称	类型	精度	说明（属性的业务含义及业务规则）

第三节　需求分析

需要分析包含业务需求分析和非功能性需求分析，如性能需求分析、技术需求分析、经济需求分析、风险分析等。风险分析是面临的主要技术性、工程性和环境性风险，风险的避免、限制、减轻和监控等处理策略。

概念用例是根据计算机实现将需求分解和分配后得到的功能需求和衍生需求，并建立用例场景的结果。在用例分析阶段，用例的粒度以每个用例能描述一个完整的事件流为宜，一个用例描述一项完整业务中的一个步骤。用例场景分析要用到三种视图：业务用例实现视图、业务用例场景、业务实体模型（领域模型）。

针对每个业务用例实现，我们引入了计算机，将实际的业务从人机交互的角度模拟了执行过程，不仅得到了一个业务怎样在计算机环境下执行的概念模型，同时也给用户描述了他们将怎么和计算机交互以达到他们的目标。绘制用例场景图与业务场景图不同的是用例场景图只针对一个用例绘制该用例的执行过程，使用已经定义的业务用户作为泳道。

表 4-6 为面向对象业务需求模型总结。

表 4-6　面向对象业务需求模型总结

业务模型 （需求获取）	定义边界 / 发现主角 / 获取业务用例	确定业务范围
	业务建模	功能建模、业务场景（绘制业务蓝图）、业务流程
	领域建模	（结构建模、业务场景中的业务实体）
	业务规则	（业务用例规约）
概念模型 （需求分析）	建立概念模型	（用例场景、事件流）
	建立业务架构	（用例场景中的业务实体）
	系统原型	辅助原型、需求规格说明书

一、建立概念模型

在特定条件下，概念模型与用例场景、事件流具有相近含义。在需求分析过程中，常需要验证需求，进行早期可行性验证时，应当建立概念模型。

1. 业务主线　业务主线是最为核心的一条业务过程链，一般可以用活动图进行表达。门诊预约挂号系统的业务主线如图 4-34 所示。

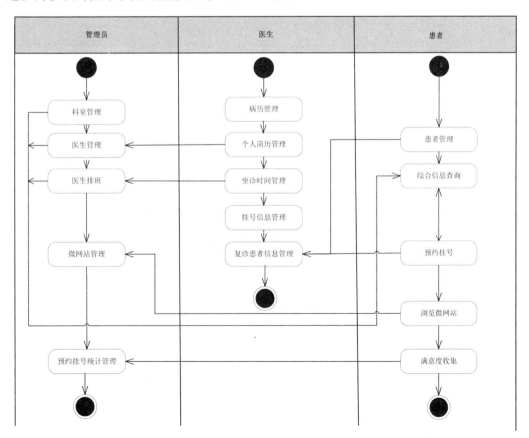

图 4-34　系统的业务主线

2. 关键概念用例　面向对象概念建模针对每个业务用例实现，我们引入了计算机，将实际的业务从人机交互的角度模拟了执行过程。不仅得到了一个业务怎样在计算机环境下执行的概念模型，而且也给用户描述了他们将怎么和计算机交互以达到他们的目标。在概念建模阶段，用例的粒度以每个用例能描述一个完整的事件流为宜。可理解为一个用例描述一项完整业务中的一个步骤。如图 4-35 至图 4-39 所示。

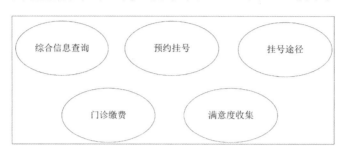

图 4-35　关键概念用例图

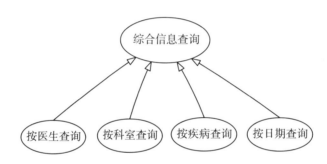

图 4-36　"综合信息查询"概念用例实现视图

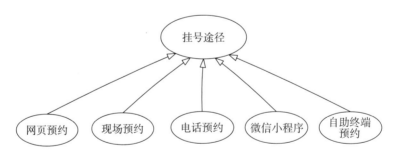

图 4-37　"预约挂号"概念用例实现视图

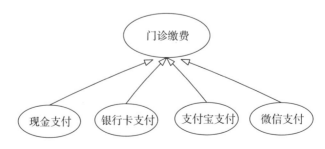

图 4-38　"门诊缴费"概念用例实现视图

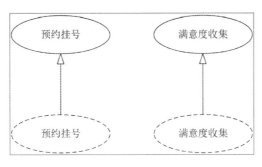

图 4-39 概念用例实现视图

二、概念用例场景

概念用例分析是从业务用例模型中挑选出重要的和典型的业务用例场景，从中分析相关概念用例如何实现这些业务用例场景。针对每项概念用例，应该绘制概念用例场景图，用活动图详细描述这些用户、概念用例是如何交互来完成这项业务的。如图 4-40 至图 4-42 所示。

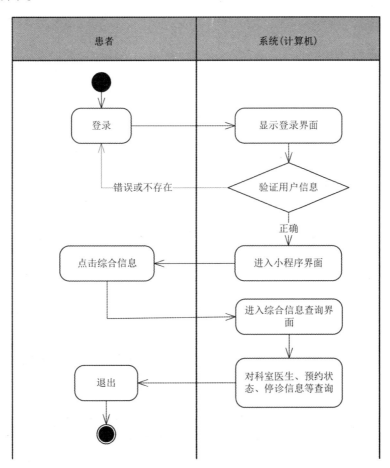

图 4-40 患者"综合查询"概念用例场景图

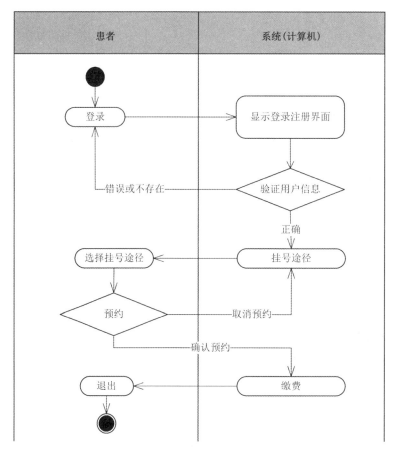

图4-41 患者"预约挂号"概念用例场景图

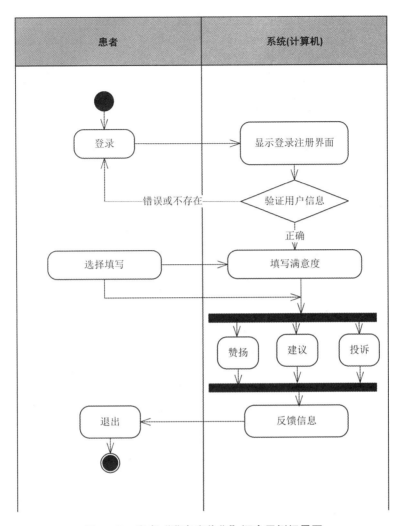

图 4-42　患者"满意度收集"概念用例场景图

三、对象实体模型

实体是领域模型中的一个对象,带有业务含义的对象,集多个业务属性,业务行为于一体。领域建模时,根据业务场景分析,找到跟业务逻辑相关的实体对象,然后按照实体间的关联将多个对象进行聚合。如图 4-43 至图 4-45 所示。

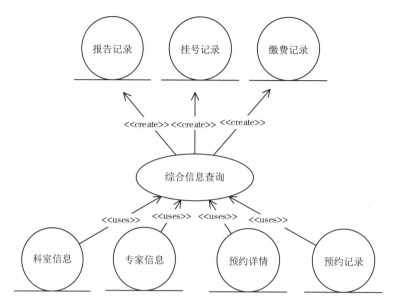

图 4-43　患者"综合信息查询"对象实体模型图

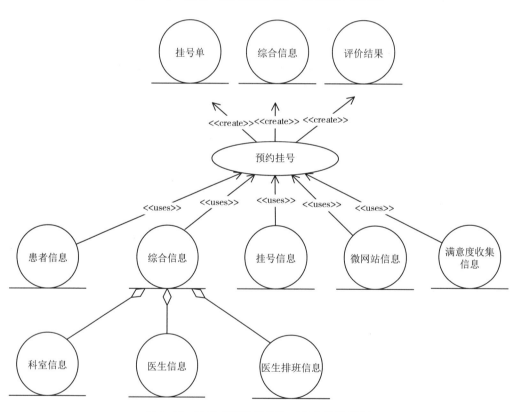

图 4-44　患者"预约挂号"对象实体模型图

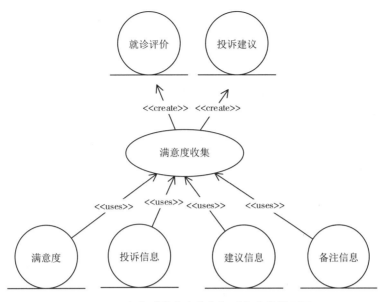

图 4-45 患者"满意度收集"对象实体模型图

四、领域模型场景

主角通过与对象实体的交互完成其业务期望的视图，就是领域模型场景视图。如图 4-46 至图 4-48 所示。

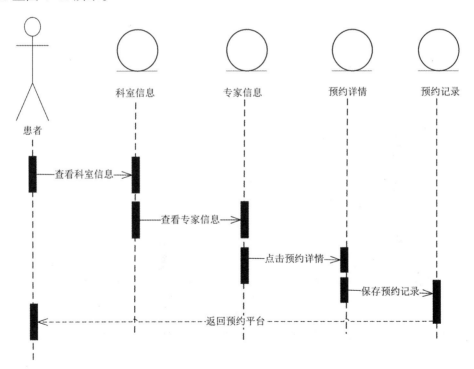

图 4-46 患者"综合信息查询"领域模型场景图

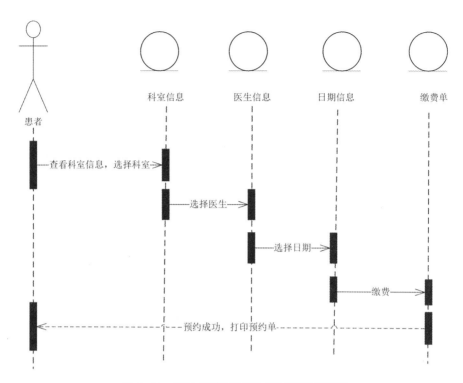

图 4-47 患者"预约挂号"领域模型场景图

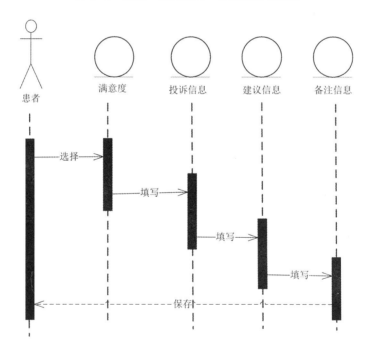

图 4-48 患者"满意度收集"领域模型场景图

五、非功能性需求

从需求分析的阶段来看，需求定义对应业务需求，需求捕获对应用户需求，需求分析对应软件需求，如图4-49所示。

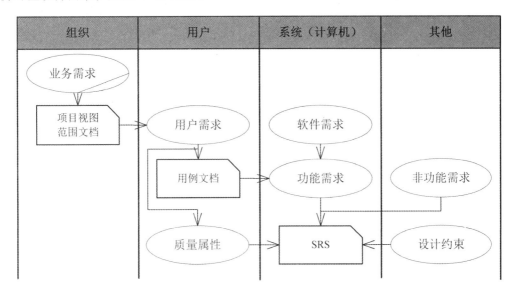

图4-49　需求分析

用户需求是指描述用户使用产品必须要完成什么任务，怎么完成的需求，通常是在问题定义的基础上进行用户访谈、调查，对用户使用的场景进行整理，从而建立从用户角度考虑的需求。对用户使用的场景进行整理，用户有不同类型，如管理型、事务型、决策层、使用层。

软件需求是从系统实现的角度描述的需求。需求分析过程与内容，是开发人员（设计及分析人员）在业务需求、用户需求的基础上生成的，有时还需要考虑相关联的硬件、环境方面的需求。

功能需求是需求的主体，是需求的本质。功能需求定义了系统必须完成的那些事，即为了向它的用户提供有用的功能，产品必须执行的动作。功能需求也称为行为需求。功能需求是零散（需求项）的，需要整理（特性、用例、用户故事）。功能需求的要点在于组织！

质量属性是产品必须具备的属性或品质，包含运行（正确性、可靠性、效率、完整性、使用性）、修正（维护性、测试性、灵活性）、转移（移植性、复用性、共运行性）等。质量需求重在有效传递：①从定性到场景再到定量；②从全局到局部与全局；③从零散到可追踪。例如，从定性到定量：可靠性的定量描述出错时间、错误发生率；有效性的定量描述请求后出错的可能性；性能的定量描述每秒处理的事务数，对用户输入的响应时间；存储利用的定量描述系统最大的尺寸（MB）；可用性的定量描述学习75%的用户功能所需要的时间，在给定时间内由用户引起的错误的平均值；健壮性的定量描述系统出错后重新启动的时间；完整性的定量描述系统出错时，允许数据丢失的最大限度。

一方面，软件约束有三种：功能约束、质量约束、数据与接口约束。另一方面，设计约束的主要类型包括非技术因素决定的技术选型，如文字；预期的软硬件环境，如部署图；预期的使用环境，如文字。

非功能性需求，是指软件产品为满足用户业务需求而必须具有且除功能需求以外的特性，包括安全性、可靠性、互操作性、健壮性等。非功能需求定义了对系统提供的服务或功能的约束，包括时间约束、空间约束、开发过程约束及应遵循的标准等。它源于用户的限制，包括预算的约束、机构政策、与其他软硬件系统间的互操作，以及如安全规章、隐私权保护的立法等外部因素。非功能需求过程，如图 4-50 所示。

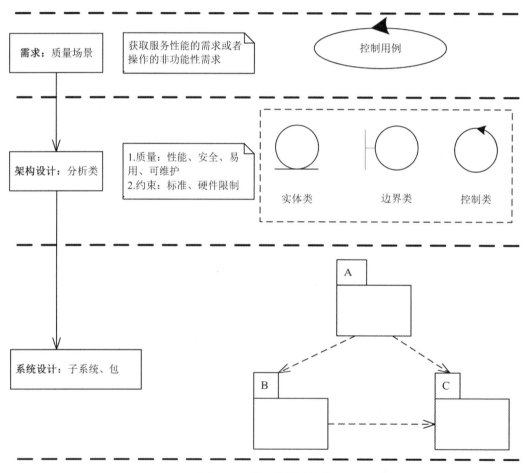

图 4-50　非功能驱动过程

1. 性能指标

（1）响应时间　指功能完成的时间，与客观环境、数据量级、主观感受等都有关系，比如包括平均响应时间参考值（秒）、峰值响应时间参考值（秒）。

（2）数据存储增量　每年的数据存储容量及未来几年该数量的预期（增长）值。指标包括累计存储容量、年增长。

（3）吞吐量　给定时间内系统可处理的事务 / 请求的数量等。

（4）并发用户数　用来衡量系统的同步协调能力，我们更关注多个用户同时操作同一功能或数据时，对系统性能的影响，有以下指标：总用户数、峰值在线用户数、峰值、并发用户数、平均在线用户数、平均并发用户数。

2. 系统可靠性

（1）工作时间　满足业务的工作时间，是周一到周五还是 7×24 小时。

（2）灾备恢复时间　当系统故障时，相关系统基础设施（中间件、数据存储、网络设施等）的恢复时间，核心指标有 RTO（恢复时间目标）、RPO（恢复点目标）。RTO 用于衡量业务从停顿到恢复的所需时间，RPO 用于衡量业务恢复所允许丢失的数据量。

3. 可扩展性

（1）弹性　负载均衡支持弹性扩容或缩容机器，业务流量切换顺滑，无影响。

（2）兼容性　对于不同终端类型、版本的系统兼容性。

4. 运维面

（1）可运维　日志查询、系统参数修改、配置文件运行时更新、服务器监控告警、通知发送、运行时数据统计分析等。

（2）运维易用性　运维不单服务系统人员，对业务人员友好性也需要考虑，包括 UI、交互流程等于功能性要求有重合。

5. 安全性

（1）系统安全规范　架构面引入相关安全基础设施，加密机、CA 中心、U 盾等；框架面定义安全技术规范、使用的技术框架，比如加密策略、加密算法，用户权限管理框架选型等；功能设计面剥离安全性设计，进行单独设计，应对后续的安全漏洞，如 AOP 或者设计新的安全组件包等。

（2）补丁自动升级　对于独立的安全设计，支持运行时的安全策略、算法、开关的升级，支持降级服务等。

课程思政

大数据时代，互联网正在对医疗行业的健康管理、就医方式、就医体验、购药方式及医患生态等方面进行重构，在医疗围城逐渐向互联网开放的过程中，信息安全与隐私保护也面临着更大的挑战。虽然防火墙、入侵检测、网络隔离、数据加密、容灾与等保等日新月异，但是僵尸、木马、蠕虫、病毒等恶意程序层出不穷，系统宕机、端口暴露、被篡网站、非法统方、抢号软件、直播妇科手术等信息安全违法事件时有发生。同时，心脏起搏器、植入式心房除颤器、植入式胰岛素泵等植入医疗器械也是网络安全漏洞的关键。

基于医疗大健康数据的敏感性，2016 年至今，国家相继出台了不少医疗健康数据安全政策，包括《关于促进和规范健康医疗大数据应用发展的指导意见》《互联网诊疗管理办法》《互联网医院管理办法》《远程医疗服务管理规范》《国家健康医疗大数据标准、安全和服务管理办法》《人类遗传资源管理条例》及《信息安全技术网络安全等级保护基本要求（等保2.0）》《网络安全法》《数据安全法》等法律法规。这给医疗行业带来了全新的安全规范和要求，既要保证医院各类信息系统稳定运作，也要保证数据完整、数据保密及信息安全，符合监管部门合规要求及医疗行业相关法规政策要求。例如，预约挂号系统的号源来自医院医生排班系统，但是为了医院内部数据安全，必须用号源池将预约挂号系统和医生排班系统隔离开。软件开发时为了保障测试系统的安全性，必须通过专业、高效的脱敏手段来保护测试系统的敏感数据安全，以确保患者的隐私得到保护。

通过典型案例，如2021年黄浦区人民法院审理一起医院外包软件运维人员非法下载"统方"数据并出售牟利的案件，帮助学生了解医学信息工程专业和行业领域的国家战略、法律法规和相关政策，引导学生深入社会实践、关注现实问题，增强信息安全与患者隐私保护意识，爱国守法、守正创新。

【知识点】安全性，标准规范，法律法规，数据库，测试。

【课程思政元素】信息安全与患者隐私保护意识，守正创新，工程伦理。

6. 设计美学性

（1）观感性　简单来说，观感性就是页面的观看舒适度。界面舒适度的效果很大程度上来自操作者的反馈。其主要描述了需求外观的期望、情绪和风格，也就是对页面的视觉感官。

（2）易接受性　色彩是否和当前系统类型一致，例如蓝色偏商务风等。

（3）风格统一性　设计风格是否统一，一看就知道是一个系统的内容。主要考虑人们在多个系统之间进行系统切换的时候，怎样打开多页面不迷失的问题。

7. 学习曲线

（1）易理解　用户在使用该系统的时候，思维方式和常规人或软件的思维方式一样。例如1+1结果为2（十进制），而不是10（二进制）。

（2）易学习　用户使用该系统所花费的成本是否过高；每个功能是否需要单独学习相关的操作和理解。

（3）易操作　操作和控制该系统是否方便。例如页面排版上，下拉框数据过多的时候，是否有搜索功能等，可以方便快速找到内容。

（4）易用性　易用性会提高用户习惯的能力和对使用的期望。主要从消费者的生产效率、容错率等方面来考究。

六、系统原型

原型模型又叫快速原型模型，它指的是在执行实际软件的开发之前，应当建立系统的一个工作原型。一个原型是系统的一个模拟执行，与实际的软件相比，通常功能有限、可靠性较低及性能不充分。通常使用几个捷径来建设原型，这些捷径可能包括使用低效率的、不精确的和虚拟的函数，一个原型通常是实际系统的一个比较粗糙的版本。

软件原型是使用一些工具（比如 PPT、Visio、Axure RP、Invision、Fluid UI 等）制作出静态稿或者原型来表达设计思想。

原型模型通过向用户提供原型获取用户的反馈，使开发出的软件能够真正反映用户的需求。同时，原型模型采用逐步求精的方法完善原型，使得原型能够快速开发，避免了像瀑布模型一样在冗长的开发过程中难以对用户的反馈做出快速的响应。相对瀑布模型而言，原型模型更符合人们开发软件的习惯，是目前较流行的一种实用软件生存期模型。其优点包括：①开发人员和用户在原型上达成一致。这样一来，可以减少设计中的错误和开发中的风险，也减少了对用户培训的时间，而提高了系统的实用、正确性及用户的满意程度。②缩短了开发周期，加快了工程进度。③降低成本。

本章小结

需求分析与需求获取是密切相关的，需求获取是需求分析的基础，需求分析是需求获取的直接表现，两者相互促进，相互制约。需求分析与需求获取的不同主要在于需求分析是在已经了解甲方实际的、客观的、较全面的业务及相关信息的基础上，结合软、硬件实现方案，并做出初步的系统原型给承建方做演示。甲方则通过原型演示来体验业务流程的合理化、准确性、易用性。同时，用户还要通过原型演示及时地发现并提出其中存在的问题和改进意见和方法。本章以预约挂号系统为研究对象，着重给出面向对象业务需求模型：组织分析、需求获取、需求分析，特别需要区别业务用例与概念用例，功能需求与非功能需求并重。

思考题

1. 讨论组织分析对需求获取的作用。
2. 如何构建业务视角的业务用例？
3. 如何应用用户故事的方式来描述业务用例？
4. 举例给出某医院门诊业务需求，并给出系统原型。

思考题答案
要点

扫一扫
测一测

第五章　面向对象信息系统分析 ▷▷▷▷

扫码看 PPT

◎ 导学

思维导图：预习、听课、做笔记、整理思维导图。

讨论：系统用例、系统用例规约、系统用例实现的概念、内容、关系、作用等。业务用例、概念用例、系统用例的区别与联系。组件模型、部署模型的概念、内容、关系、作用等。

实践：运用系统用例、用例规约、系统用例实现、软件架构和框架等知识，完成某医药信息系统的分析模型等。

教授给他人：面向对象信息系统分析专题分享、汇报、讲座，至少包含系统用例、软件架构和框架、建立分析模型等内容。

育人目标：引导学生大力弘扬社会诚信风尚、社会主义法治精神，将社会主义核心价值观内化为精神追求、外化为自觉行动。

面向对象的开发方法的精髓就是从企业的不稳定需求中分析出企业的稳定对象，以企业对象为基础来组织需求、构架系统。面向对象分析的目标是开发一系列模型，这些模型描述计算机软件，当它工作时可以满足一组客户定义的需求。对象技术的流行，演化出了数十种不同的面向对象分析方法，每个方法都引入了一个产品或系统分析的过程、一组过程演化的模型及使软件工程师能够以一致的方式创建每个模型的符号体系，最有影响力的是 UML。面向对象信息系统分析的主要工作是从软件需求的角度获取系统用例、识别分析类与系统用例实现建模、给定分析模型即逻辑结构。用例分析包括提取用例的概念类、确定概念类之间的关系，以及绘制用例分析类图和用例分析交互图等。分析类是在高层次抽象出系统实现业务需求的原型，高于设计实现、高于语言实现、高于实现方式。逻辑结构分析是在特定软件架构和框架的支持下，利用分析类从抽象的概念层次和功能需求角度，根据信息系统的需求结构确定信息系统模型结构。本章以预约挂号系统为研究对象，着重给出面向对象系统分析模型：建立系统用例、分析业务规则、系统用例实现、软件架构和框架、建立分析模型等。

第一节　建立系统用例

系统需求（system requirement）用于描述包含多个子系统的产品（即系统）的顶级需求。系统可以只包含软件系统，也可以既包含软件又包含硬件子系统。人也可以是系统的一部分，因此某些系统功能可能要由人来承担。

以黑盒形式编写的系统用例着重要设计的软件系统，参与者如何与软件系统进行交互？系统用例直接相关事件流应该足够详细，以便用于编写系统测试脚本。在系统用例图中，只让参与者与用例进行交互。

系统用例与业务用例的区别：①业务用例边界是业务部门，关注业务部门对外提供服务与被服务人之间的交互过程；系统用例的边界是将要实现的系统关注用户和系统之间的交互过程。②业务用例是整个需求方可能涉及的人、事、物；系统用例中仅包括与系统发生数据交换的对象，从业务用例场景当中抽出那些可以在计算机当中实现的单元，业务用例场景中某某做什么是系统用例的来源。

获取系统用例的方法是以业务目标、业务范围、业务用例、业务用例场景及非功能性需求为输入，尤其从业务活动图提取业务主角的职责，作为备选系统用例。考虑是否需要计算机完成某职责，合并功能相似或结果相同相近职责，从业务用例场景抽象归纳用例，补充非业务性需求用例，充分利用概念用例模型等，综合利用映射、抽象、合并、拆分、演绎等方法获取系统用例。

一、患者的系统用例

图 5-1 和图 5-2 为患者"预约挂号"的系统用例示意图。

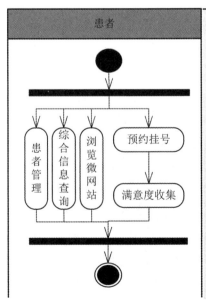

备选的系统用例：患者管理、综合信息查询、预约挂号、浏览微网站、满意度收集。

映射：患者管理映射为个人中心管理；综合信息查询映射为综合信息查询。

抽象：将具有身份识别的共性非功能性安全需求抽象为用户登录。

合并：将"综合信息查询"合并到"预约挂号"；将与就诊人有关的就诊记录、报告单、电子票据、预约信用，以及患者管理取消预约合并为"个人中心管理"。

拆分：从预约挂号拆分出"挂号途径"和"门诊缴费"。

演绎：满意度收集演绎为满意度评价，包含选择满意度、赞扬信息、建议信息、投诉信息。

图 5-1　患者"预约挂号"的系统用例的获取过程示意图

　　备选的系统用例：患者管理、综合信息查询、预约挂号、浏览微网站、满意度收集。

　　映射：患者管理映射为个人中心管理；综合信息查询映射为综合信息查询，包含查询医院、查询科室、查询号源（查询可约号源、查询约满号源、查询停诊号源）、按职称查询号源（查询高年正主任医师、查询正主任医师、副主任医师、普通号）。

　　抽象：为了能够提供患者管理、综合信息查询、预约挂号、浏览微网站、满意度收集等服务，将具有身份识别的共性非功能性安全需求抽象为用户登录，包含用户注册、找回密码（短信验证、人脸识别）。

　　合并：将"综合信息查询"合并到"预约挂号"；将与患者有关的就诊记录（全部、待就诊、待评价）、报告单（检验报告、检查报告）、电子票据、预约信用，以及患者管理合并为"个人中心管理"；将"满意度评价"合并到"就诊记录"；将预约挂号中的"取消预约"合并到个人中心管理的"就诊记录"。

　　拆分：从预约挂号拆分出"挂号途径"和"门诊缴费"。

　　演绎：满意度收集演绎为满意度评价，包含选择满意度、赞扬信息、建议信息、投诉信息。

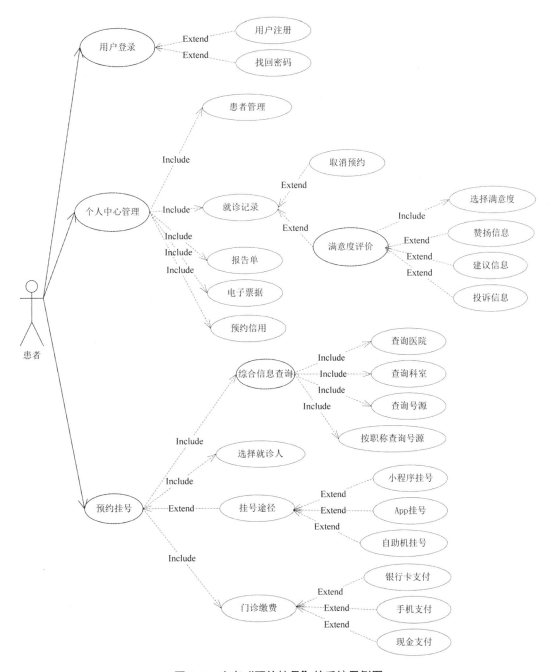

图 5-2 患者"预约挂号"的系统用例图

二、医生的系统用例

图 5-3 和图 5-4 是医生"医生服务"系统用例的示意图。

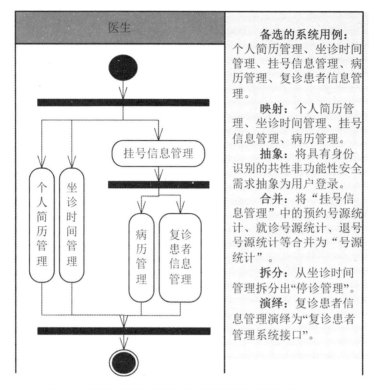

图 5-3　医生"医生服务"的系统用例的获取过程示意图

备选的系统用例：个人简历管理、坐诊时间管理、挂号信息管理、病历管理、复诊患者信息管理。

映射：个人简历管理综合查询映射为"个人简历管理"，包含基本信息维护、照片维护。挂号信息管理映射为"挂号信息管理"，包含挂号人员信息、就诊状态、叫号服务。坐诊时间管理映射为坐诊时间管理，包含设置在线预约时间（每天预约时间固定、每天预约时间灵活、指定日期预约）和加号处理。病历管理映射为"病历管理"，包含化验单信息、病历信息。复诊患者信息管理映射为"复诊患者信息管理"，包含门诊记录、住院记录、报告单、诊断记录。

抽象：将具有身份识别的共性非功能性安全需求抽象为用户登录，包含注册、找回密码（短信验证、人脸识别）。

合并：将预约号源统计、就诊号源统计、退号号源统计等合并为"号源统计"。

拆分：从坐诊时间管理拆分出"停诊管理"，包含停止预约、停诊恢复、停诊查询。

演绎：复诊患者信息管理演绎为"复诊患者管理系统接口"。

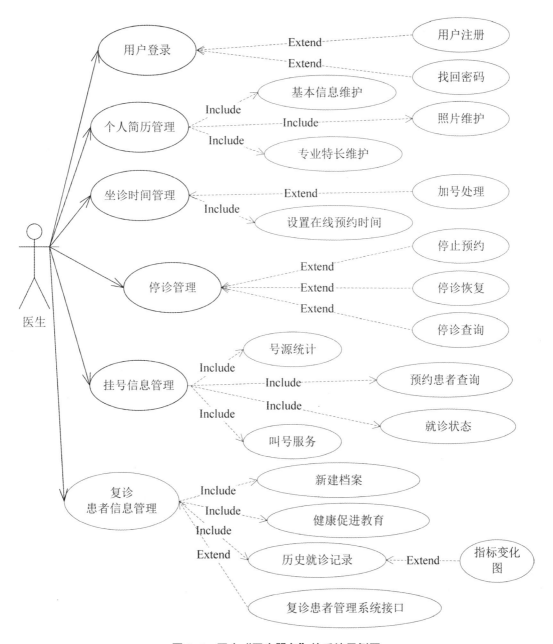

图 5-4　医生"医生服务"的系统用例图

三、挂号员的系统用例

图 5-5 和图 5-6 为挂号员"门诊挂号资源管理"系统用例的示意图。

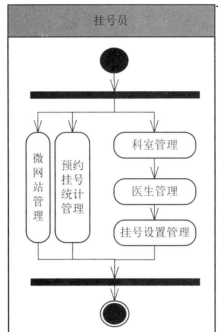

挂号员

微网站管理 | 预约挂号统计管理 | 科室管理 → 医生管理 → 挂号设置管理

备选的系统用例：微网站管理、科室管理、医生管理、挂号设置管理、预约挂号统计信息管理。
映射：微网站管理、科室管理、医生管理、挂号设置管理。
抽象：将具有身份识别的共性系统用例抽象为用户登录。
合并：将"挂号设置管理"中的节假日管理合并到医生轮值管理。将"挂号设置管理"中的时间管理、号源录入、批量号源录入、号源修改（保存模板）、分时设置（分时模板）等合并为"号源管理"。
拆分：从"科室管理"中拆分出"医院管理"。从"挂号设置管理"中拆分出"停诊管理"。
演绎：将预约挂号统计信息管理演绎为"查询统计"。

图 5-5　挂号员"门诊挂号资源管理"的系统用例的获取过程示意图

备选的系统用例：微网站管理、科室管理、医生管理、挂号设置管理、预约挂号统计信息管理。

映射：微网站管理映射为"微网站管理"，包含医院介绍、联系方式、地址、出行路线。科室管理映射为"科室管理"，包含科室信息管理和医生信息管理；医生管理映射为"医生管理"，包含医生信息维护和医生查询。挂号设置管理映射为"挂号设置管理"包含时间管理、号源录入、批量号源录入、号源修改（保存模板）、分时设置（分时模板）、节假日管理、医生轮值管理、停诊管理。

抽象：将具有身份识别的共性系统用例抽象为用户登录，包含注册、找回密码（短信验证、人脸识别）。

合并：将"挂号设置管理"中的节假日管理合并到医生轮值管理。将"挂号设置管理"中的时间管理、号源录入、批量号源录入、号源修改（保存模板）、分时设置（分时模板）等合并为"号源管理"。

拆分：从"科室管理"中拆分出"医院管理"，包含医院信息维护和查询。从"挂号设置管理"中拆分出"停诊管理"，包含停止预约、停诊恢复、停诊换班、停诊查询、换班查询。

演绎：将预约挂号统计信息管理演绎为"查询统计"，包含号源统计、患者统计、每日归档（每日号源状态、每日预约患者查询、日报表）、分时查询（周工作统计、月工作统计、季度工作统计、年工作统计）。

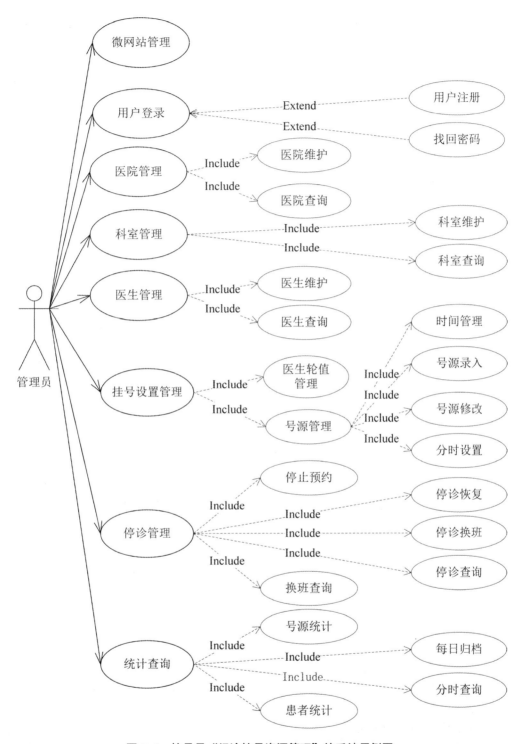

图5-6 挂号员"门诊挂号资源管理"的系统用例图

第二节 分析业务规则

用例图是骨架，而用例规约则是其内在的血肉。用例图仅能描述软件系统中的功能性的需求，而不适合描述非功能性的需求和设计约束等方面的信息。另外，用例图也不能描述出软件系统中的每个用例所对应的业务流的实现过程等方面的信息。因此，需要用例规约描述非功能性的需求、设计约束、事件流等。

课程思政

古人说："欲知平直，则必准绳；欲知方圆，则必规矩。"没有规矩不成其为政党，更不成其为马克思主义政党。中国共产党的党内规矩是党的各级组织和全体党员必须遵守的行为规范和规则。党的规矩总的包括什么呢？其一，党章是全党必须遵循的总章程，也是总规矩。其二，党的纪律是刚性约束，政治纪律更是全党在政治方向、政治立场、政治言论、政治行动方面必须遵守的刚性约束。其三，国家法律是党员、干部必须遵守的规矩，法律是党领导人民制定的，全党必须模范执行。其四，党在长期实践中形成的优良传统和工作惯例。

将社会主义核心价值观（法治、诚信）与党史教育有机结合，引导学生大力弘扬社会诚信风尚、社会主义法治精神，践行社会主义核心价值观，做到学史明理、学史增信、学史崇德、学史力行。

【知识点】业务规则、用例规约。

【课程思政元素】法治，诚信，社会主义核心价值观，党史教育。

一、患者的系统用例规约

表 5-1 至表 5-4 是几种患者系统用例规约表。

表 5-1 患者"患者管理"系统用例规约表

用例名称	患者"患者管理"系统用例
用例描述	根据小程序需要填写患者相关的信息，保存并提交
执行者	患者
前置条件	登录成功；预约患者身份信息确保无误
后置条件	添加、修改完成后，可进行预约挂号
主流事件描述	添加、修改、删除患者信息
异常事件描述	已经注册和添加的患者
业务规则	根据患者基本信息模板添加患者信息

表 5-2　患者"综合信息查询"系统用例规约表

用例名称	患者"综合信息查询"系统用例
用例描述	根据提供的信息对科室、专家信息、预约详情、预约记录进行查询
执行者	患者
前置条件	登录成功
后置条件	患者可进行预约挂号
主流事件描述	根据自己的情况查询医院、科室、医生、号源等相关信息
异常事件描述	查询无号源时，需给出反馈信息
业务规则	查询号源时，需依次选择医院、科室，再按日期或医生职称查询

表 5-3　患者"预约途径"系统用例规约表

用例名称	患者"预约途径"系统用例
用例描述	根据提供的信息选择预约方式：小程序预约、App 预约、自助机预约
执行者	患者
前置条件	登录成功
后置条件	预约挂号
主流事件描述	经查询信息后选择预约方式进行预约挂号
异常事件描述	失败后需给出反馈信息
业务规则	多预约途径的各类信息一致、共享

表 5-4　患者"预约挂号"系统用例规约表

用例名称	患者"预约挂号"系统用例
用例描述	根据提供的信息选择挂号方式、医院医生、科室及时间进行预约挂号
执行者	患者
前置条件	预约患者身份信息确保无误
后置条件	患者得到预约挂号详情；预约成功后，可在就诊记录的"待就诊"中查看
主流事件描述	添加患者成功，经查询信息后选择预约方式进行预约挂号
异常事件描述	失败后需给出反馈信息
业务规则	有号源、并门诊缴费成功后才能完成预约挂号

二、医生的系统用例规约

表 5-5 至表 5-8 是几种医生系统用例规约表。

表 5–5　医生"坐诊时间管理"系统用例规约表

用例名称	医生"坐诊时间管理"系统用例
用例描述	根据系统需要填写医生"坐诊时间管理"相关的信息，保存并提交
执行者	医生
前置条件	登录成功
后置条件	设置成功后，变更挂号员的"医生排班信息"
主流事件描述	设置在线预约时间；加号处理
异常事件描述	坐诊时间与同科室排班冲突
业务规则	根据模板设置在线预约时间和进行加号处理

表 5–6　医生"停诊管理"系统用例规约表

用例名称	医生"停诊管理"系统用例
用例描述	根据系统需要填写停诊管理相关的信息，保存并提交
执行者	医生
前置条件	登录成功
后置条件	设置成功后，变更挂号员的"医生排班信息"；如果是特约专家号源，需要短信或电话通知已经预约患者
主流事件描述	停止预约、停诊恢复、停诊查询
异常事件描述	失败信息反馈
业务规则	根据医院管理进行停止预约、停诊恢复、停诊查询

表 5–7　医生"挂号信息管理"系统用例规约表

用例名称	医生"挂号信息管理"系统用例
用例描述	医生对预约自己号源的患者挂号信息管理，保存并提交
执行者	医生
前置条件	登录成功
后置条件	可进行停止预约
主流事件描述	查询某个班次的预约挂号情况
异常事件描述	失败信息反馈
业务规则	只能查询预约自己号源的患者挂号情况，不能修改、删除、添加；如果是特约专家号源，"停止预约"后必须电话通知预约患者

表 5–8　医生"复诊患者信息管理"系统用例规约表

用例名称	医生"复诊患者信息管理"系统用例
用例描述	根据系统需要填写患者相关的信息，保存并提交
执行者	医生
前置条件	医生登录成功；预约患者患有慢病

后置条件	随访、干预
主流事件描述	新建健康档案、健康促进教育、历史就诊记录、复诊患者管理系统接口
异常事件描述	失败和错误信息反馈
业务规则	依据模板新建健康档案，历史就诊记录中可查阅指标变化图

三、挂号员的系统用例规约

表 5-9 至表 5-14 是几种挂号员系统用例规约表。

表 5-9　管理员"科室管理"系统用例规约表

用例名称	管理员"科室管理"系统用例
用例描述	管理员进行科室信息管理
执行者	管理员
前置条件	管理员登录成功
后置条件	
主流事件描述	科室维护和科室查询
异常事件描述	失败和错误信息反馈
业务规则	（1）科室管理主要包括添加、修改、删除科室； （2）科室查询主要功能为查询科室的信息，包括科室的基本信息，以及科室的医生信息

表 5-10　管理员"医生管理"系统用例规约表

用例名称	管理员"医生管理"系统用例
用例描述	管理员进行医生信息管理
执行者	管理员
前置条件	管理员登录成功
主流事件描述	医生信息维护和医生查询
异常事件描述	失败和错误信息反馈
业务规则	（1）医生管理维护主要包括添加、修改、删除医生的基本信息； （2）查询医生包括医生的基本简介，以及医生所在科室信息和排班

表 5-11　管理员"挂号设置管理"中的"号源管理"系统用例规约表

用例名称	管理员"号源管理"系统用例
用例描述	管理员进行号源分配，管理
执行者	管理员
前置条件	管理员登录成功
后置条件	
主流事件描述	时间管理、号源录入、批量号源录入、号源修改（保存模板）、分时设置（分时模板）

续表

异常事件描述	失败和错误信息反馈
业务规则	（1）可以按照特定的要求，设立"时间管理"医院。最大可预定天数，设置好后，表示用户可以预定几天的号码。预约截止日期，设置好后，表示每日一次设置，方便预约。账号的开放时间，设置好之后，就是新一天的开放时间，方便使用者的预约。 （2）"号源录入"，输入科室、医生、挂号时间、出诊时间、挂号数量，记录医生出诊时间。"批号源输入"是指在医院首次启用后，可以将所有医生的出诊时间、数量和其他信息输入一次； （3）"号源修改"功能，选择科室、医生，并在出诊日程表中更改出诊信息。在"号源修改"功能中，"保存模板"可以选择科室、医生，并在出诊时间内更改出诊信息。模板是以模板为基础，在今后一段时间内，将会根据模板的内容，对患者进行预约

表 5–12　管理员"排班信息管理"中的"医生轮值管理"系统用例规约表

用例名称	管理员"医生轮值管理"系统用例
用例描述	管理员进行医生轮值管理
执行者	管理员
前置条件	管理员登录成功
后置条件	号源管理
主流事件描述	节假日管理、医生轮值信息维护和医生轮值查询
异常事件描述	失败和错误信息反馈
业务规则	（1）医生值班信息维护主要功能维护（包括添加、修改、删除）医生的轮值信息； （2）轮值包括某个医生的轮值信息

表 5–13　管理员"停诊管理"系统用例规约表

用例名称	管理员"停诊管理"系统用例
用例描述	管理员进行停诊管理
执行者	管理员
前置条件	管理员登录成功
后置条件	
主流事件描述	停止预约、停诊恢复、停诊换班、停诊查询、换班查询、医生请假信息维护
异常事件描述	失败和错误信息反馈。实现同科室的两个医生临时换班的操作和信息查询医生请假信息维护主要功能维护（包括添加、修改、删除）医生的请假信息
业务规则	医生进行停诊申请，停诊信息提交，由管理员进行停诊信息审核

表 5–14　管理员"查询统计"系统用例规约表

用例名称	管理员"查询统计"系统用例
用例描述	管理员进行挂号信息的统计，包括科室和预约人的统计
执行者	管理员
前置条件	管理员登录成功

续表

后置条件	
主流事件描述	号源统计、患者统计、每日归档（每日号源状态、每日预约患者查询、日报表）、分时查询（周工作统计、月工作统计、季度工作统计、年工作统计）
异常事件描述	失败和错误信息反馈
业务规则	（1）每天的"号源状况"，可以对每位出诊医生的预约人数和剩余人数进行统计，并提供信息导出、数据排序等功能； （2）"患者日预约查询"，对各种定单状态下的患者进行逐日统计；对特定患者的订单进行查询，并输出相关的信息，并对其进行分类； （3）"号源统计"可以在一定的时间内，对每位出诊医生的预约人数和剩余人数进行统计，并对信息的导出、数据排序功能进行分析； （4）"患者统计"可以在一定的时间内，对各种定单状态下的患者进行统计；对特定患者的订单进行查询，并给出相关的查询信息，并对其进行分类

第三节　系统用例实现

系统用例实现的目的是实现系统需求。对于较大型的项目，将用例与其实现分离可以允许对用例设计进行更改，而不会影响已设置基线的用例本身。

系统用例实现描述如何在设计模型内部利用协作对象来实现一个特定的用例，用例的实现主要通过交互图，每一个用例对应一个类图描述参与这个用例实现的所有概念类。类图是描述类、接口、协作及它们之间关系的图，用来显示系统中各个类的静态结构。类图包含 7 个元素：类、接口、协作、依赖关系、泛化关系、关联关系及实现关系。

分析类是从业务需求向系统设计转化过程中最为主要的元素，业务需求通过分析类被逻辑化，成为可以被计算机理解的语义。分析类是在高层次抽象出系统实现业务需求的原型，高于设计实现、高于语言实现、高于实现方式。分析类图是用边界对象、控制对象和实体对象实现场景。

系统用例实现建模步骤：在用例场景当中发现和定义实体对象；用控制对象来操作和处理实体对象当中的数据；用边界对象来构建接收外部指令的界面。

一、系统用例实现关系图

图 5-7 中，用户登录包含用户注册、找回密码；个人中心管理包含患者管理、就诊记录、报告单查询；预约挂号包含综合查询、预约途径、门诊缴费。

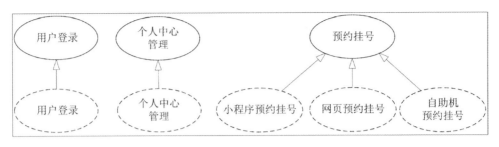

图5-7　患者"预约挂号"系统用例实现关系图

图5-8中，用户登录包含用户注册、找回密码；个人简历管理包含基信息维护、照片信息维护、专业特长维护；坐诊时间管理包含设置在线预约时间、加号处理；停诊管理包含停止预约、停诊恢复、停诊查询；挂号信息管理包含号源统计、预约患者查询、日报表、月工作统计；复诊患者信息管理包含新建健康档案、健康促进教育、历史就诊记录、复诊患者管理系统接口。

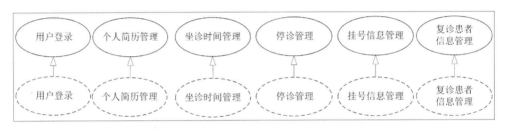

图5-8　医生"医生服务"系统用例实现关系图

图5-9中，用户登录包含用户注册、找回密码；医院信息管理包含医院信息和医院动态；科室信息管理包含科室管理和科室信息；医生管理包含医生管理和医生信息；挂号设置管理包含医生轮值管理、号源管理（时间管理、号源录入、号源修改、分时设置）；停诊管理包含停止预约、停诊恢复、停诊换班、停诊查询、换班查询；统计查询包含号源统计、每日归档、分时查询、患者统计。

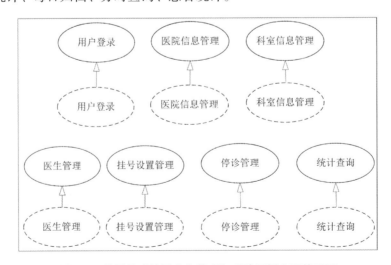

图5-9　挂号员"挂号业务管理"系统用例实现关系图

二、识别分析类

从用例行为中识别分析类。在对象技术中，一个用例的全部行为都是由相应的类来完成的。这些行为必须被分配到类中，分析阶段就是对这个过程的第一次尝试，这是一个从"无"到"有"的跨越。

分析类代表了"系统中必须具备职责和行为的事物"的早期概念模型，分析类处理主要的功能需求，模型化问题域对象。根据备选架构定义三类分析类：边界类，系统及其参与者的边界；控制类，系统的控制逻辑；实体类，系统使用的信息。

边界类表示系统与参与者之间的边界，代表系统与环境的交互，是接口和外部事物的中间体，构造型 <<boundary>>。两类边界类：用户界面类，系统和设备接口类。

控制类表示系统的控制逻辑，系统行为的协调器，构造型 <<control>>。识别控制类，在系统开发早期，为一个用例定义一个控制类，负责该用例的控制逻辑。针对复杂用例，可为备选路径分别定义不同控制类。

实体代表了待开发系统的核心概念，实体类提供了另一个理解系统的观点，显示了系统的逻辑数据结构，传统的面向对象方法就是从这个角度进行分析和设计，使用构造型 <<entity>>。可以从用例事件流（需求）、业务模型（业务建模）、词汇表（需求）中找到实体类。

识别实体类是分析用例事件流中的名词、名词短语，找出系统所需的实体对象，这些名词可能是对象、对象的特征和状态、参与者、描述信息、系统之外的词语，从这些名词、名词短语中进行筛选，抽取出系统对象，并抽象成类，综合考虑在系统中的意义、作用和职责，然后对所识别的类进行命名。

名词筛选法识别实体类的基本思路：将用例事件流作为输入，找出名词或名词性短语，形成实体类的初始候选列表；合并那些含义相同的名词；删除那些系统不需要处理的名词；删除作为参与者的名词；删除与实现相关的名词；删除那些作为其他实体类属性的名词；对剩余的名词，综合考虑它在当前用例和整个系统中的含义、作用及职责，并基于此确定合适的名字，作为初始实体类存在。

图 5-10 至图 5-13 是患者、医生和挂号员的分析类识别流程图。

图 5-10 中，满意度评价包含选择满意度、赞扬信息、建议信息、投诉信息。

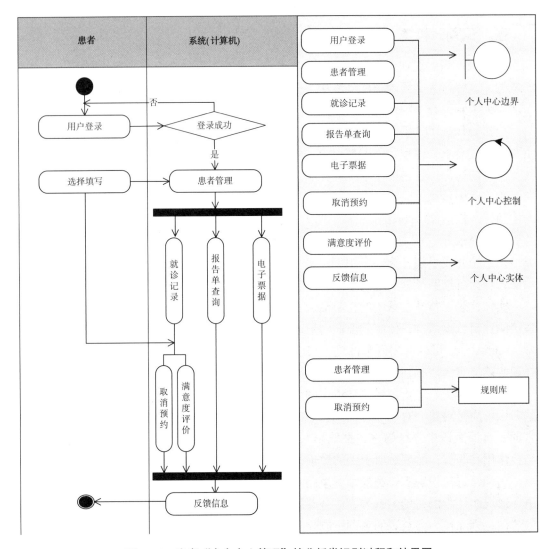

图 5-10　患者"个人中心管理"的分析类识别过程和结果图

图 5-11 中，查询号源包含查询可约号源、查询约满号源、查询停诊号源，按职称查询号源包含查询高年正主任医师、正主任医师、副主任医师、普通号。

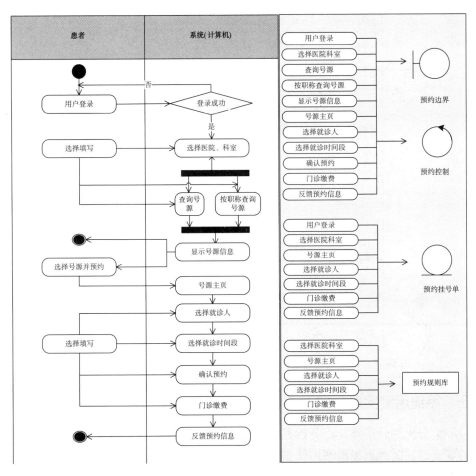

图 5-11　患者"预约挂号"的分析类识别过程和结果图

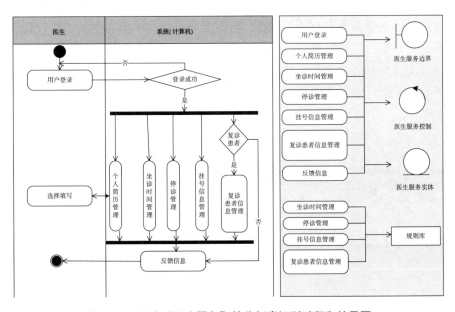

图 5-12　医生"医生服务"的分析类识别过程和结果图

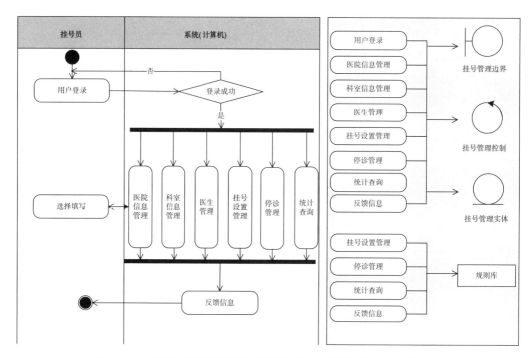

图 5-13 挂号员"门诊挂号资源管理"的分析类识别过程和结果图

三、系统用例实现建模

将职责分配到分析类，以分析类的构造型作为分配标准：边界类承担与参与者进行通信的职责，控制类承担协调用例参与者与数据操作之间交互的职责，实体类承担对被封装的内部数据进行操作的职责。

将职责分配给具有当前职责所需要的数据的类。如果一个类有这个数据，就将职责分配给这个类。如果多个类有这个数据，将职责分配给其中的一个类，并对其他类增加一个关系；将职责放在控制类中，并对需要该职责的类增加关系；创建一个新类，将职责分配给该类，并对需要该职责的类增加关系。

图 5-14 至图 5-17 是患者、医生和挂号员系统用例实现图。

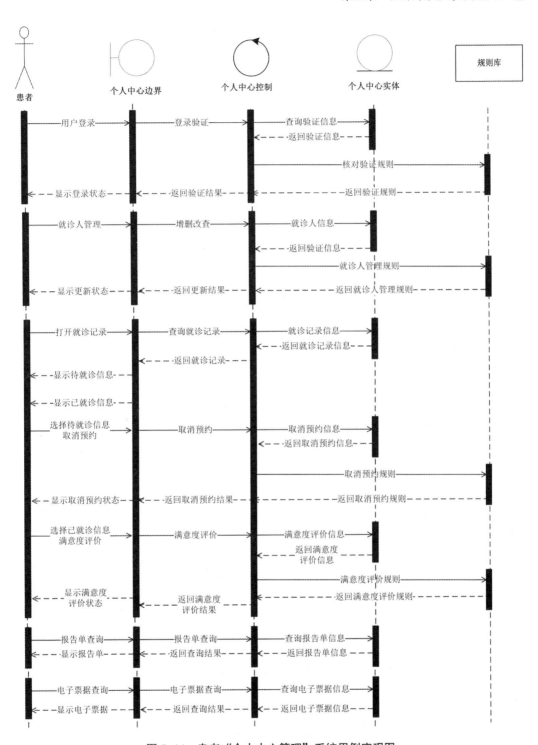

图 5–14　患者"个人中心管理"系统用例实现图

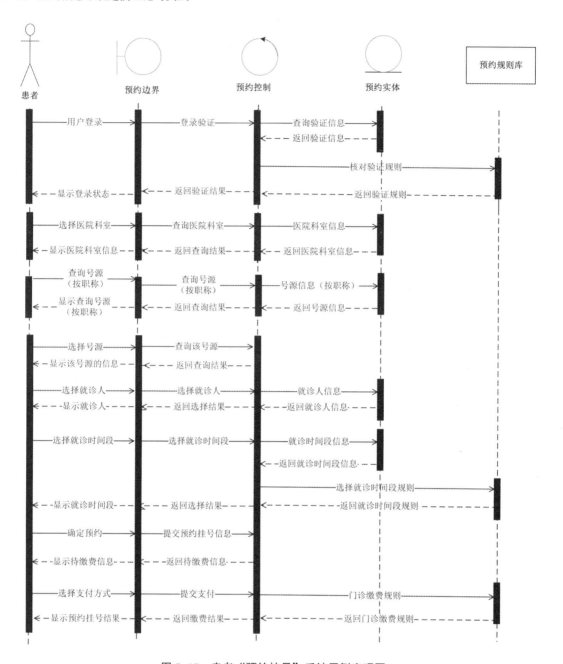

图 5-15 患者"预约挂号"系统用例实现图

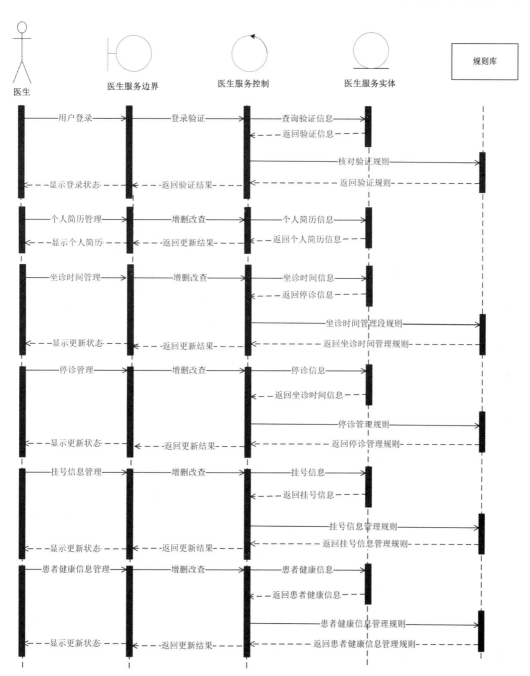

图 5-16　医生"医生服务"的系统用例实现图

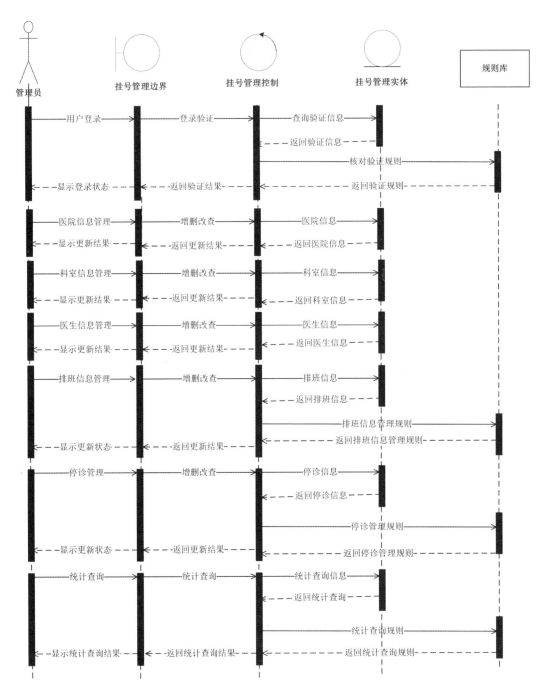

图5-17 挂号员"门诊挂号资源管理"系统用例实现图

第四节　软件架构和框架概述

一、软件架构简介

1. 软件架构　一个软件架构（architecture）应当包括软件层次、每一层次的职责、层次之间的接口、传输协议和标准，以及每一层次上所采用的软件框架（framework）。

软件领域的架构主要体现在模块之间的"高内聚，低耦合"，这六个字听起来有点难以理解，其实通俗来讲就是将单一职责的功能封装成模块，在模块内部高度聚合，模块与模块之间不会互相依赖，即低耦合。比如常用的网络库、图片加载库，属于两个模块，每个模块内部功能单一，代码高度内聚；但是网络库与图片加载库又不互相依赖，都可以独立工作，互不干扰，这就是所谓的低耦合。

从技术上讲，软件架构是一种思想、一个系统蓝图，对软件结构组成的规划和职责设定，如 J2EE 规范、MVC（model view controller，MVC）。软件架构有分层架构模式、黑板模式、管道/过滤器模式、中介模式、代理模式、PAC 模式（presentation abstraction control，PAC）、MVC、面向服务模式。

2. 多层架构　客户/服务器结构采用分层模式，如图 5-18，将各种功能分离开来，充分利用客户机和服务器双方的能力，实现了应用程序与数据的分离，灵活地组成分布式应用环境，使数据具有更好的独立性和封装性，便于系统的更新和升级，减少了网络流量，缩短系统反应时间。

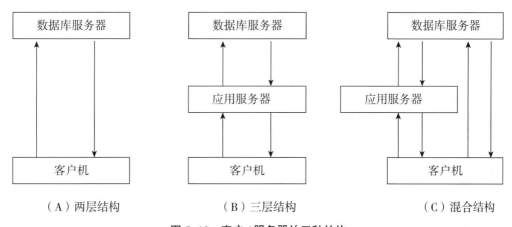

图 5-18　客户/服务器的三种结构

图 5-19 中，三层架构分别是表示层、业务层（功能层）、数据访问层。①表示层，是应用的用户接口部分担负与应用逻辑间的对话功能。它用于用户从工作站输入的数据，并显示应用输出的数据。为使用户能直观地进行操作，一般要使用图形用户界面（graphic user interface，GUI），在变更用户界面时，只需改写显示控制和数据检查程序，而不影响业务逻辑。②业务层，是应用的本体，它负责具体的业务处理逻辑，例如在制作订购合同时要计算合同金额。表示层和功能层之间的数据交互要尽可能简洁。例如，

用户检索数据时，要将有关检索要求的信息一次性地传送给功能层，检索结果数据也由功能层一次性地传送给表示层。③数据访问层，通常是数据库管理系统，负责管理对数据库数据的读写。数据库系统必须能迅速执行大量数据的更新和检索。

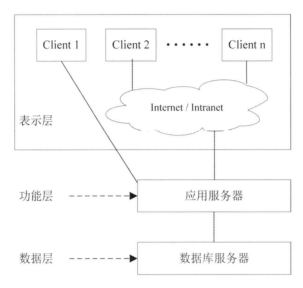

图 5-19　三层 C/S 体系结构图

图 5-20 中，客户层也可称表示层、视图层、人机界面层等，提供给软件的操作者；业务层是对客户层操作的响应，执行动态代码完成运算，在企业级软件中也就是完成与业务相关的数据访问，也称业务逻辑；数据层简单理解就是存放数据的地方，为业务层的数据访问提供数据资源和操作。例如，浏览器就是表示层，它是主要与用户交互的页面，根据用户的输入事件，处理并显示返回的特定数据。数据是一切应用程序的基础，如果没有数据，那么就没有任何意义，所以 Server 端必须有一个强大的数据库来存储所有用户交互产生的数据，而对这些数据的处理，包括增、删、改、查就属于数据访问层。连接表示层与数据访问层的就是业务逻辑层，这包括后端程序中模型设计、验证、业务规则、各种计算等。所以后端的架构是很复杂的，它除了有复杂的业务逻辑之外，还有存储、性能、并发、负载均衡等。

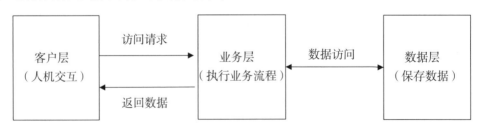

图 5-20　Web 的 B/S 三层结构

图 5-21 中，数据访问对象（data access object，DAO），是较早的持久层模型。DAO 由三部分构成：DAO ＝ Data Object+Data Access+Domain Object。

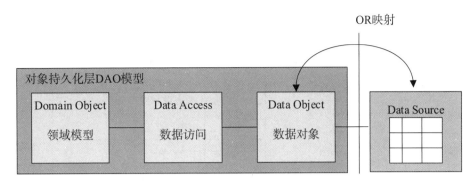

图 5-21 持久层的 DAO 模型（数据层与 DAO）

图 5-22 中，业务层与 DAO 层之关系图：业务层＝ BP+BM，对象持久层（object persistence，OP）= DA+DO，后续书中所指 DAO = BM+DA+DO。

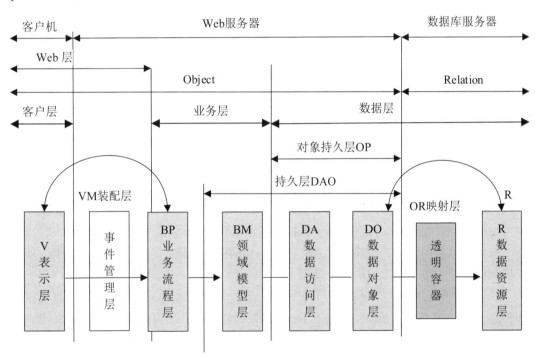

图 5-22 N 层体系结构模型

图 5-23 中：①四层：客户层←→ Web 层←→ EJB 层←→ EIS 层，完整分层结构；
②三层：客户层←→ Web 层←→ EIS 层，无 EJB 层，JSP 或 Servlet 直接访问数据；
③三层：客户层←→ EJB 层←→ EIS 层，客户层为 Java 的 GUI，由 EJB 担当业务层；
④两层：客户层←→ EIS 层，传统 C/S 结构。

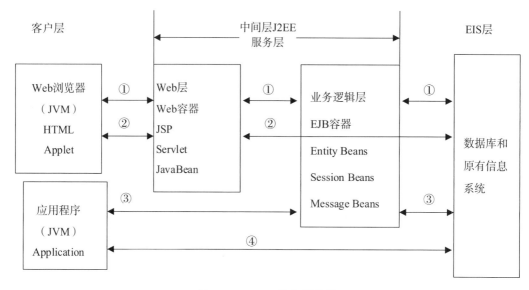

图 5-23   J2EE 的分层模型

二、软件框架简介

1. 软件框架　软件框架（software framework）通常指的是为了实现某个业界标准或完成特定基本任务的软件组件规范，也指为了实现某个软件组件规范时，提供规范所要求之基础功能的软件产品。

框架的功能类似于基础设施，与具体的软件应用无关，但是提供并实现最为基础的软件架构和体系。软件开发者通常依据特定的框架实现更为复杂的商业运用和业务逻辑。这样的软件应用可以在支持同一种框架的软件系统中运行。

在设计过程中设计类必然会受到软件架构和框架的约束，从分析类到设计类，软件架构和框架是不得不考虑的一个重要因素。

从技术上讲，软件框架是一个实现，一个半成品，是针对一个特定问题的解决方案和辅助工具，如 J2EE、Struts、JSF、Web Work 等分别以自己的方式实现了 MVC 架构。

2.Android MVC 框架　随着移动端的普及，手机端的应用程序功能越来越大，项目也越来越复杂，所以移动端架构也被越来越多的人关注与重视。但是移动端架构远没有服务端复杂，一是移动端的数据来源于服务端，不必有专门的数据存储，最多有本地的缓存及一些必要的小型数据库。对于一些复杂的业务逻辑也更多地把精力放在服务端，而且客户端不必考虑成百上千万用户的同时访问，移动端通常更应该把精力专注在UI、交互、体验上，所以客户端的架构没有那么重，但是要让移动端代码分层更加清晰，代码扩展性更好，以及更好的高内聚、低耦合。

目前在 Android 中比较受欢迎的开发框架包括 MVC、MVP、MVVM，项目中使用这些框架是为了快速开发和方便开发。

Android MVC 框架中，View 是 XML 布局文件；Model 是实体模型（数据的获取、存储、数据状态变化）；Controller 对应于 Activity，如处理数据、业务和 UI。Android

本身的设计还是符合MVC架构的，但是Android中纯粹作为View的XML视图功能太弱，大量处理View的逻辑只能写在Activity中，这样Activity就充当了View和Controller两个角色，直接导致Activity中的代码大爆炸。这个MVC结构最终其实只是一个Model–View（Activity:View&Controller）的结构。

Android MVP框架中，View对应于Activity和XML，负责View的绘制及与用户的交互；Model依然是实体模型；Presenter负责完成View与Model间的交互和业务逻辑。MVP通过一个抽象的View接口（不是真正的View层）将Presenter与真正的View层进行解耦，解决了Activity充当了View和Controller两个角色的问题。Presenter持有该View接口，对该接口进行操作，而不是直接操作View层。这样就可以把视图操作和业务逻辑解耦，从而让Activity成为真正的View层。但是，接口粒度不好控制。粒度太小，就会存在大量接口的情况，使代码太过碎版化；粒度太大，解耦效果不好。

Android MVVM框架中，View对应于Activity和XML，负责View的绘制及与用户交互；Model为实体模型；ViewModel负责完成View与Model间的交互，负责业务逻辑。

3. 微服务 Spring Boot 框架 微服务是面向服务的体系结构（SOA）架构样式的一种变体，它提倡将单一应用程序划分成一组小的服务，服务之间互相协调、互相配合，为用户提供最终价值。每个服务运行在其独立的进程中，服务与服务间采用轻量级的通信机制互相沟通（基于HTTP的RESTful API）。每个服务都围绕着具体业务进行构建，并且能够独立地部署到生产环境、类生产环境等。另外，应尽量避免统一的、集中式的服务管理机制，对具体的一个服务而言，应根据上下文，选择合适的语言、工具对其进行构建。

表现层状态转换（representational state transfer，REST）是一种软件架构风格、设计风格，而不是标准，只是提供了一组设计原则和约束条件。它主要用于客户端和服务器交互类的软件。基于这个风格设计的软件可以更简洁、更有层次、更易于实现缓存等机制。满足REST设计风格的程序或接口，称为RESTful，所以RESTful API就是满足REST架构风格的接口。

Spring Boot致力于简便快捷地搭建基于Spring的独立可运行的应用，Spring Boot应用只需要非常少的application.yml配置，无缝地为基于Maven和Gradle的项目提供各种构建工具。它的JDK官方要求1.8以上版本，Maven要3.0+或者Gradle2.3+。

Spring Cloud是一个基于Spring Boot实现的云应用开发工具，它为基于JVM的云应用开发中的配置管理、服务发现、断路器、智能路由、微代理、控制总线、全局锁、决策竞选、分布式会话和集群状态管理等操作提供了一种简单的开发方式。

三、预约挂号系统架构与框架

1. 小程序预约挂号系统的软件架构与框架

图5-24中，云函数的独到之处就是和微信注册认证系统的无缝集成。在应用程序端调用云函数时，输入的云函数的参数会被输入到使用者的openid中，因此，开发者

无须确认其正确性，由于微信拥有许可，所以开发者可以直接使用。

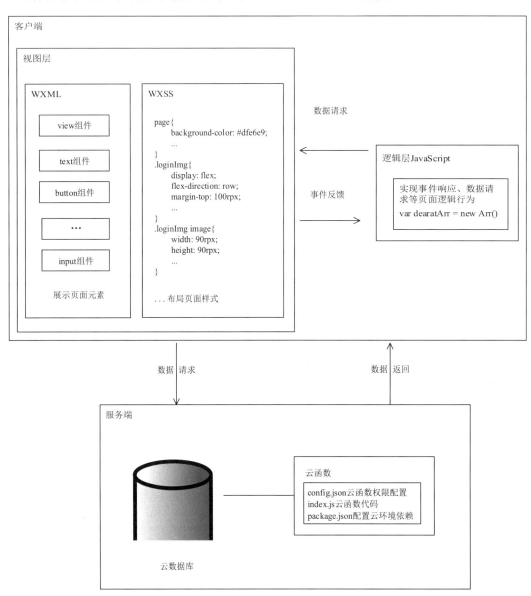

图 5-24　小程序预约挂号系统的软件架构与框架

微信小程序前端设计以页面为模块，每个页面文件夹包含 4 种类型的文件：

（1）.wxml 是小程序的页面设计文件，属于视图层。

（2）.wxss 是小程序的页面样式表文件，属于视图层。

（3）.js 是小程序页面的后台代码文件，属于逻辑层。

（4）.json 是小程序页面的配置文件，属于逻辑层。

2. 网页预约挂号系统的软件架构与框架（图 5–25）。

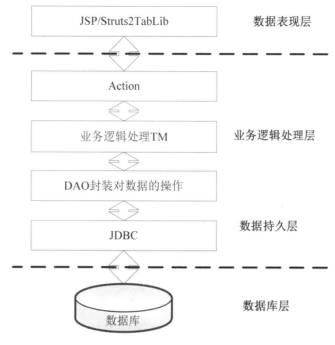

图 5–25　网页预约挂号系统的软件架构与框架

第五节　建立分析模型

　　根据需求分析阶段获得的系统用例图和建立的用例实现模型可以创建如下所示的分析类图：在建立领域模型时，获得针对某一个问题领域的系统视角理解；在建立概念模型时，获得针对核心业务的系统视角理解；在建立用例实现模型时，获得针对系统需求的系统视角理解。

　　分析模型是采用分析类，在系统架构和框架的约束下，来实现用例场景的产物。用例和用例场景规定了业务范围和要求，如果分析类完全实现了这些用例和场景，我们就能肯定地说分析类已经满足了需求。

　　分析模型的特征是借助分析类，一般是 actor 类、边界类、实体类和控制类来"实现"用例。鲁棒图分析中，边界对象有远程调用接口、设备、用户界面；控制对象有应用逻辑、业务逻辑和数据访问逻辑；实体对象只有数据。MVC 架构分析，数据存储属于模式概念，即在分析过程产生的"实体类"；业务逻辑属于控制概念，即在分析过程产生的"控制类"；数据表现属于边界概念，即在分析过程产生的"边界类"。

一、患者就诊服务的分析模型

　　患者就诊服务分析模型如图 5–26 至图 5–29 所示。

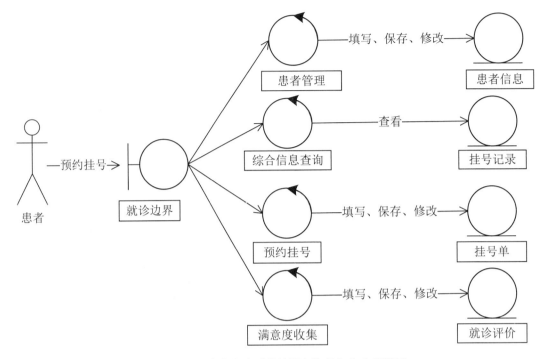

图 5-26 患者小程序"就诊服务"的初步分析模型

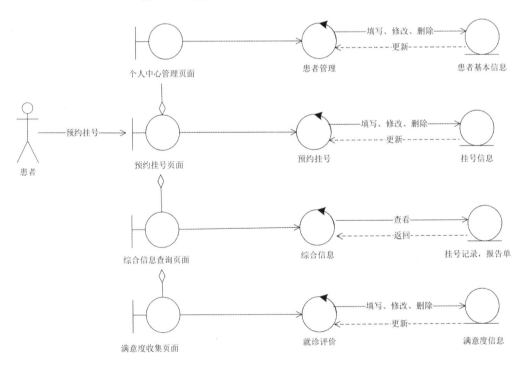

图 5-27 逻辑层"患者预约挂号"分析类图

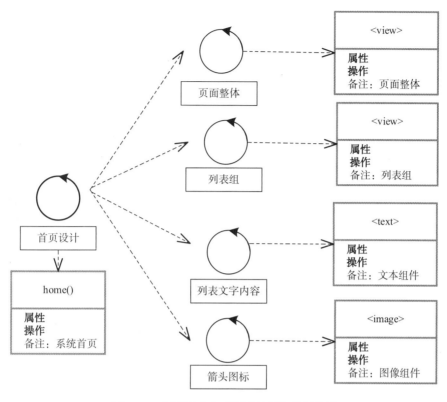

图 5-28 视图层患者"预约挂号"分析类图

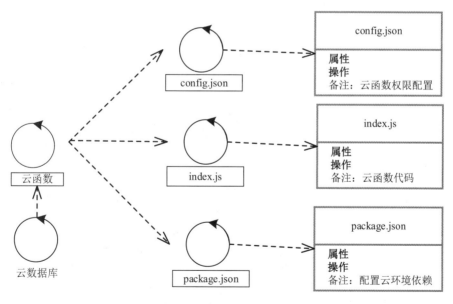

图 5-29 服务器端患者"预约挂号"分析类图

二、患者个人中心管理的分析模型

图 5-30 是患者"个人中心管理"的初步分析模型。

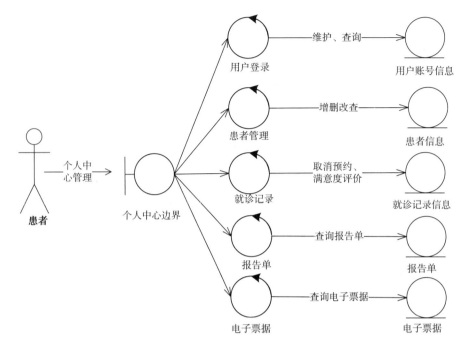

图 5-30 患者"个人中心管理"的初步分析模型

三、医生服务的分析模型

图 5-31 是医生"医生服务"的初步分析模型。

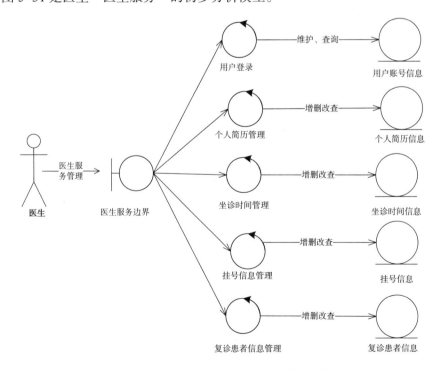

图 5-31 医生"医生服务"的初步分析模型

四、门诊挂号资源管理的分析模型

图 5-32 是挂号员"门诊挂号资源管理"的初步分析模型。

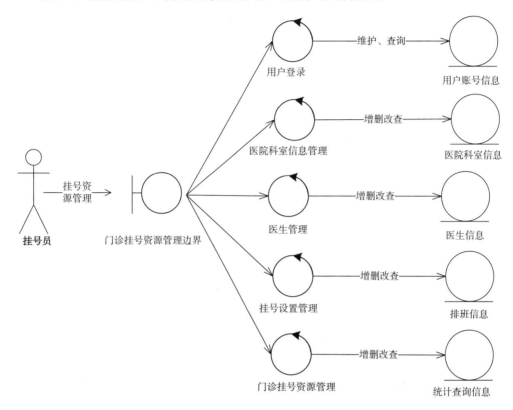

图 5-32　挂号员"门诊挂号资源管理"的初步分析模型

五、定义分析类

对于每个"用例实现"都存在若干张交互图进行描述，而这些交互图中会使用到各种分析类的对象。对于每一个"用例实现"，需要绘制与之相关的类图，即参与类类图（view of participating classes class diagram，VOPC）。VOPC 中的元素来自交互图中的对象，VOPC 中的关系来自交互图中的消息（和业务对象模型），分析阶段主要使用关联关系，也可根据业务模型引入泛化、聚合等关系。

类图（class diagram）是显示了模型的静态结构，特别是模型中存在的类、类的内部结构及它们与其他类的关系等。类图不显示暂时性的信息。类图是面向对象建模的主要组成部分。它既用于应用程序的系统分类的一般概念建模，也用于详细建模，将模型转换成编程代码。类图也可用于数据建模。

定义分析类，最终目标是从系统的角度明确说明每一个分析类的职责和属性及类之间的关系，从而构造系统的分析类视图；并根据这些视图来描述和理解目标系统，从而为后续的设计提供基本的素材。在构造用例实现的过程中已经获得了分析类的基本定义，但那是在单个用例实现的基础上完成的，主要关注的是用例事件流的交互过程，而对单个类自身的特征和行为缺少统一的考虑。定义分析类的过程，从单个分析类入手，完成如下工作：定义职责、定义属性、定义关系、统一分析类。

定义职责：职责是要求某个类的对象所要履行的行为契约，在设计中将演化为类的操作（一个或多个）。获取类的职责：从交互图中的消息；从非功能需求中，分析阶段表示类的职责，"分析"操作，约定分析操作前加"//"，文本描述。从每个用例实现中发现类的职责，之后，要从系统整体角度定义类的职责。类中的互不相干职责，跨类的职责冗余，一个职责的类，没有职责的类，行为的更佳分配，与许多其他类交互的类。

定义属性：属性（attribute）是类的已命名属性，用来存储对象的数据信息，是没有职责的原子事物。属性名是一个名词，清楚地表达了属性保留的信息；可以利用文字详细说明属性中将要存储的相关信息；属性类型应来自业务领域，与编程语言无关。一般从以下几个方面来定义属性：识别分析类的过程中，也可同时发现类的属性，包括接在所有格后面的名词或形容词（即某某的属性）、不能成为类的名词及字段列表中所描述的数据需求；作为一般业务常识，是否有从类职责范围考虑所应包括的属性；该业务领域的专家意见及过去的类似系统。

定义关系：定义分析类的关系，对象不能孤立地存在，它们之间需要频繁地通过消息进行交互从而执行有用的工作，并达到用例的目标。为此，相应的类之间也应该存在特定的关系来支持这种交互过程：关联关系是一种协作关系；聚合关系是一种"整体 – 部分"关系；泛化关系是一种"抽象 – 具体"关系。

关联是类之间的一种结构化关系，是类之间的语义联系，表明类的对象之间存在着链接。对象是类的实例，而链接是关联的实例。识别关联的基本思路：从交互模型中发现对象之间的链接，从而在相应的类上建立关联关系。如 VOPC 图中关联关系；从业务领域出发，分析领域中所存在的实体类之间的语义联系，为那些存在语义联系的类之间建立关联关系，如实体类之间的各种语义联系。

统一分析类：类体现了系统的静态结构，通过分析类图体现软件静态结构。统一分析类的目的是确保每个分析类表示一个单一的明确定义的概念，而不会发生职责重叠。在分析工作完成之前，需要过滤分析类以确保创建最小数量的新概念。

分析阶段的重点在于找出体现系统核心业务所需数据的实体类，而界面和业务逻辑细节分别由边界类和控制类隐藏。在很多 UML 模型中，分析阶段的工作就是找到这些实体类。这些实体类组成系统概念模型（分析类图）。通过各个用例的 VOPC 图，删除那些没有引用的实体类，即可得到由实体类组成的分析类图，这些是分析的关键。

图 5-33 是门诊预约挂号系统实体类类图。

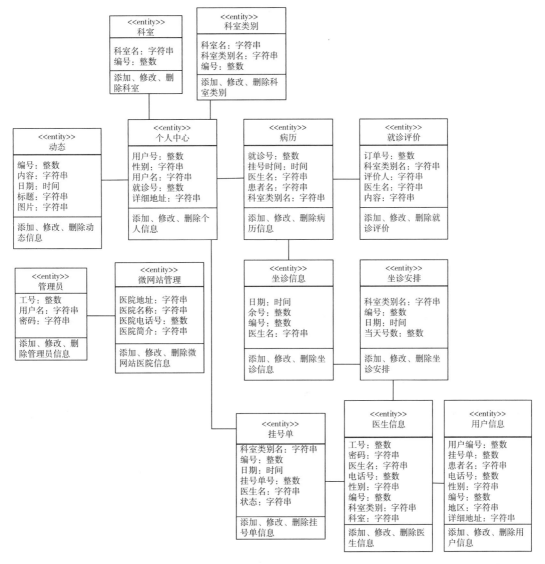

图 5-33　门诊预约挂号系统实体类类图

第六节　软件组件与部署概述

一、组件模型简介

（一）组件的概念

组件是用来容纳分析类或设计类的，可以把组件理解为一种特殊的"包"。普通的类包只是将类组织在一起存放，是一种物理结构。组件逻辑地引用，使用某些类，这些类组织起来不是为了存放，而是为了完成一组特定的功能。

建立组件模型的条件：如果所实施的项目需要将某部分业务功能单独抽取出来形成一个可复用的单元，在许多系统或子系统中使用；如果所实施的项目需要与其他现存系统或第三方系统集成，集成的接口部分应当建立组件模型。

组件是系统中实际存在的可更换部分，它实现特定的功能，符合一套接口标准并实现一组接口。组件具有特性：①完备性：组件包含一些类和接口，一个组件应当能够完成一项或一组特定的业务目标。②独立性：组件可独立部署，与其他组件无依赖关系，最多仅保持关联关系。③逻辑性：从软件构件设计的观点定义组件，不能从需求中直接导出组件。④透明性：组件的修改应当只涉及组件的定义及组件中所包含的类的重新指定，而不应当导致类的修改。

（二）分析包

分析包（analysis package）是信息系统逻辑结构的结构单元，是对逻辑模型中的概念类、用例分析等要素进行组织和管理的一种中间模块。按照内容相关性，把多个聚合度强的概念类和用例分析划归到一个分析包中。一个分析包除了包括概念类和用例分析之外，也可能包含其他分析包。分析包具有较强的聚合性和较低的耦合性。分析包一般根据某一应用主题得出，并可以作为设计模型中的子系统。

根据分析包的特征，可以把分析包分为专用包、通用包和服务包三种类型：①专用包：为完成某种功能而设置，一般分析包都属于专用包。②通用包：能够被多个分析包所共享的分析包。例如，在书店信息系统中，"书目"实体类会被多个分析包所共享，我们设置一个"书目管理"分析包来专门管理图书书目，它就是一个通用包。③服务包：在信息系统中，某些包的作用是专门向信息系统高层提供特定服务，这些分析包被称为服务包。例如，"文档预览包""文档打印包""远程调用包""查询代理包"等都向信息系统高层提供通用服务，因而它们都属于服务包。

（三）信息系统逻辑结构

信息系统逻辑结构分析的依据是在需求分析中确定的信息系统需求结构。在逻辑结构分析的开始，可以直接把需求结构作为要对之进行分析的初步逻辑结构，把需求结构中的需求包作为逻辑结构中的分析包，包的名称和组成关系都不改变。接下来，在初步逻辑结构的基础上，通过对各个分析包进行分解和优化，最后确定出信息系统的逻辑结构。

在逻辑结构中的不同位置，分析包具有不同的抽象度。其逻辑系统是抽象度最高的一个分析包，越处在逻辑结构的上层，其抽象度越高，越在下层，其抽象度越低。确定逻辑结构的过程就是从顶层分析包开始，逐层对分析包进行分解，直到分解到底层分析包为止。

判断是否达到底层分析包有以下几个准则：①底层分析包支持一个具体并简单的业务过程的用例。底层分析包应该支持一个具体的业务过程，如果业务还比较复杂，就需要对这个业务进行分解，直到业务已经十分清楚、简单为止。例如，在书店信息系统的需求结构中，"计划订购"是一个需求包，这个包支持的"图书计划"和"图书订购"两个业务都十分复杂，因此，就需要进行分解。②底层分析包支持一个具体系统参与者的用例。一个底层分析包不要支持多个系统参与者，如果发现一个分析包所提供的功能可能被多个系统参与者所使用，则需要对其进行分解。例如，"计划订购"分析包所提供的功能要被计划员和采购员两个参与者所使用，因此需要对其进行分解。③底层分析包应该具有较强的内聚性。如果用例之间具有泛化、关联等关系，那么这些用例要尽量地放到一个分析包中。

（四）组件图

组件图代表了一块可复用的软件，提供了某种有意义的功能集。从最低的层面上来说，组件是一组类，它们本身是内聚的。系统中的每个类要么处于一个组件中，要么处于系统的顶层。组件也可以包含其他组件。

在开发中，利用组件图来表达架构的逻辑分层和划分方式。组件的复用，只要一个组件要求的接口和提供的接口满足要求，就可以根据需要升级系统。在实践中，大的系统会有一个顶层组件图，包含处于最高抽象层的子系统。开发者通过这个图来理解系统的总体逻辑架构。

组件图是个 UML 框图，用来显示系统中的组件及其相互依赖性。在组件图中，着重考虑的是系统的实际结构，主要描述的是系统组件及其相互依赖性关系。组件的类型：①实施构件：这类构件是构成一个可执行系统必要和充分的构件，例如动态链接库（dll）、可执行文件（exe），另外还包括如 COM+、CORBA 及企业级 Java Beans、动态 Web 页面也属于实施构件的一部分。②工作产品构件：这类构件主要是开发过程的产物，包括创建实施构件的源代码文件及数据文件。这些构件并不是直接地参与可执行系统，而是用来产生可执行系统的中间工作产品。③执行构件：作为一个正在执行的系统的结果而被创建的，例如由 DLL 实例化形成的 COM+ 对象。

组件之间的关系：组件之间不只有依赖关系，组件实现了某个接口的话，那么组件与接口之间的关系就是实现关系。另外，关联、继承关系也可以在组件之间体现。所以组件图可以有四种关系，即依赖、实现、关联和继承。

二、部署模型简介

部署图用于展示在系统的物理设计中，工件在节点上分布的情况。单张部署视图代表了一种系统工件结构的视图。在开发中，使用部署图来说明节点的物理集合。其有三个基本元素：工件、节点和它们的连接。工件是物理上存在的一件东西，它实现了一部分的软件设计。通常是软件代码，也可能是一个源文件、一份文档与软件代码相关的其他文件。工件之间可以有关系，如依赖或组合。节点是一种计算资源，通常包含存储和处理能力，工件部署在它上面执行。节点之间会通过消息和信号进行通信，用一条实线来表示通信路径。

部署图，也称为实施图，它和构件图一样，是面向对象系统的物理方面建模的两种图之一。构件图是说明构件之间的逻辑关系，而部署图则是在此基础上更进一步地描述系统硬件的物理拓扑结构及在此结构上执行的软件。部署图可以显示计算结点的拓扑结构和通信路径、结点上运行的软件构件，常用于帮助理解分布式系统。

部署模型主要的作用是定义构成应用程序的各个部分在物理结构上的安装和部署位置。部署模型的物理结构包括客户机、服务器、网络节点、移动设备等所有可能的程序逻辑处理设备和文件存放设备。应用程序包含基础软件结构、软件架构和外部接口等。

本章小结

面向对象的需求分析基于面向对象的思想，以用例和分析类为基础，建立目标系统的分析模型。本章讨论了建立系统用例、分析业务规则、用例实现等，确定了系统的软件架构和框架，以及在此支持下建立了分析模型和定义分析类。尤其强调了系统用例的概念、粒度，以及5种获取方法：映射、抽象、合并、拆分、演绎；UML 把概念类分为实体类、边界类和控制类三种类型；软件架构与框架介绍了多层架构、Android MVC、微服务 Spring Boot 框架等信息系统建模理论方法。

思考题

1. 如何获取系统用例？
2. 如何识别分析类？
3. 举例说明软件架构和框架对分析模型的影响。
4. 如何利用组件模型与部署模型完善预约挂号系统逻辑模型？

思考题答案
要点

扫一扫
测一测

第六章　信息系统设计建模 ▷▷▷▷

扫码看 PPT

◎ 导学

思维导图：预习、听课、做笔记、整理思维导图。

讨论：信息系统设计的目标与任务、内容与特点、过程与方法的概念、内容、关系、作用等。系统设计说明书的内容框架。

实践：运用系统应用架构设计知识，分析某医药信息系统中的分层应用架构。

教授给他人：面向对象设计模型专题分享、汇报、讲座，至少包含模块化设计、用例设计、设计类设计等内容。

育人目标：帮助学生从历史与现实、理论与实践等维度深刻理解习近平新时代中国特色社会主义思想，坚定文化自信，唤起青年一代浓烈的民族自信心和责任感，担负起民族复兴的重任。注重学思结合、知行统一，增强学生勇于探索的创新精神、善于解决问题的实践能力。

信息系统设计也称为信息系统的物理设计，是在系统分析的基础上，将系统分析阶段反映用户需求的逻辑模型转换为可以具体实施的信息系统的物理模型，解决信息系统"怎么做"的问题。这一阶段要根据经济、技术和运行环境等方面的条件，详细地确定出新系统的结构，为信息系统的实施提供必要的技术方案。本章首先介绍信息系统设计目标与任务、内容与特点、过程与方法等，然后重点讨论系统应用架构设计、面向对象设计模型，最后介绍系统设计说明书。

第一节　信息系统设计概述

一、系统设计的目标与任务

（一）系统设计的概念

什么是设计？设计是创意，更是一种思考的方法和态度。软件设计是将软件开发技术和手段实用化的重要途径，随着软件开发技术的进步，设计师们也在思考如何让软件设计在第一时间服务于人，而且使用起来更加简单便捷。因此，设计表现为三个层次，一是解决问题，二是发现需求，三是创造需求。

系统设计是以表达系统需求的逻辑模型为依据进行计算机信息系统的物理模型设计来满足信息系统需求。系统设计阶段主要实现的是系统物理模型，即要根据实际的经济条件、技术条件和社会条件，完成技术实现方案的制定，确定系统"如何做"的问题。一个逻辑模型，可以提出多个物理模型。根据物理模型实施，可以得到最终的物理系统。

（二）系统设计的目标

传统观念的设计就是在设计产品本身。但是，现在设计已经成为一种理念，不再局限于软件功能和使用界面，而是成为一种生活方式。例如，智能手机、智能穿戴设备、"互联网＋"等正在改变人们的生活。

软件设计有三个原则：设计以人为本，设计提升企业竞争力，设计传播优秀企业文化。

传统意识对设计的认识存在两大误区。第一个误区：大系统才需要设计。实际上设计是每个系统都可以应用的一种手段和方法，对从事中小软件开发的企业来说，只有脱离了针对具体项目的单纯开发才有可能在市场竞争中脱颖而出。第二个误区：设计无疑会增加成本。实际上，通过设计价值链，改良操作界面完善架构，可以增加目标客户与产品附加值。企业通过设计形成自己的产品风格，这种为大众认可的风格可进一步转化为品牌。

设计的目的是让创意的东西应用于涉众，服务于涉众，一切为人服务。传统的操作菜单以文字为主，存在语言沟通的障碍，如果用卡片来表示可实现无障碍设计。

设计系统之前，要先看看评价信息系统的标准，这些标准对任何设计方法都适用，也是系统设计的目标。面向管理的信息系统，其优劣程度取决于它为管理工作提供信息服务的质量和用户的满足程度，具体可以从以下几个方面来衡量：

1. 信息系统的功能 这是最重要的一条，包括系统是否解决了用户需要解决的问题，能否满足用户对系统输入输出信息的要求。保证系统满足用户需要的功能，这是系统分析阶段的主要任务。

2. 运行效率 包含响应时间、操作的方便性。响应时间包括业务处理能力、数据运算速度等。

3. 系统的可靠性 系统的可靠性指的是系统在正式运行的过程中能够抵御各种干扰，能够检查和纠正错误，系统一旦发生故障后能够重新恢复、重新启动的能力。

4. 系统的工作质量 准确性、使用效果。

5. 系统的易维护性（可变更性） 系统的易维护性指的是系统的日常维护比较简单，成本较低，系统便于升级。与需求相同，设计的重点也在于软件，因为相对软件来说，硬件方案的复杂度和多样性较小。

系统设计的主要目的就是为下一阶段的系统实现制定蓝图。需要权衡各种技术和实施方法的利弊，从全局出发，通过精心设计选择最合适的方案，合理地使用各种资源，最终描绘出新系统的详细设计方案。

（三）系统设计的任务

系统设计的任务是从信息系统的总体目标出发，为实现信息系统需求模型所规定的功能和性能要求，考虑经济、技术条件、运行环境和进度要求等信息系统实现环境，通过对信息系统分析模型的综合分析和细化，确定系统的总体结构和系统各组成部分的技术方案，合理选择计算机和通信的软、硬件设备，制订系统的实施计划。

系统设计是一个描述、组织和构造系统部件的过程。设计阶段对分析模型进行扩展并将模型进一步细化，并考虑技术细节和限制条件。系统设计的主要任务是依据系统需求说明书，全面确定系统应具有的功能和性能要求：①总体设计，包括信息系统功能结构图设计和功能模块设计等。②代码设计和设计规范设计。③系统物理配置方案设计，包括设备配置、通信网络的选择和设计，以及编写程序设计说明书等。④数据库设计，包括数据的选择、数据的设计和数据库规范的制定等。⑤计算机处理过程设计，包括输入输出设计、界面设计和代码设计等。

二、系统设计的内容与特点

（一）系统设计的主要内容

系统设计是根据系统分析的结果，运用系统科学的思想和方法，设计出能最大限度满足所要求的目标（或目的）的新系统的过程。系统设计内容，包括确定系统功能、设计方针和方法，产生理想系统并做出草案，通过收集信息对草案做出修正，产生可选设计方案，将系统分解为若干子系统，进行子系统和总系统的详细设计并进行评价，对系统方案进行论证并做出性能效果预测。系统设计的主要内容分为总体结构设计与详细结构设计。

1.总体结构设计　主要解决子系统的划分与确认、模块结构设计、网络结构设计与设备配置方案等问题。

（1）子系统划分与确认　是将一个复杂的系统设计转为若干子系统和一系列基本模块的设计，并通过模块结构图把分解的子系统和一个个模块按层次结构联系起来。

（2）模块结构设计　是对各个子系统进行细化，确定划分后的子系统的模块结构，并画出模块机构图。

（3）网络结构设计与设备配置方案　是考虑如何将各个子系统从内部用局域网连接起来，以及今后系统如何与外部系统相连接，并根据实际情况配置和选用网络产品。

2.详细结构设计　主要解决代码设计、输出设计、输入设计、处理过程设计、数据库设计、人机界面设计、安全控制设计等问题。

（1）代码设计　是要设计出一套能为系统各部分公用的、优化的信息编码系统。

（2）输出设计　是根据管理和用户的需要进行各种输出方式的设计，如报表输出、磁盘文件输出、图形输出。

（3）输入设计　是根据需要设计系统的输入风格，如输入方式设计、校对方式设计、输入界面设计、输入界面的布局。

（4）处理过程设计　是根据模块的划分进行的设计，其目的是掌握系统处理的整个过程和便于输入输出等设计工作。

（5）数据库设计　是为了使整个系统都可以迅速、方便、准确地调用和管理所需的数据。

（6）人机界面设计　是为系统的用户和管理者提供一个友好、交互的界面，方便访问、操作与管理。

（7）安全控制设计　是从软硬件方面进行安全防护，以保证系统的正常运作，减少各种安全问题给系统带来的损失。

（二）根据软件文档写作与管理划分系统设计内容

根据软件文档写作与管理将信息系统设计的内容划分为 5 个部分：

1. 软件架构设计　主要包括组件、组件之间关系、组件接口。

2. 概要设计　主要包括将模块分解为对象、阐明对象之间关系，模块的功能点及实现，模块涉及的核心类、给出类关系图，对用例进行实现分析、识别核心的 public 方法，细化接口具体输入输出和使用方法，核心业务逻辑的实现机制和方法，多个业务类间的交互调用，选择各质量属性的实现方案和技术。内容框架包括子系统设计、子系统接口设计、子系统运行设计、子系统数据结构设计、子系统差错处理设计。

3. 详细设计　主要包括确定每一个模块或类方法使用的算法和数据结构，正确表达算法，测试用例设计。

4. 数据库设计　主要包括创建实体关系图，设计表结构或字段信息，规范化处理，说明表或字段的存储方式、索引方式、关键字、主键、外键等，确定每个角色对数据库表的操作权限。

5. 用户界面设计　主要包括经历原型创作、原型评估和细化，达到易用性、美观度。

（三）根据技术分工划分系统设计内容

根据技术分工将信息系统设计的内容划分为 5 个部分：

1. 应用架构设计　指所要开发的应用软件架构设计，是对软件系统划分和组成成分最抽象的规定，一般采用多层 MVC 架构模式。

2. 接口层设计　指系统与外界的交互设计，包括人机接口和系统接口。

3. 业务逻辑层设计　满足业务功能需求的软件设计，也有人称之为领域层。

4. 数据层设计　满足数据存储及访问的设计，包含各类数据库设计。

5. 技术架构设计　计算机系统硬件及网络方案设计。

（四）系统设计的特点

与系统分析相比，系统设计具有以下特点：

1. 设计性　设计不同于分析，设计是根据系统的要求，得出实现系统的方案。所以，系统设计是根据需求确定系统方案的过程。

2. 具体化　相对于系统分析的概念性而言，系统设计不能停留在概念层次上，必须具体化、细致化。

3. 复杂性　系统设计涉及具体细节，工作量大、头绪繁多，一般要比系统分析多出近乎 5 倍的工作量，因此，设计人员必须认真对待。

4. 往复性　一个成熟的设计方案并不是一次完成的，需要经过多次的迭代反复才能够完成。

三、系统设计的过程与方法

1. 设计准备　项目经理分配系统设计任务，包括架构设计、概要设计、详细设计、用户界面设计、数据库设计等。如果系统设计的工作量比较大，参与人员比较多，可能产生一份阶段性的计划，在项目计划中按照阶段性的时间编写计划。

设计人员阅读需求文档，明确设计任务，并准备相关的设计工具（如 Rational Rose 和 Auxre）和资料。

2. 确定影响系统设计的非功能需求　架构设计人员从需求文档如软件需求规格说明书中提取非功能需求，包括本系统应当遵循的标准或规范，软件、硬件环境（包括运行环境和开发环境）的约束，接口／协议的约束，用户界面的约束，软件质量属性要求（可靠性、性能、易用性、安全性、可扩展性、兼容性、可移植性等）。

3. 确定设计策略　架构设计人员根据产品的需求并考虑本产品的发展战略，确定设计方案，例如架构样式、设计模式、扩展策略、重用策略、权衡策略。权衡策略是指当两个目标难以同时被优化时如何折中，例如复杂性与实用性、不同质量属性之间的相互影响等。

4. 系统架构设计

（1）按照架构样式和设计模式，将系统分层，分解为若干子系统，确定每个子系统的功能及子系统之间的关系，绘制系统的各种结构图（包括逻辑视图和物理视图）。

（2）将子系统分解为若干模块，确定每个模块的功能及模块之间的关系，绘制子系统的结构图。

（3）确定系统开发、测试、运行所需的软硬件环境。

5. 撰写系统架构设计文档　架构设计人员根据指定的模板撰写系统架构设计文档。

6. 架构设计评审　架构设计人员邀请同行专家、开发人员和用户对架构进行评审，包括技术和使用两方面要求。架构评审的重点不是简单的"对还是错"，而是要考察系统的综合能力。设计评审的要素应根据产品特征而定，例如技术是否合适、稳定性性能、容量、安全性、可扩展性、可复用性等。

架构设计师确定是否需要安排同行评审的工作，对系统架构设计和数据库设计进行评审。如果评审通过，则架构设计过程结束；如果不通过，则设计人员修改设计，直至评审通过。

软件质量保证小组定期对项目的设计管理情况进行评审，填写《设计过程检查清单》，呈报上级，同时反馈给项目组。

7. 概要设计　概要设计是根据架构设计确定的各子系统、模块，对其中的类和接口进行设计。概要设计根据架构设计的内容对每个子系统或模块的设计进行进一步细化，概要设计的重点在于将模块分解为对象，并阐明对象之间的关系。

概要设计的任务：①确定模块结构或类结构，划分功能模块，将软件功能需求分配给所划分的最小单元模块。确定模块间的联系，确定数据结构、文件结构、数据库模式，确定测试方法与策略。②编写概要设计说明书、用户手册，测试设计，选用相关的软件工具来描述软件结构，选择分解功能与划分模块的设计原则，例如模块划分独立性原则、信息隐藏原则等。

概要设计的过程：在概要设计过程中要先复审系统设计与需求分析，按照架构设计方案进行子系统或模块设计，确定子系统或模块结构。一般步骤如下：①设计子系统或模块方案。②选择一组合理的方案。③推荐最佳实施方案，功能分解。④子系统或模块结构设计。⑤数据库设计，文件结构的设计。⑥制订测试计划。⑦编写概要设计文档。⑧审查与复审概要设计文档。

概要设计原则：①模块独立性。模块独立性是指软件系统中每个模块只涉及软件要求的具体子功能，而和软件系统中其他的模块结构联系是简单的。②模块的独立性可以有两个定性标准量度。这两个标准分别称为内聚和耦合。耦合衡量不同模块彼此间互相依赖的紧密程度。内聚衡量一个模块内部各个元素彼此结合的紧密程度。

8. 详细设计　详细设计是根据概要设计确定的类，对其具体的算法、数据结构进行设计。概要设计后进入详细设计（过程设计或算法设计），其主要任务是根据概要设计提供的文档，确定每一个模块的算法，内部的数据组织，选定工具清晰正确表达算法，编写详细设计说明书和详细测试用例与计划。详细设计的重点在于将模块的对象分解为属性和方法，并阐述如何实现。

详细设计的目的是为软件结构图中的每一个模块或类结构图中的每一个方法，确定使用的算法和数据结构，并用某种选定的表达工具给出清晰的描述。

详细设计的任务：①为每个模块确定采用的算法，选择某种适当的工具表达算法的过程，写出模块的详细过程性描述。②确定每一模块使用的数据结构。③确定模块接口的细节，包括对系统外部的接口和用户界面、对于系统内部其他模块的接口，以及模块输入数据、输出数据和局部数据的全部细节。④要为每一个模块设计出一组测试用例，以便在编码阶段对模块代码进行预定的测试，模块的测试用例是软件测试计划的主要组成部分，通常应包含输入数据、期望输出等内容。

详细设计的原则：①由于详细设计的蓝图是给人看的，所以逻辑描述要清晰易读、正确可靠。②改善控制结构，降低程序的复杂程度，从而提高程序的可读性、可测试性、可维护性。③选择恰当的描述工具来描述各模块算法。

详细设计的方法：详细设计的工具有图形、表格和语言工具等。①图形工具：利用图形工具可以把过程的细节用图形描述出来。②表格工具：可以用一张表来描述过程的细节，在这张表中列出了各种可能的操作和相应的条件。③语言工具：用某种高级语言来描述过程的细节。

程序流程图，又称为程序框图，它是软件开发者最熟悉的一种算法表达工具。它独立于任何一种程序设计语言之外，比较直观和清晰地描述过程的控制流程，易于学习掌握。

9. 数据库设计　数据通常放在数据库中，数据库设计是系统设计的重要环节，数据要求和数据结构最终都要和数据库的表结构对应起来，不论是结构化设计还是面向对象设计。

数据库设计步骤如下：①阅读需求文档、概要设计文档、详细设计文档，明确数据库设计任务。②准备相关设计工具和资料。③确定本软件的数据库设计原则。④数据库概要设计，根据需求文档创建与数据库相关的局部实体关系图和全局实际关系图。⑤数据库逻辑设计。⑥数据库物理设计，说明表和字段的存储方式、索引方式、关键字、主键、外键等。⑦数据库安全设计，确定每个角色对数据库的操作权限。⑧撰写数据库设计报告。

10. 用户界面设计　用户界面设计的目的是让用户易于使用，做到界面布局合理，美观大方，字体大小合适，色彩搭配合理。虽然不同系统对用户界面设计有不同的要求，但用户界面设计有一些需要共同遵守的原则。

用户界面设计原则：①用于提高易用性的设计原则，用户界面适用于软件的功能，容易理解，风格一致，及时反馈信息，出错处理，适应各种用户，国际化，个性化。②用于提高美观程度的设计原则，合理布局，和谐的色彩。

用户界面设计是在框架设计完成后，根据需求文档和需求原型对用户与系统交互的界面进行设计。其主要步骤如下：①设计准备：优秀界面的特征或通用的设计原则，软件主界面的设计原则，软件子界面的设计原则，标准控件使用规则。②界面设计：用户界面设计一般要经历原型创作、原型评估、细化等步骤。③撰写文档：根据指定的模板撰写用户界面设计报告。④界面设计评审：界面设计人员邀请用户和同行对定型后的界面进行评审，尽最大努力使界面变得更加易用和美观。

11. 设计结束准则　系统架构设计报告、系统概要设计报告、系统详细设计报告已经完成，并且通过了技术评审。

12. 设计中的量度　设计人员统计工作量及文档的规模，汇报给项目经理。项目经理将这些数据反映在项目状态报告中。

设计文档要求对下述数据进行采集量度：①界面数、报表数、子系统数、模块数、数据库表数。②设计文档页数。③设计变更请求数量/设计变更确认数量。

13. 设计变更管理　设计文档管理基线建立以后，应客户要求或者项目组内部要求所发生的任何设计变更，都需要填写变更申请表，经由项目经理评审认可，并由配置管理人员重新生成设计文档管理基线。

四、系统设计的困难与要点

良好的结构设计一方面要求结构简单，系统各组成元素分工明确，易于理解，元素之间的关系清晰简洁；另一方面要求变动灵活，谨防软件维护中的"水波效应"，使系统各组成元素内部的改变容易实现，改动对其他部分的影响尽量减少，提前考虑将来最易出现的扩展和变更。

1. 实践中系统设计的困难

（1）僵化性（rigidity） 系统很难改变，即使一个简单的改动也会导致大量关联代码的连锁反应。

（2）脆弱性（fragility） 改变系统的某个部分，会破坏许多无关的其他部分。

（3）固化性（immobility） 系统各部分紧密联结无法分开，很难将系统分解成可供其他系统重用的部件。

（4）黏滞性（viscosity） 当软件改动后，逐渐脱离最初的设计，造成软件不同版本之间存在较大差异。

（5）不必要的复杂性（needless complexity） 过度设计，超前的结构目前不需要，什么时候需要不得而知。

（6）不必要的重复性（needless repetition） 抽象不够，很多代码重复，将来修改一处时，导致多处修改。

（7）晦涩性（opacity） 很难阅读、理解，不能很好地表现出设计者的意图，与需求规格描述很难对照。

2. 基本设计方法

为了设计出结构良好的系统，基本设计方法要点如下：

（1）把系统划分为一些部分，其中每一部分的功能简单明确，内容简明易懂，易于修改。这样的组成单元可以是模块、类、组件、服务和子系统。

（2）系统组成单元应合理划分，都应保证划分出来的单元边界清晰、易于理解，降低整体复杂度，方便后续系统的实施和使用。

（3）每一个功能单元应尽可能封装为独立的元素，对外提供必要的使用接口，隐藏内部的数据、算法等实现细节，并尽可能减少各单元间的控制关系和数据交换，使得系统各部分之间是松耦合的状态。

（4）各功能单元对外的接口，以及相互间的控制和依赖等关系要阐明。

第二节　系统应用架构设计

一、信息系统架构简介

（一）软件架构的意义

传统上设计分为概要设计和详细设计，随着项目的日益复杂，以及人们在软件工程领域对架构认识的不断深入，在项目中开始逐渐将架构设计从概要设计中独立出来。

架构解决信息系统关键性需求的设计，形成抽象的基础架构，如分层结构、划分子系统或模块，形成子系统或模块接口。概要设计解决子系统或模块内部的交互设计，形成模块中核心类及类的接口定义，或者形成子模块的划分。详细设计解决模块的具体设计，如算法、类的私有方法等。

架构设计将系统分层，分解为若干子系统，确定每个子系统的功能及子系统之间的关系，绘制系统的各种结构图（包括逻辑视图和物理视图）。

架构设计的重点在于根据系统的不同视角和对质量的要求，设计出系统的不同结构，通常最主要的结构是将系统分层并产生层次内的模块，阐明模块之间的关系。公共可复用组件的抽取和识别，包含功能组件和技术组件。对于复用层次本身，包含数据层复用、逻辑层复用、界面层 UI 组件复用等。

信息系统的需求分为功能性和非功能性需求。功能性需求实现业务目标，完成业务操作；非功能性需求实现技术性的质量目标，比如响应时间、可用性、可维护性等。系统架构对系统的可扩展性、可测试性、可部署性和可维护性等有着重要的影响。

（二）架构

对于架构，业界从来没有一个统一的定义。架构一词最初来自建筑业，假如要盖一栋大楼，那在完成这么一项重大工程之前肯定需要建造师的建筑图纸，而建筑图纸可以说是建筑业架构的最核心体现。它描述了这栋大楼的外观、内部构造、户型设计、材料做法，以及设备、施工等。有了建筑图纸，才能整体地规划整个工程，从大局出发，有序地推进项目的发展，最大限度地提高生产力。

所以归根结底，架构的目的就是提高生产力。软件领域的架构主要体现在模块之间的"高内聚，低耦合"。而追求"高内聚，低耦合"的目的很简单，让开发人员只专注于一点，提高开发效率的同时，也对代码的健壮性与扩展性有很大好处。如果功能需要同时与 4 个部门进行合作，依赖于他们的模块，那么开发效率肯定特别低，而且依赖过高，其他部门的代码稍一改动很可能就会对系统产生影响，问题还不容易定位，这将是一个定时炸弹。所以，架构的重要性不言而喻，但是架构有一条原则：千万不要过度设计！

如果盖的是栋大楼，肯定需要建造师的建筑图纸，但是如果盖的是一间茅草屋，可能花在设计建筑图纸的时间都够盖完大楼了，所以架构一定得看不同场景的需求。如果工程总共就十来个文件，那么在开发的过程中运用各种设计模式，考虑各种分层，只会让原本简单的东西复杂化，还会增加工作量，这就违背了架构的初衷。

最原始、最简单的东西反而是最高效的，只不过随着项目慢慢变得庞大，那些最原始的框架与结构满足不了需求了，这个时候必须从整体出发重新考虑整个项目的架构，通过架构来帮助设计员提高生产力，减少重复繁杂的工作量，提升工作效率。

（三）软件架构和框架

关于软件架构的定义有多种。软件体系结构是一个抽象的系统规范，主要包括用其行为来描述的功能构件和构件之间的相互连接、接口和关系。软件体系结构是一个程

序 / 系统各构件的结构、它们之间的相互关系，以及进行设计的原则和随时间进化的指导方针。一个程序或计算机系统的软件体系结构包括一个或一组软件构件、软件构件的外部的可见特性及其相互关系。

在设计过程中设计类必然会受到软件架构和框架的约束，从分析类到设计类，软件架构和框架是不得不考虑的一个重要因素。一个软件架构（software architecture）应当包括软件层次、每一层次的职责、层次之间的接口、传输协议和标准，以及每一层次上所采用的软件框架（framework）。

从技术上讲，软件架构是一种思想、一个系统蓝图，对软件结构组成的规划和职责设定，如 J2EE 规范、MVC；软件框架是一个实现，一个半成品，是针对一个特定问题的解决方案和辅助工具，如 J2EE、Struts、JSF、Web Work 等分别以自己的方式实现了MVC 架构。

软件架构有分层架构模式、黑板模式、管道 / 过滤器模式、中介模式、代理模式、PAC 模式、MVC、面向服务模式、微服务等。

架构是抽象无形的，体现高层全局的决策，架构包含了结构的初步描述和决策。结构（structure）是具体有形的，体现决策的贯彻，相同架构的系统，具体结构允许有差异。

架构的核心观点：架构包含系统的一组基本结构，每种结构都由不同类型的部件按照一定关系构成，架构描述了这些部件的组合、相互调用参照、通信及其他动态交互。

信息技术系统架构包括以下几个方面：①业务架构：核心是解决业务带来的系统复杂性，包括项目定义、功能需求、进行问题域划分与领域建模等工作。②数据架构：统一数据定义规范，标准化数据表达，数据库选型和分布式结构，形成数据共享平台、数据权限管理平台等。③应用架构：核心是解决业务带来的应用软件的复杂性，包括整个应用软件逻辑结构和物理结构的划分、软件元素封装与接口设计等工作。④基础设施架构：专注于系统运行的软硬件基础，包括云平台、机房搭建、网络拓扑结构、网络分流器、代理服务器、Web 服务器、应用服务器、存储服务器等。

（四）应用架构

应用架构是软件架构的子集。应用架构是一个或一组结构，它包含组成系统的软件元素及它们之间的关系。软件的一个结构元素可能是一个子系统、构件、进程、库、数据库、计算节点、现成系统等。应用架构是全局的设计原则、约束、规范，整个软件设计中需要保持结构的一致性。

应用架构模式：大部分的架构来源于有相似关注点的系统的总结和抽象，这些相似性被描述成某种特殊模式的架构风格，也就是架构模式（architectural pattern）。一种架构模式就是一个经验秘籍，架构师在设计不同系统时可以重复使用这些先进经验。应用架构模式是指可重复使用的软件结构风格。如分布式模式、分层模式、MVC 模式等。软件架构模式就是可重复使用的软件结构风格。

二、分层应用架构

（一）层的定义

层（layer）是具有相同职责的一类软件类（代码）的集合，每层都有明确定义的职责，边界清晰。下层组件负责对上层组件提供服务。上层组件可以使用下层组件定义的服务，但下层组件对上层组件一无所知。

分层架构能够保持层间的松耦合关系。更改某一层的代码，只要对外接口保持稳定，不影响其他层。

层次模型的理念就是将整个任务横向划分为不同级别。计算机程序的组织结构也可以有纵向划分和横向划分。纵向包括各种应用业务功能或领域管理功能，横向如界面窗体、业务逻辑类、数据访问类等。

自从 C/S 出现之后，软件就被分层了。Client 端的软件完成前台任务，Server 端的软件完成后台任务（一般是 DB Server）；Client 使用 Server 端的服务，依赖于 Server 端。

自从 Internet 出现之后，软件进一步分层。Client 端的软件（浏览器）完成输入输出任务，Web Server 上的程序响应浏览器请求，提供业务逻辑处理，后台 DB Server 完成数据的存取。

C/S 常被称为传统的两层，B/S 称为三层，这是整个 IT 系统架构的分层。

（二）三层架构

信息系统设计中一种基本的三层架构是将信息系统分为表现层、业务逻辑层和数据访问层。这是一种典型的、按照职责分类的思路，每层行使不同的职责，共同配合完成系统的任务。

1. 表现层　主要负责提供用户访问的入口，包括向用户显示信息，处理用户和信息系统之间的交互，并把从用户那里获取的信息或请求解释成业务逻辑层或数据访问层上的动作。它包括命令行窗口、Window 窗口程序、浏览器程序。

2. 业务逻辑层　负责信息系统所有和业务相关的功能和业务逻辑处理，包括根据输入数据或已有数据的验证、计算，根据需求调用数据访问层存取数据。它包括业务概念类、业务服务类等。

3. 数据访问层　主要责任是实现与数据库交互的逻辑（增删改查 CRUD 操作），与各业务概念类对应的数据访问类。

（三）MVC 架构

MVC 架构模式与三层架构模式相似，出发点也是实现业务逻辑、数据和表示的代码分离。它把代码划分为模型、视图和控制器。

模型代表数据，也就是业务领域的对象及其属性，也可以表示业务规则。在 MVC 架构中，模型和数据库进行交互。

视图是模型的外在表现形式，是用户看到并与之交互的界面，可以是 Windows 窗口、Web 页面或移动端桌面。与分层架构模式一样，视图只是接受用户输入数据和简单数据验证，以及数据的输出展现，视图的输入和输出数据由封装好的模型对象提供和管理。当模型中数据发生变化时，模型会通知视图刷新界面，显示更新后的数据。

MVC 架构模式和三层模式有共同特点（业务逻辑、数据和表示的分离），但不完全遵守分层约定。

（四）多层架构

基本的三层结构可以扩展为四层、五层或更多，统称为多层（n-layer）架构。领域驱动设计（domain-driven design，DDD），实际上可以看作一种典型的五层架构。

1. 用户界面层　负责向用户展示信息，或者接收来自用户的请求，向表示层转发用户的请求。

2. 表示层　负责接收 Web 请求，然后将请求路由给应用层执行，并返回视图模型。

3. 应用层　负责获取输入，组装上下文，做输入校验，调用领域层做业务处理，如果需要的话，发送消息通知。

4. 领域层　主要是封装了核心业务逻辑，并通过领域服务和领域对象的函数对外部提供业务逻辑的计算和处理。

5. 基础实施层　主要包含数据通道、应用配置和通用的工具类等。数据来源可以是数据库、搜索引擎、文件系统，也可以是 SOA 服务等。

（五）分层架构的作用

分层架构使得程序结构清晰，更改某一层的代码，只要本层的接口保持稳定，其他层可以不必修改。即使本层的接口发生变化，也只影响相邻的上层，修改工作量小且错误可控，不会带来意外的风险。由于层间松散的耦合关系，使得开发人员可以专注于本层的设计，而不必关心其他层的设计，也不必担心自己的设计会影响其他层，对提高代码的可维护性大有裨益。

展开进一步的具体分析，不难得出如下好处：①客户对数据的访问，不再是直接访问数据库，而是通过中间层进行隔离，数据库的安全性提高了。②当采用多层逻辑结构时，物理的部署可以更加灵活。应用程序被分布部署在多个物理节点上，从而增强了处理大量的用户负载或计算任务的能力，系统可靠性和响应速度得到了提高。③业务逻辑处于不同的中间服务器，当业务规则变化后，客户端程序基本不改动，而且某一层的改动不会影响其他层，这也意味着更好的重用性和可维护性。

三、面向服务的架构

（一）单体系统

如果一个项目的所有功能都构建为一个可执行文件，部署在一台服务器上，在该服务器以单一进程运行的话，则被称为单体应用。在单体模式中，用户界面、业务代码和数据访问的所有代码都在同一个代码库里。也可以说，所有应用关注点都包含在一个大的部署中。结合前面学过的分层架构模式、MVC 架构模式，即使是单体应用也可以设计出不同的层次，如表现层、业务层和数据层，然后将该代码库部署为单个 jar/war 文件。

单体架构有很多优点。首先，它很容易构建、测试、部署、排除故障等。由于只有一个代码库，所以很容易拉取并参与其中，也就容易开发；因为只需要部署一个 jar/war 文件，更容易部署。而且，因为在同一个项目中，所以不同模块间的业务交互很容易调试。其次，所有功能都在本地，没有分布式的管理负担和调用时产生的网络消耗。另外，单体应用一般使用单个数据库来管理数据，这对于多表关联查询来说会很方便，对数据的修改也会一起更新，或是一起回滚。关系型数据库具有严格的一致性，有 ACID 事务保证，所以管理和查询数据都相对容易。总之，如果你正在构建一个小型系统，那么单体架构是最佳架构方案之一。

单体架构存在以下缺点：维护难，代码容易高耦合，工程规模大，新人不知道从何下手，缺陷定位和修复困难；扩展性不够，无法满足高并发下的业务需求；变更的稳定性差，任何微小问题或更新，可能导致整个应用都要下线；开发效率低，整个团队在一份代码上工作，系统上线要齐步走，互相等待，影响进度；不敏捷灵活，构建时间长，任何小修改都要构建并部署整个项目，耗时费力。

（二）分布式系统

前面讨论的主要是软件结构，使用逻辑层次将软件各部分分离，以降低不同部分之间的耦合程度。分层后的软件部件可以部署在同一台计算机上，也可以分布在不同的服务器或客户机上。对于一个信息系统来说，分布的方式有如下几种方案。

物理一层：所有层次的软件部件打包在一起都运行在一台服务器上，比如 Web 应用程序。

物理两层：不同层的组件分别置于客户机和服务器中，比如表现层采用胖客户端的方式，业务逻辑层和数据库配置于服务器中。

物理多层：将业务逻辑、领域等分层打包，部署在不同机器上。

（三）面向服务的架构

将单体拆分成多个组件，进而部署和运行在多台服务器上，就是一种分布式系统。目前常见的一种分布式信息系统架构，面向服务的架构。

面向服务的设计采用组件技术，将系统按业务拆分，功能封装为服务。每个服务可以独立设计、开发和部署，整个系统通过服务完成交互和集成。主要模型是构件图（component diagram）。目前主要有面向服务的架构（SOA）和微服务。

SOA 服务定义了一个与业务功能或业务数据相关的接口。接口和契约遵循标准，与实现服务的硬件平台、操作系统和编程语言无关。SOA 服务接口（WebAPI 方式），服务请求的 URL，服务的响应结果（json 数据），调用服务接口（html + jQuery + Ajax）。

SOA 用于解决遗留的异构系统之间的集成整合和互联互操作问题的架构方法。面向异构系统集成的 SOA 架构的典型应用场景包括企业内部跨平台应用集成、跨企业跨行业应用集成。

（四）微服务架构

以微服务为软件要素的一整套分析、设计、构造方法，适用于从头开始构建一套全新的分布式信息系统。这种架构旨在设计一个高可用、高可扩展、低延迟且对网络故障有弹性的系统，在当下的技术栈中，通常用于处理具有百万级访问请求的大型系统。

微服务架构要点：微服务是具有单一职责、相对简单的业务单元；每个微服务可以独立地开发、部署和运行；微服务之间只能通过消息传递来完成通信与协作，服务内部不可见；每个微服务有自己的数据库，没有共享内存。

采用了微服务这种架构风格，能够解决开发庞大单体应用系统的缺陷，表现在以下几方面：①一般而言，微服务足够小，一个小型团队就可以构建、测试和部署。开发人员能够更加容易理解、维护和改良这些服务，还可以自由选择开发语言，可以更快、更容易地更新系统的单个组件。②微服务可以独立地构建、测试和部署。升级一个服务对于复杂系统来说是一个局部可控的任务，无须重新部署整个系统，简化了维护和管理的程序，实现业务快速迭代。③服务分散运行在多个进程上，服务间不会彼此影响，一个进程出现故障不会拖累整个应用下线。④微服务可以独立扩展，可以单独扩展某个子服务，而无须扩展整个应用程序。⑤根据服务的使用情况有针对性地为系统的性能瓶颈位置部署计算资源，有效利用资源。

微服务存在的问题：服务数量多，测试、部署、管理的工作量增大；性能和可用性下降；复杂的数据一致性控制。

微服务架构应用的主要特点是业务功能模块松耦合，分布式部署。医药信息系统的微服务架构有以下特点：①业务服务化、组件化。医院信息系统数量、类型、厂商多。微服务架构把软件分解为服务和前端，同时把服务当作能够独立部署的组件，服务可以被多种开发语言和开发环境、开发程序所调用，使异构系统的紧密集成变成可能。②围绕业务能力构建。医院原有集成架构已经运行了 10 年以上，10 年中随着业务发展，需求增加，业务逻辑越来越复杂、业务细节越来越细，促使应用系统变得庞大复杂，不断打补丁，有些需求实现极其困难，甚至无法实现。新的微服务方式围绕业务结进行重构，强化逻辑到任意有访问权限的应用。在需求变化时，只对部分业务逻辑相关服务进行重构，得以快速应对需求。③产品而非项目。医院原有的集成架构的架构方式是以某一业务逻辑对应某一功能，并没有把业务逻辑拆分得足够小的颗粒度，当业务逻辑发生变化时，相应的改动较大。新的集成架构把业务逻辑拆分颗粒度更小的服务能够更容易地在服务开发者和用户之间建立起个人关系，这样更容易产品化。④去中心化治理。微服务方式采用去中心化的思维，采用立体网状联接，避免了中心化带来的故障风险。

⑤去中心化数据管理。微服务架构可以联接多个数据库，去中心化数据管理，这样可能发挥不同种数据库带来的优势，满足未来不同业务需求带来的不同存储需求。比如影像的存储采用 NAS 方式更加合理。⑥基础设施自动化。原有的集成架构是前后一体的系统，当业务量增大、业务逻辑增加时，系统的性能就会随之下降，以往解决的办法不是更换数据库服务器，就是更换 PC 机。新的集成架构微服务架构方式下，前端只做界面展现和业务操作，后端负责业务逻辑处理，数据库负责数据存取。当业务量增大时，只需要增加后端业务服务对应的硬件资源，由于本身是支持云的，不需要更换硬件，只需要增加相应的硬件资源，避免了硬件资源的重复投资。⑦安全可管理。医院信息系统有几十家厂商参与，与集成架构数据交换的方式多种多样，有视图方式、动态库方式、传统的 Web Service 方式等，这些接口方式非常分散，接口布置在哪里，接口状态如何，接口被调用多少次，接口数据是否被非法获取不得而知。新的集成架构微服务架构，每个接口的状态是时时监控的，服务接口发生故障时会预警，异构系统与集成架构数据交换的方式，必须通过网关获取相应的授权才能进行访问，授权有时效性，使数据交换的接口可管理。

四、软件框架

软件复用：从代码角度（开发态）看有子过程、函数、类等；从部署角度（运行态）看有类库、Web 服务等二进制可执行组件、中间件和平台。

课程思政

标准是人类文明进步的成果。秦朝时的"车同轨、书同文、行同伦"阐释了标准的重要意义。新时代，铁龙飞驰，铁肩担道！中国高速铁路动车组技术采用中国技术、中国标准、中国装备走出国门，切实满足客户的需求，助力国家"一带一路"！

党中央、国务院高度重视标准化工作。习近平总书记指出，中国将积极实施标准化战略，以标准助力创新发展、协调发展、绿色发展、开放发展、共享发展，并强调以高标准助力高技术创新，促进高水平开放，引领高质量发展。

一方面，激发学生敬仰先人智慧、推崇传统沿承的爱国情感，对悠久的中国文明感到骄傲和自豪；另一方面，培养学生标准化与责任担当意识及创新精神。

【知识点】软件复用、信息系统设计规范标准、卫生健康标准化。

【课程思政元素】文化自信、爱国敬业、创新精神。

软件框架（software framework）是对整个或部分系统可重用的设计和实现，是架构模式的落地。框架就是一个半成品软件平台，按架构模式的套路搭建好软件骨架。框架扮演着主程序的角色，协调和控制着整个应用程序流程。

引入软件框架之后，整个开发过程变成了"分三步走"：①决定应用架构，例如采用 MVC 架构。②选择实现应用架构的现成框架，例如选用 Spring MVC。③基于选定的框架编写程序，这样写程序具有简单、整齐划一的特点。

基于框架的开发软件的优点很明显：代码具有相同规范和结构，易于理解和维护；提高效率；更稳定更可靠。其局限也同样明显：囿于框架所限定的"框框"之内构建应用程序，比较死板，缺乏灵活性。

当前，业界存在很多典型的软件框架。例如，支持 MVC 架构模式的框架包括 Java 开源 MVC 框架 Struts2、Spring MVC、Spring Boot；微软 .net 平台的 MVC 框架；PHP 的 Zend 框架；Python 的 Flask、Django 框架。微服务框架有 Spring Boot、Spring Cloud、Dubbo 等。

实践中存在组合软件框架。多个软件框架通过集成实现优势互补，构成组合框架。例如大名鼎鼎的 SSH 框架，就是 Structs + Spring + Hibernate 的合称，其中，Struts 实现 MVC，Hibernate 负责数据映射；SSM 是指 Spring + Spring MVC + MyBatis，其中，Spring MVC 实现 MVC，MyBatis 负责数据映射。由于 Spring 的配置太复杂了，各种 XML Java Config 很麻烦，于是基于"约定优于配置"原则，推出了 Spring Boot，简化了 Spring 配置流程。因此，Spring Boot 是一个集成的开发框架和整合包（starter），简化了框架的搭建配置以及开发过程。

第三节　面向对象设计建模

一、模块化设计

（一）模块化方法

软件逻辑结构的演变是粒度越来越大，与业务语言一致性越来越高。技术组件有子程序、类、组件，业务组件有服务、事件及流程。

软件元素粒度越大越抽象，大的元素由粒度更小的元素组成。软件结构设计的过程可能自顶向下，先封装大粒度元素，然后逐步细化到小粒度：服务（组件）、类、类的方法。而软件设计方法学的发展历程是反向的，从简单到复杂：子程序（结构化设计方法）、类（面向对象设计方法）、服务（面向服务设计方法）。

根据经验，对于问题 1（P1）和问题 2（P2），若 C（P1）>C（P2），则 E（P1）>E（P2）。同时有规律显示：C（P1+P2）>C（P1）+C（P2），E（P1+P2）>E（P1）+E（P2），其中，C 表示复杂度，E 表示需要的工作量。

模块（module）一词使用很广泛。通常对应于用一个名字就可以调用的一段程序语句（子程序或函数）。模块具有输入和输出、逻辑功能、运行程序、内部数据四种属性。

模块化方法：把整个软件划分为部分，其中每一部分的功能简单明确，即程序模块（可以是子过程或函数）；划分模块的工作按层次进行，上层模块调用下层模块；每一个模块应尽可能独立；模块间的调用接口要阐明（模块名称、输入数据、输出数据）。

模块数量和软件成本：模块数量过少，粒度太大，则单个模块复杂度升高、维护困难；模块数量过多，粒度太小，则管理与运行成本升高。

（二）模块结构图

模块结构图（structure chart）描述系统的模块结构及模块间的联系。结构图中的主要成分：模块，用长方形表示；调用，从一个模块指向另一模块的箭头表示前一个模块调用后一个模块。有循环调用和条件调用；数据，用带圆圈的小箭头表示从一个模块传递给另一模块的数据（有实义）；控制信息，带涂黑圆圈的小箭头表示一个模块传送给另一模块的控制信息。

模块结构图自顶向下逐层分解，因此模块是逐层的调用关系。图的深度指模块结构图的层数。图的宽度指一个层次上的模块总数。深度和宽度反映了系统的大小和复杂程度。模块的扇入指一个模块被多少模块调用。模块的扇出指一个模块调用多少其他模块。高层模块高扇出，低层模块高扇入。

模块结构图的画法：模块结构图同层次模块间无严格的模块调用次序，但一般习惯从左至右；因为约定遵从从上向下的调用，调用关系也可以不使用箭头，而直接使用直线；模块间可以绘制传递的信息，参与计算的视为数据，逻辑分支或循环条件视为控制信息。

模块结构图和数据流图的建模都体现了结构化思想，二者有密切联系，因此结构图可以由数据流图转换而来。

（三）模块的联系

为了衡量模块的相对独立性，提出了模块间的耦合（coupling）与模块的内聚（cohesion）两个标准。

耦合：模块和模块之间的联系程度，模块间的联系越少越好。

内聚：模块内部各元素之间的联系程度，模块内的联系越紧越好。

模块的内聚反映模块内部联系的紧密程度；一个模块只需要做好一件事情，不要过分关心其他任务；高内聚性的好处是可以提高程序的可靠性。

二、用例设计

分析与设计任务和目标不同，但在一些软件开发过程方法（如敏捷方法）中，分析和设计可能没有严格的阶段界限。因为工作内容或模型有较强关联，分析到设计的建模过程某种程度上是一个从粗到精、不断构思和设计、推翻或优化、从抽象到具体的过程。例如分析阶段建立了领域对象模型，完成了对领域对象最本质和核心的分析和抽象，设计阶段还会基于该模型进一步修正和完善（对需求的认识可能不是一步到位的）。

软件系统的模型包括：①静态模型：主要描述软件系统的结构，包括开发态下的源代码逻辑结构和运行态下的可执行程序的物理结构。可以使用 UML 的类图、构件图、部署图、包图等模型。②动态模型：描述软件执行动作的步骤和控制流程，系统每个功能需求就是由系统若干元素按照既定程序流程来完成对数据的处理。动态模型有程序流程图、UML 的顺序图、通信图等。

面向对象的设计方法强调面向对象的封装，主要包括：①识别系统中的对象（object），设计类（class）。②确定每个类的属性（attribute），即 OOP 中的成员属性。③确定每个类的操作（operation），对象之间的协作/通信关系，即 OOP 中的方法。④主要模型：类图（class diagram）。

类的关系有关联关系、泛化关系。类的方法本质上就是模块封装。

用例设计的工作：①确定设计类：用例设计的第一项工作是确定该用例所涉及的所有设计类。由用例设计可以追踪到用例分析，在对用例分析时，分析员已经确定了用例所涉及的所有概念类。因此，可以把用例分析确定的概念类作为初步设计类。然后根据设计的需要，再对初步设计类进行分解和调整，成为最终的设计类。②设计类图：在确定了用例的设计类之后，接下来应该通过类图反映所提取的各个设计类之间的相互关系。因为还没有对每一个设计类进行详细分析，所以现在所确定的设计类图是简化的设计类图。③绘制顺序图：为了完成赋予用例的功能，用例的一次交互处理要通过用例中的各个类中的对象操作的相互配合来完成。可以通过顺序图来反映各个对象之间的消息交互过程。

三、设计类设计

用例设计中识别出了大量的设计类，接下来要详细地设计所识别出来的每一个设计类。系统分析得出的概念类是设计类的基础，但设计类不完全等同于概念类，原因如下：其一，设计类是概念类的细化和分解。在系统分析中确定的一个概念类到系统设计时，可能对应着一个设计类，也可能被分解成了多个设计类。其二，由于在设计中要考虑系统的非功能性需求，因此，在设计时可能会产生许多为了满足系统的非功能性需求的新的设计类，这些类根本没有对应的概念类。其三，设计着眼于实现。

（一）不同类型设计类的设计

1. 边界类的设计　边界类承担信息的输入和输出及信息的界面组织等任务。边界类是用户界面设计在系统中的实体性体现。用户界面设计涉及人机工程、审美和操作方便性等方面的知识和要求。边界类设计依赖于信息系统所采用的实现环境和设计语言。边界类在可视化的设计语言中一般表现为框架（form）、窗口（windows）和控件（controls）等形式，所以对设计类的设计必须考虑所有实现细节。

设计类的设计工作包括属性设计、操作设计、关系设计和其他设计。

2. 实体类的设计　实体类的信息一般要在系统中长久存放，因此，实体类的设计要与数据库技术或文件技术联系起来。应用型软件几乎全部采用数据库技术，仅有效率要求极高的系统软件可能采用文件技术。信息系统属于应用型系统，一般对实体类采用数据库技术。数据库有关系数据库、对象数据库和对象–关系数据库等形式。最直接的方式是采用面向对象数据库，但面向对象数据库目前还不够成熟。

3. 控制类的设计　控制类为系统的处理逻辑而设计，具有动态性。一般根据以下需要来设置控制类：第一，事务处理。信息系统存在大量的事务处理，一个用例就是对一个事务的处理。在处理具体事务过程中，涉及边界类和实体类，而在处理的关键环节和交汇点上就应该设置控制类。第二，性能要求。为了实现系统的效率、可靠性、安全性和适应性的要求，需要设置控制类。例如，"一致性检查"就是为了正确性要求而设置的控制类。第三，分布处理。当处理被分布到不同的网络节点上时，在各个节点上就需要设置单独的控制类来实施处理。

（二）属性设计

属性设计是对属性分析的深入和细化，与属性分析相比较，属性设计应该着重强调以下几个方面：第一，补充属性分析时没有考虑到的属性。属性分析主要反映类的重要属性，一般不考虑涉及实现细节的有关属性，到属性设计时就要把这些属性补充全面。第二，确定属性的全部内容，其中包括属性名、可视性、范围、类型、初始值等。第三，尽量采用信息系统所采用的程序设计语言的语法规范来描述。

（三）操作设计

操作设计的任务是确定各个类应该提供的操作。确定类操作的根据有以下 4 个方面：

1. 概念类的职责　概念类职责定义了该类应该具有的功能，类的这些功能就需要分解到各个操作中来实现。

2. 概念类的非功能性需求　系统的效率、可靠性、安全性等非功能性需求，常常要落实到类的一些操作上来，通过设置某些操作来实现这些需求。

3. 设计类的接口　设计类的接口是设计类对外提供的操作功能，这些功能均需要通过设计类所提供的操作来实现。

4. 类所参与的用例设计　一个类可能要参与多个用例设计，在每一个用例设计中，该类都起着确定的作用，承担着确定的角色，这些作用最终都要落实到类的操作上。这就需要逐一分析类在每一个用例设计中所承担的角色。

对操作的描述应该注意以下两个方面：①详尽全面：应该反映操作名、输入参数、返回参数及可视性。②尽可能采用所用的编程语言的语法格式来描述，这样到实现时就不用再进行格式转换。

第四节　系统设计说明书

设计完成要提交系统设计书，有两种形式：①单册文档：所有设计内容整合为一份设计文档，文档按照架构设计、对外接口层设计、人机交互界面设计、业务逻辑层设计、数据库设计、计算机系统及网络设计等分章节组织。②多册文档：为了文档书写和修改的便利，上述各部分的设计可以独立成册，如架构设计说明书、接口设计说明书、数据库设计说明书等。

软件设计过程的文档描述架构设计、概要设计、详细设计、数据库设计和用户界面设计中的各项执行活动，从而在需求与编码之间建立桥梁，指导开发人员去实现能满足用户需求的软件产品。

（一）软件架构文档内容框架

1. 结构设计文档　用图形展示结构中的组件和组件之间的关系，并详细介绍结构中的组件和组件之间的关系，包含组件的接口和行为。系统与其环境相关的上下文关系。存在的可变性；结构设计的背景；结构中术语列表；其他信息。

组件接口描述应该精确简练，体现信息隐藏，其内容包含：引言（组件提供功能和接口标识）；接口概述，语法、语义和使用限制；本地数据类型字典；接口能提供的质量属性；不期望事件；输出参数；接口设计问题；实现备忘。

2. 结构之间关系文档　提供架构的整体信息，说明多个结构之间的相关关系，包含：架构概述，系统结构之间的关联方式、组件列表和组件出现的位置，以及适用于整个架构的词汇；架构设计的基本思路，系统外部环境、相关约束条件，以及架构设计的基本思路和解决方案；架构文档的组织和安排。

（二）概要说明书内容框架

1. 子系统设计

（1）需求规定　说明本子系统主要的输入输出项目、处理的功能、质量要求、限制条件。

（2）运行环境　简要地说明本系统的运行环境的规定。

（3）基本设计思路和处理流程　说明本系统的基本设计思路和处理流程，尽量使用图表的形式，如流程图或时序图。

（4）子系统质量设计　按照系统提出的质量要求，设计在本系统中需要满足的质量属性。

（5）子系统结构　用一览表或框图的形式说明本子系统的系统元素（层及模块、类结构及类等）的划分，简要说明各个系统元素的标识符号和功能，分层次地给出各元素之间的控制和被控制关系。

（6）功能与程序结构的关系　说明各项功能与程序结构的关系。

（7）人工处理过程　说明本系统或模块的工作过程中必须包含着人工处理过程。

（8）尚未解决的问题　说明在概要设计过程中尚未解决，而设计人员认为在系统完成之前必须解决的各个问题。

2. 子系统接口设计

（1）用户接口　说明将向用户提供的命令和他们的语法结构，以及软件的回答信息。

（2）外部接口　说明子系统同外界的所有接口的安排，包括软件与硬件之间的接口、本子系统与各支持软件之间的接口关系。

（3）内部接口　说明本子系统之内的各个系统元素之间的接口。

3. 子系统运行设计

（1）运行模块组合 说明子系统实施在不同的外界运行控制时所引起的各种不同的运行模块组合，说明每种运行所需内部模块和支持软件。

（2）运行控制 说明每一种外界的运行控制的方式方法和操作步骤。

（3）运行时间 说明每种运行模块组合将占用各种资源的时间。

4. 子系统数据结构设计

（1）逻辑结构设计要点 本子系统内所使用的每个数据结构名称、标识符及数据项、定义、长度、相关关系等。

（2）物理结构设计要点 每个数据项的存储要求、访问方法、存取单位、存取物理关系（索引、设备、存储区域）、设计考虑和保密条件。

（3）数据结构与程序的关系 说明各个数据结构与访问这些数据结构的程序之间的关系。

5. 子系统出错处理设计

（1）出错信息 每种情况系统输出信息的形式、含义及处理方法。

（2）补救措施 说明故障的可能变通措施，包含后备技术说明、降效技术说明、恢复及再启动技术说明。

（3）子系统维护设计 子系统检查与维护的检查点和专用模块。

（三）详细设计说明书内容框架

1. 子系统的程序结构 用树状目录或图表给出本系统内每个程序（模块）的名称、标识符和他们之间的层次结构关系。

2. 程序设计说明 每个程序设计说明包含程序描述、功能质量、输入项、输出项、算法、流程逻辑、接口、存储分配、注释设计、限制条件、测试设计、尚未解决的问题。

（四）数据库设计说明书内容框架

1. 数据库环境说明 说明所有采用的数据库系统，设计工具，编程工具等；详细配置。

2. 数据库的命名规则 完整清楚地说明本数据库的命名规则。

3. 概要设计 根据需求文档创建数据库相关的部分实体关系图。

4. 逻辑设计 主要是设计表结构。一般来说，实体对应于表，实体属性对应于表的列，实体之间的关系称为表的约束。概要设计中的实体大部分可以转换为逻辑设计中的表。对表结构进行规范化处理。

5. 物理设计 给出在具体数据库产品中的表的定义，包括字段的类型、索引、是否关键字、是否外键等，如果是图片或文件，给出存储路径。可以生成或给出创建表的 SQL 语句。

6. 表汇总 首先列出系统数据库设计出来的所有表，给出一个汇总表。然后再给出各个表的细节。

7. 操作数据库表的角色与权限　确定每个角色对数据库表的操作权限，如创建、检索、更新、删除等。

（五）用户界面设计文档内容框架

1. 引言　包括文档目的、文档范围、项目背景、术语介绍、参考文献。

2. 界面设计规范　包括界面一致性、布局合理化原则、常见系统提示样式。

3. 界面关系及工作流程　包括界面功能一览（界面名称、界面标识、功能说明）、界面关系及工作流程（界面的拓扑图、业务流程图或数据流图、菜单栏流程图）、界面关系。

4. 界面布局图　包括界面视图、界面组件命名及功能一览（对象名、类、功能、操作方式）、界面信息及功能一览（初始显示信息、输入信息、处理功能、反馈信息）。

5. 美学设计　说明界面布局及理由、界面色彩及理由。

6. 界面资源设计　包括图标资源、图像资源、界面资源、视频资源等。

本章小结

在信息系统开发中，突出信息系统特征的业务、管理、决策等因素已经在前续阶段中被消融和解决，到了系统设计阶段，信息系统的设计与一般软件系统的设计已经没有太大的区别，软件工程对软件设计的思想、方法、技术和过程完全适应于信息系统的设计。因此，信息系统的设计也就基本等同于软件系统的设计。本章阐述了信息系统设计概述，包含系统设计的目标与任务、内容与特点、过程与方法、困难与要点；重点讨论了系统应用架构设计和面向对象设计建模，分别包含信息系统架构概述、分层应用架构、面向服务的架构、软件框架，以及模块化设计、用例设计的工作、设计类设计；最后介绍了系统设计说明书。

思考题

1. 如何区分信息系统分析与信息系统设计？
2. 如何做好用例设计？
3. 如何做好类设计？
4. 举例说明微服务对医药信息系统建设的影响。

思考题答案
要点

扫一扫
测一测

第七章　面向对象信息系统设计 ▷▷▷▷

扫码看PPT

◎ 导学

思维导图：预习、听课、做笔记、整理思维导图。

讨论：实体设计类、边界设计类、控制设计类的概念、内容、关系、作用等。类设计、用例设计、测试用例设计的区别与联系。

实践：运用设计类、用例设计、包与接口设计、数据库设计等知识，完成某医药信息系统的面向对象系统设计工作。

教授给他人：面向对象系统设计专题分享、汇报、讲座，至少包含设计模型、包与接口设计、数据库设计等内容。

育人目标：注重强化学生工程伦理教育，培养学生关注老龄化社会问题、关爱老人，践行社会责任，激发学生科技报国的家国情怀和使命担当。

系统设计是详细地说明众多信息系统的组件在物理上是怎样实施的。面向对象技术在计算机学科产生了巨大的影响，在产业界有着广泛应用。它已经渗透到计算机科学技术的几乎每一个分支领域，如编程语言、系统分析与设计、数据库、人机界面、知识工程、操作系统、计算机体系结构等。此外，新兴的基于构件开发、面向服务计算、Agent 和面向方面开发等技术也以面向对象技术作为基础。本章以预约挂号系统为研究对象，讨论面向对象系统设计建模：设计模型、包设计、接口设计、数据库设计、测试用例设计。

第一节　设计模型

项目案例

功能逻辑类图设计是确定功能用例所涉及的类，并分析这些类之间的联系，再根据具体的实现语言将分析类转换成设计类。功能逻辑交互图设计是分析使用者与用例（功能、系统）所交互的信息，以及用例中各概念类之间所交互的信息，并得出用例分析交互图。

设计类是系统实施中一个或多个对象的抽象，设计类所对应的对象取决于实施语言，它可以非常容易和自然地从分析类中演化出来。设计类由类型、属性和方法构成。设计类的名称、属性和方法也直接映射到编码中相应的 class、property 和 method 上。

设计类的设计工作包括属性设计、操作设计、关系设计和其他设计。

一、将实体分析类映射到实体设计类

实体类的设计要与数据库技术或文件技术联系起来。

图 7-1 至图 7-8 为各类设计模型图。

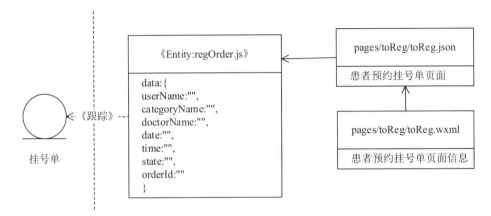

图 7-1　患者"挂号单"设计模型图

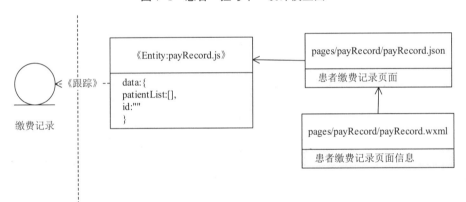

图 7-2　患者"缴费记录"设计模型图

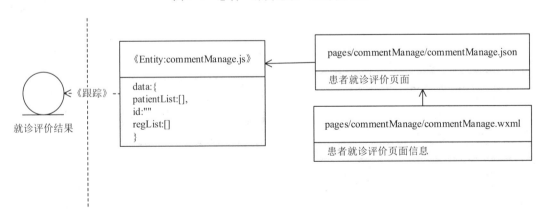

图 7-3　患者"就诊评价结果"设计模型图

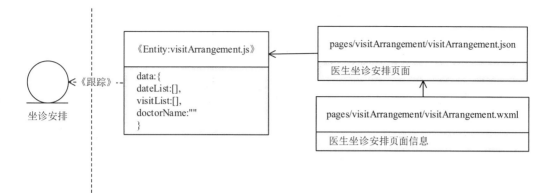

图 7-4 医生"坐诊安排"设计模型图

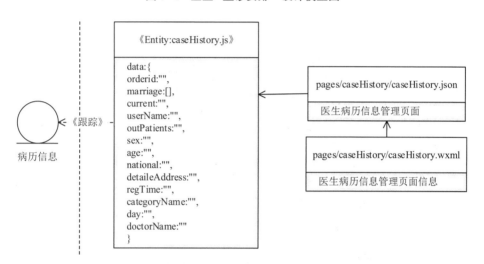

图 7-5 医生"病历信息"设计模型图

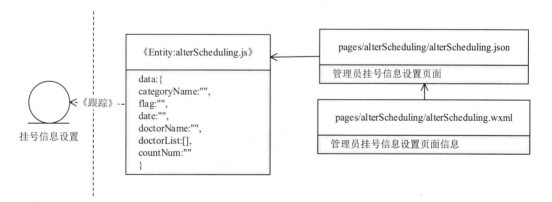

图 7-6 管理员"挂号信息设置"设计模型图

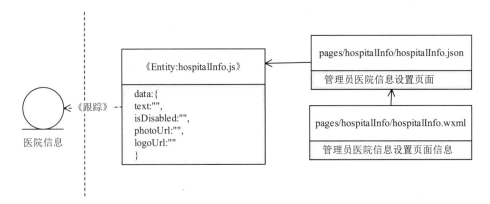

图 7-7　管理员"医院信息"设计模型图

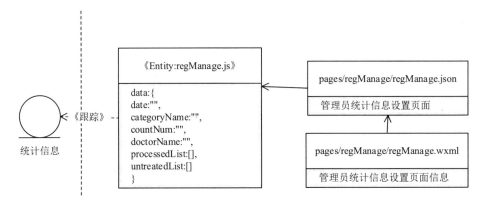

图 7-8　管理员"统计信息"设计模型图

二、将边界分析类映射到边界设计类

边界类设计依赖于信息系统所采用的实现环境和设计语言。边界类在可视化的设计语言中一般表现为框架（form）、窗口（windows）和控件（controls）等形式，所以对设计类的设计必须考虑所有实现细节。

图 7-9 至图 7-18 为各种系统的边界分析类映射到设计类的过程。

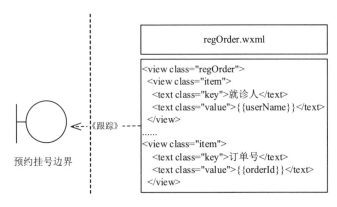

图 7-9　患者预约挂号边界类映射到设计类

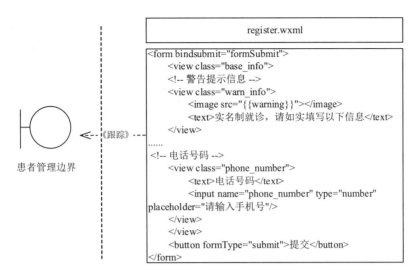

图 7-10 患者管理边界类映射到设计类

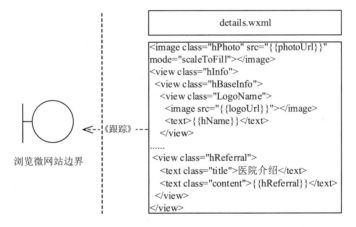

图 7-11 患者浏览微网站边界类映射到设计类

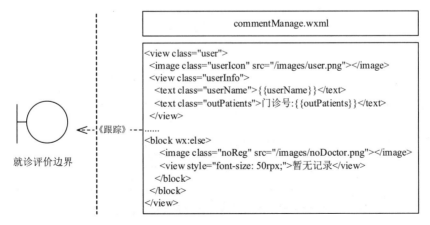

图 7-12 患者浏就诊评价边界类映射到设计类

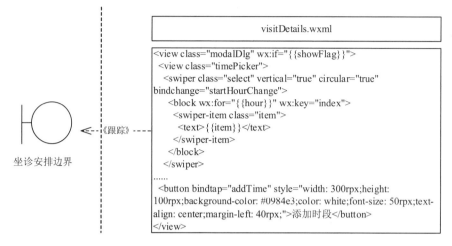

图 7-13　医生坐诊安排边界类映射到设计类

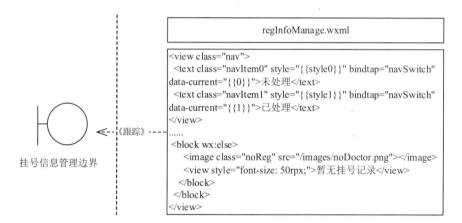

图 7-14　医生挂号信息管理边界类映射到设计类

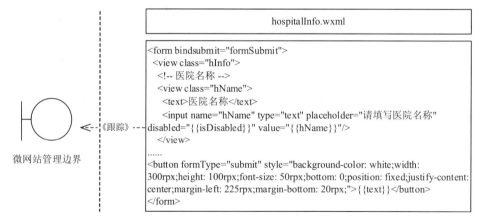

图 7-15　管理员微网站管理边界类映射到设计类

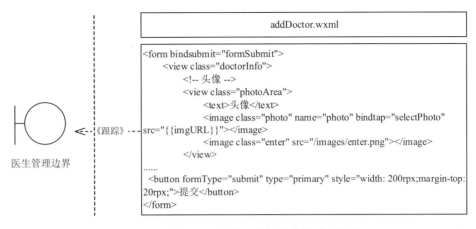

图 7-16　管理员医生管理边界类映射到设计类

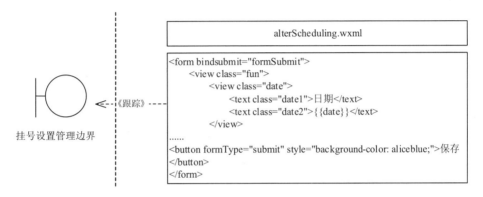

图 7-17　管理员挂号设置管理边界类映射到设计类

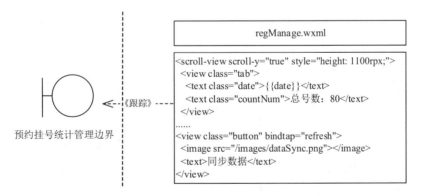

图 7-18　管理员预约挂号统计设置管理边界类映射到设计类

三、将控制分析类映射到控制设计类

控制类为系统的处理逻辑而设计，具有动态性。

图 7-19 至图 7-24 为各种系统的控制分析类映射到设计类的过程。图 7-25 至图 7-27 分别为患者、医生和管理员系统的界面。

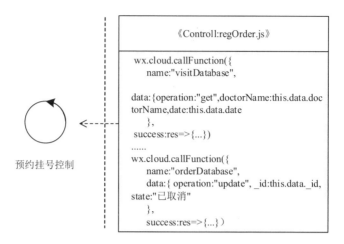

图 7-19　患者预约挂号控制分析类映射到设计类

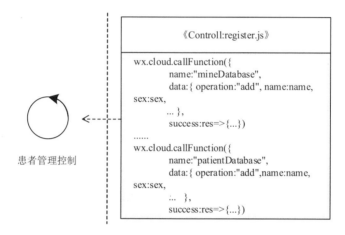

图 7-20　患者管理控制分析类映射到设计类

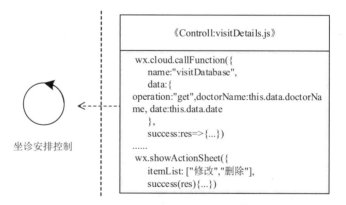

图 7-21　医生坐诊安排控制分析类映射到设计类

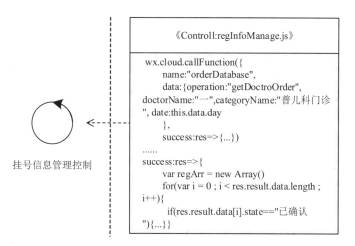

图 7-22　医生挂号信息管理控制分析类映射到设计类

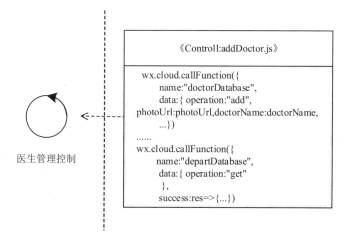

图 7-23　管理员医生管理控制分析类映射到设计类

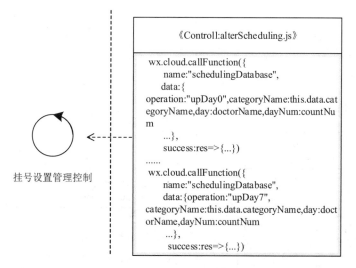

图 7-24　管理员挂号设置管理控制分析类映射到设计类

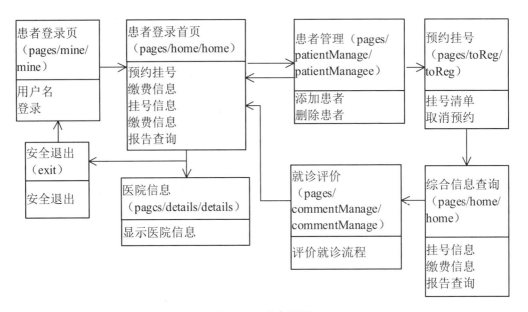

图 7-25 患者界面

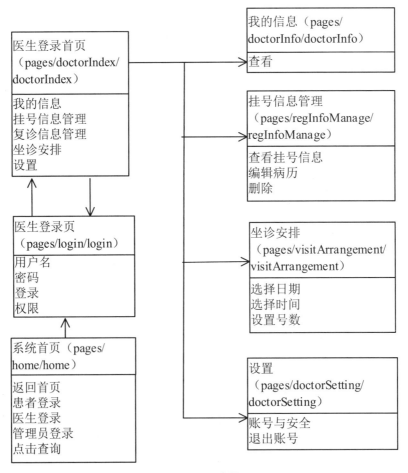

图 7-26 医生界面

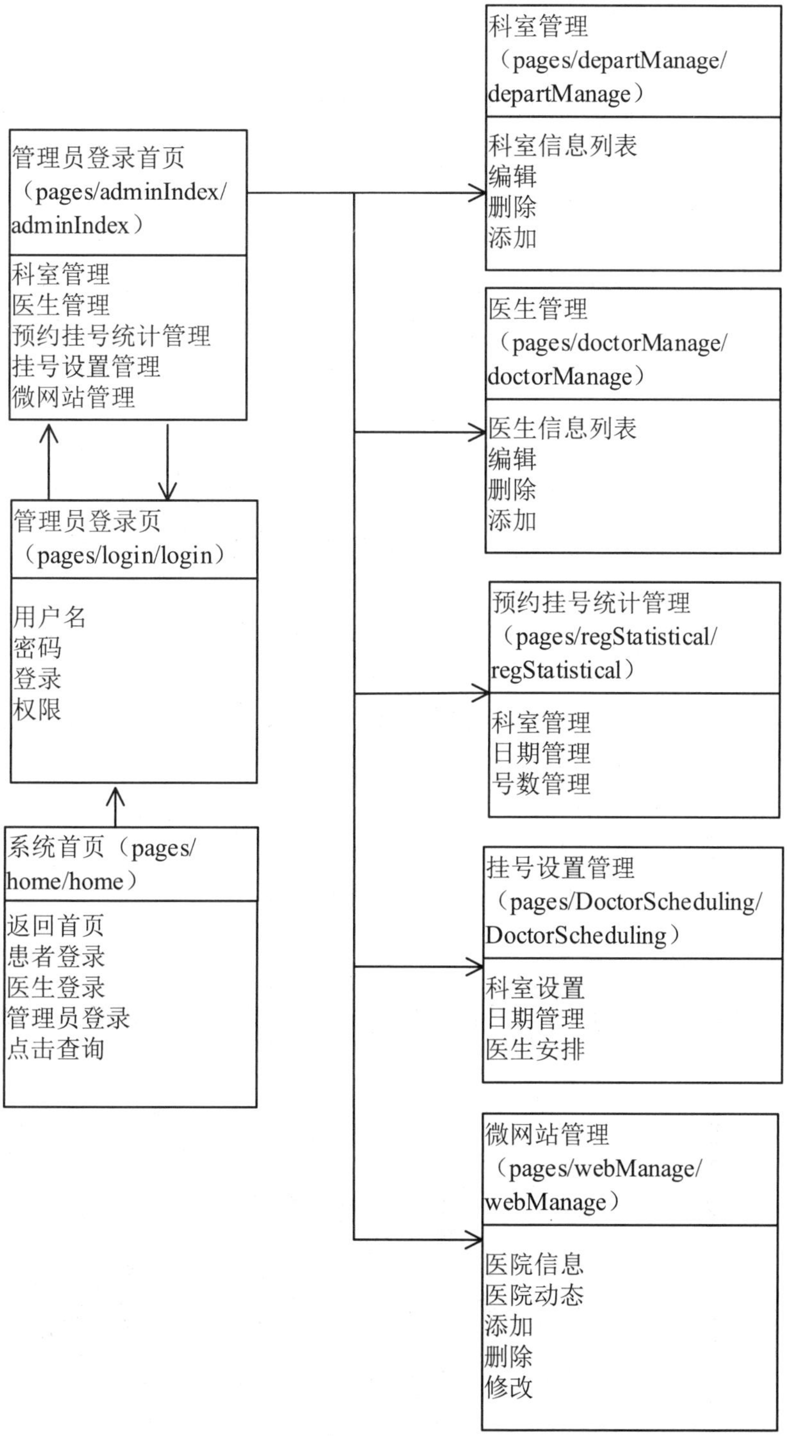
科室管理
（pages/departManage/
departManage）
科室信息列表
编辑
删除
添加
管理员登录首页
（pages/adminIndex/
adminIndex）
科室管理
医生管理
预约挂号统计管理
挂号设置管理
微网站管理
医生管理
（pages/doctorManage/
doctorManage）
医生信息列表
编辑
删除
添加
管理员登录页
（pages/login/login）
用户名
密码
登录
权限
预约挂号统计管理
（pages/regStatistical/
regStatistical）
科室管理
日期管理
号数管理
系统首页（pages/
home/home）
返回首页
患者登录
医生登录
管理员登录
点击查询
挂号设置管理
（pages/DoctorScheduling/
DoctorScheduling）
科室设置
日期管理
医生安排
微网站管理
（pages/webManage/
webManage）
医院信息
医院动态
添加
删除
修改

图 7–27　管理员界面

四、用例设计

用例设计是根据用例实现流程封装相关的子系统和接口、细化设计类的实现细节，以保证设计类可以到直接实现的程度。

除了通过交互图的消息获得的操作外，可能还需要从类自身的业务或实现需求的角度去完善和补充对应的操作。自身实现方面的操作可能包括构造、析构的操作；类拷贝的需要（如判断类对象是否相等、创建对象副本等）及其他操作机制的需要（如垃圾收集、测试等方面）。这些操作将随着设计的深入不断地补充和完善，甚至在实现期间还可能根据需要进行适当的调整。此外，类可能还存在一些内部的私有操作，这些操作可以在设计期间定义，也可以在实现期间补充完善。

操作的实现往往会受到对象的状态影响。当对象处在不同的状态时，其方法实现可能会有所不同。如在图书馆管理系统中，当一个图书对象处在被借阅的状态时，就不允许再执行借阅操作。因此，在借阅方法实现时需要判断对象是否处在可借阅的状态。由此可见，针对此类状态受控的对象，为了充分保证其方法实现的正确性，还需要对该对象的状态细节进行建模，以分析对象内部状态变化及相关事件的发生情况。这就需要用到 UML 状态机图完成状态建模。

状态建模完成后，下一步需要将状态模型中的信息映射到其他的模型中，主要包括类、交互等模型。例如，转移事件触发器一般来自对对象操作的调用；守卫条件中的变量一般来自对象属性的引用；对象的状态也可以通过单独的属性记录；交互模型中可以使用状态不变量来约束操作的调用。

图 7-28 至图 7-30 为医生、患者和管理员系统的用例详细设计。

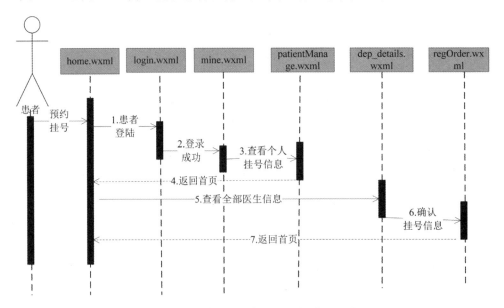

图 7-28　患者"预约挂号"用例详细设计

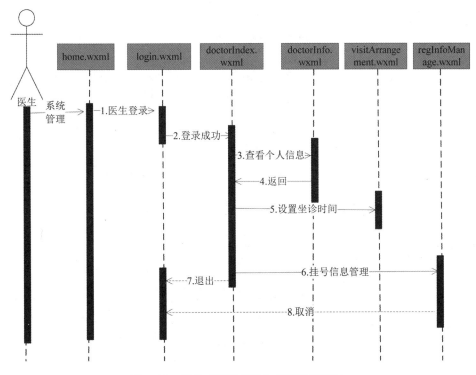

图 7-29　医生"坐诊安排"用例详细设计

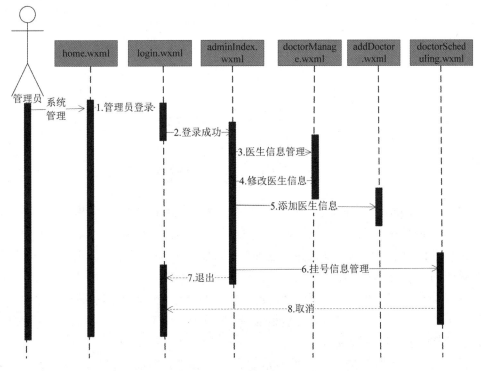

图 7-30　管理员"医生管理"用例详细设计

第二节 包设计

对于小规模软件系统来说，通过类可以很方便地组织整个应用系统。然而，随着系统规模和复杂度的增加，类的数量也会越来越多，仅仅使用类很难有效地组织和规划系统开发活动。因此，需要更大粒度的组织单元对系统进行组织，这就是"包"。包图是一种维护和描述系统总体结构模型的重要建模工具，通过对图中各个包及包之间关系的描述，展现出系统模块间的依赖关系等。可以把若干个相关的类包装在一起作为一个单元（包），相当于一个子系统。

图 7-31 即为门诊预约挂号小程序的包设计。

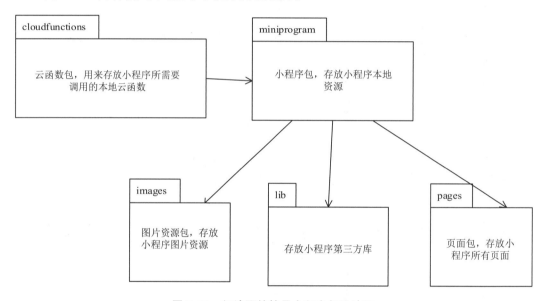

图7-31 门诊预约挂号小程序包设计图

第三节 接口设计

接口（interface）泛指事物与外界之间的一种可交互的边界，外界可以利用接口与事物沟通，而不需要了解事物内部操作。在计算机系统中，接口是计算机系统中两个独立的部件进行信息交换的共享边界。这种交换可以发生在计算机软、硬件、外部设备或进行操作的人之间，也可以是它们的结合。

接口是子系统向外部程序提供功能调用的一组类，是类向外部程序提供可调用的操作，是不能实例化的类。接口设计包括为单个对象设计接口、为具有相似性的对象设计接口、为软件各层次设计接口。

面向接口编程所说的接口，指的是对定义（协议、规范）和实现的分离，达到复用性和扩展性。接口可分为两类。一类是对个体某一方面（行为）的抽象，即形成抽象面，程序中表现形式为 interface；不同类中一些相同的方法，不用在每一个类中逐个声明，只编写一个该抽象方法的接口，之后不仅已有的类使用时将其实现即可，新生的类直接实现这一接口亦可实现此功能。另一类是对个体的抽象，对应于一个抽象体，程序中表现为 abstract class。很多情况下，在开发过程中经常会用到第三方框架或一些插件，也只需要实现它要求的接口，就能完成对应的功能。例如，Java 把各种操作做成接口，再编写各个平台下的实现类，以满足跨平台运行；JDBC 接口和实现分离适于团队协作开发。

接口设计主要围绕用户界面数据和事件设计、各层之间的接口设计、内部接口设计、外部接口设计。

一、用户界面数据和事件设计

信息系统是一个人机系统，主要对外的接口就是人机接口（user interface，UI），常常被翻译为用户界面。人机接口设计本质上就是设计人机对话，即人机交互（human computer interaction，HCI），所以也称为人机交互设计。UI 侧重于画面感，比如 Web 程序的网页、手机 App 的屏幕效果。HCI 侧重于为了达成目的而需要的整个交互过程，交互的形式多种多样，并形成了计算机科学的一个研究方向。

图形用户界面（graphic user interface，GUI）是人机交互的主流，图形用户界面的基本元素（控件）包括文本输入框、命令按钮、下拉菜单、弹出菜单、选择钮、复选框、卡片、列表框/组合列表框、滚动条等。

三种界面模型：Prototype 原型能够模拟流程并且测试用户交互，与成品的形态相差无几，可采用 Axure 制作原型；Wireframe 线框图除去各种视觉影响元素，只用线条和方块来绘制，可以专注在功能和操作上，可采用 Visio 绘图；Mockup 视觉稿是高保真的静态设计图，表达信息框架、静态演示内容和功能，更倾向于体现最终成品或原型的视觉效果，但是不能交互和点击。

输入数据的错误：数据内容错，这是由于原始单据有错或录入时发生错误；数据多余或不足，这是收集中的错误，如原始单据丢失或重复；数据的延误，由于输入数据迟缓导致处理推迟，不仅影响业务工作，还可能使输出结果变得无价值。数据校验方法包括重复校验、视觉校验、控制总数校验、数据类型校验、格式校验、界限校验、平衡校验、数据库匹配校验、代码自身校验。

表 7-1 至表 7-12 为患者、医生和管理员各种系统用户界面的数据说明。

表 7-1　患者"患者管理"用户界面的数据说明

数据项名称	输入方式	长度	必输/可选	备注
编号	系统提取	—	必输	系统通过患者 Id 从数据库提取对应数据
患者 Id	系统提取	—	必输	系统通过患者 Id 从数据库提取对应数据
患者名称	系统提取	—	必输	系统通过患者 Id 从数据库提取对应数据
性别	系统提取	—	必输	系统通过患者 Id 从数据库提取对应数据

续表

数据项名称	输入方式	长度	必输 / 可选	备注
生日	系统提取	—	必输	系统通过患者 Id 从数据库提取对应数据
民族	系统提取	—	必输	系统通过患者 Id 从数据库提取对应数据
手机号	系统提取	—	必输	系统通过患者 Id 从数据库提取对应数据
地区	系统提取	—	必输	系统通过患者 Id 从数据库提取对应数据
地址	系统提取	—	必输	系统通过患者 Id 从数据库提取对应数据
订单号	系统提取	—	必输	系统通过患者 Id 从数据库提取对应数据

表 7-2　患者"预约挂号"用户界面的数据说明

数据项名称	输入方式	长度	必输 / 可选	备注
编号	系统提取	—	必输	系统通过患者 Id 从数据库提取对应数据
患者 Id	系统提取	—	必输	系统通过患者 Id 从数据库提取对应数据
患者名	系统提取	—	必输	系统通过患者 Id 从数据库提取对应数据
医生名	系统提取	—	必输	系统通过患者 Id 从数据库提取对应数据
日期	系统提取	—	必输	系统通过患者 Id 从数据库提取对应数据
挂号单号	系统提取	—	必输	系统通过患者 Id 从数据库提取对应数据
手机号	系统提取	—	必输	系统通过患者 Id 从数据库提取对应数据
科室名	系统提取	—	必输	系统通过患者 Id 从数据库提取对应数据
科室类别	系统提取	—	必输	系统通过患者 Id 从数据库提取对应数据
状态	系统提取	—	必输	系统通过患者 Id 从数据库提取对应数据

表 7-3　患者"满意度收集"用户界面的数据说明

数据项名称	输入方式	长度	必输 / 可选	备注
编号	系统提取	—	必输	系统通过挂号单号从数据库提取对应数据
挂号单号	系统提取	—	必输	系统通过挂号单号从数据库提取对应数据
评价者	系统提取	—	必输	系统通过挂号单号从数据库提取对应数据
医生名	系统提取	—	必输	系统通过挂号单号从数据库提取对应数据
日期	系统提取	—	必输	系统通过挂号单号从数据库提取对应数据
科室类别	系统提取	—	必输	系统通过挂号单号从数据库提取对应数据
内容	系统提取	—	必输	系统通过挂号单号从数据库提取对应数据

表7-4　患者的用户界面的事件说明

页面名词	事件名称	响应	跳转页面	备注
患者管理页面	新增	显示弹窗	无跳转，当前页面显示	同步数据成功后跳转到当前页面并刷新
	编辑	显示弹窗	无跳转，当前页面显示	修改患者信息成功后跳转到当前页面并刷新
	删除	显示弹窗	无跳转，当前页面显示	删除该条记录
预约挂号页面	新增	显示弹窗	无跳转，当前页面显示	选择科室，医生，时间进行预约挂号
	编辑	显示弹窗	无跳转，当前页面显示	编辑内容
	取消	显示弹窗	无跳转，当前页面显示	取消该条记录
满意度收集页面	新增	显示弹窗	无跳转，当前页面显示	同步数据成功后跳转到当前页面并刷新
	编辑	显示弹窗	无跳转，当前页面显示	修改评价信息成功后跳转到当前页面并刷新
	删除	选择一条数据，进行删除	无跳转，当前页面显示	删除该条记录

表7-5　医生"坐诊时间管理"用户界面的数据说明

数据项名称	输入方式	长度	必输/可选	备注
编号	系统提取	—	必输	系统通过日期从数据库提取对应数据
科室类别名	系统提取	—	必输	系统通过日期从数据库提取对应数据
日期	系统提取	—	必输	系统通过日期从数据库提取对应数据
余号	系统提取	—	必输	系统通过日期从数据库提取对应数据

表7-6　医生"病历管理"用户界面的数据说明

数据项名称	输入方式	长度	必输/可选	备注
编号	系统提取	—	必输	系统通过挂号单号从数据库提取对应数据
挂号单号	系统提取	—	必输	系统通过挂号单号从数据库提取对应数据
患者名	系统提取	—	必输	系统通过挂号单号从数据库提取对应数据
性别	系统提取	—	必输	系统通过挂号单号从数据库提取对应数据
年龄	系统提取	—	必输	系统通过挂号单号从数据库提取对应数据
民族	系统提取	—	必输	系统通过挂号单号从数据库提取对应数据
出生日期	系统提取	—	必输	系统通过挂号单号从数据库提取对应数据
科室类别	系统提取	—	必输	系统通过挂号单号从数据库提取对应数据
医生名	系统提取	—	必输	系统通过挂号单号从数据库提取对应数据
详细地址	系统提取	—	必输	系统通过挂号单号从数据库提取对应数据

表 7-7　医生"挂号信息管理"用户界面的数据说明

数据项名称	输入方式	长度	必输 / 可选	备注
编号	系统提取	—	必输	系统通过日期从数据库提取对应数据
医生名	系统提取	—	必输	系统通过日期从数据库提取对应数据
日期	系统提取	—	必输	系统通过日期从数据库提取对应数据
余号	系统提取	—	必输	系统通过日期从数据库提取对应数据

表 7-8　医生的用户界面的事件说明

页面名词	事件名称	响应	跳转页面	备注
坐诊时间管理页面	新增	显示弹窗	无跳转，当前页面显示	同步数据成功后跳转到当前页面并刷新
	编辑	显示弹窗	无跳转，当前页面显示	修改坐诊时间信息成功后跳转到当前页面并刷新
	删除	显示弹窗	无跳转，当前页面显示	删除该条记录
病历管理页面	新增	显示弹窗	无跳转，当前页面显示	选择患者
	编辑	显示弹窗	无跳转，当前页面显示	编辑内容
	取消	显示弹窗	无跳转，当前页面显示	取消该条记录
挂号信息管理页面	新增	显示弹窗	无跳转，当前页面显示	同步数据成功后跳转到当前页面并刷新
	编辑	显示弹窗	无跳转，当前页面显示	修改挂号信息成功后跳转到当前页面并刷新
	删除	选择一条数据，进行删除	无跳转，当前页面显示	删除该条记录

表 7-9　管理员"微网站管理"用户界面的数据说明

数据项名称	输入方式	长度	必输 / 可选	备注
编号	系统提取	—	必输	系统通过日期从数据库提取对应数据
日期	系统提取	—	必输	系统通过日期从数据库提取对应数据
主题	系统提取	—	必输	系统通过日期从数据库提取对应数据
内容	系统提取	—	必输	系统通过日期从数据库提取对应数据
日期	系统提取	—	必输	系统通过日期从数据库提取对应数据
图片	系统提取	—	必输	系统通过日期从数据库提取对应数据

表 7-10　管理员"医生管理"用户界面的数据说明

数据项名称	输入方式	长度	必输 / 可选	备注
编号	系统提取	—	必输	系统通过工号从数据库提取对应数据
工号	系统提取	—	必输	系统通过工号从数据库提取对应数据
医生名	系统提取	—	必输	系统通过工号从数据库提取对应数据

续表

数据项名称	输入方式	长度	必输/可选	备注
性别	系统提取	—	必输	系统通过工号从数据库提取对应数据
手机号	系统提取	—	必输	系统通过工号从数据库提取对应数据
密码	系统提取	—	必输	系统通过工号从数据库提取对应数据
科室名	系统提取	—	必输	系统通过工号从数据库提取对应数据
科室类别名	系统提取	—	必输	系统通过工号从数据库提取对应数据

表 7–11　管理员"预约挂号统计管理"用户界面的数据说明

数据项名称	输入方式	长度	必输/可选	备注
编号	系统提取	—	必输	系统通过工号从数据库提取对应数据
科室类别名	系统提取	—	必输	系统通过工号从数据库提取对应数据
日期	系统提取	—	必输	系统通过工号从数据库提取对应数据
余号	系统提取	—	必输	系统通过工号从数据库提取对应数据

表 7–12　管理员的用户界面的事件说明

页面名词	事件名称	响应	跳转页面	备注
微网站管理页面	新增	显示弹窗	无跳转，当前页面显示	同步数据成功后跳转到当前页面并刷新
	编辑	显示弹窗	无跳转，当前页面显示	修改医院信息成功后跳转到当前页面并刷新
	删除	显示弹窗	无跳转，当前页面显示	删除该条记录
医生管理页面	新增	显示弹窗	无跳转，当前页面显示	新增医生
	编辑	显示弹窗	无跳转，当前页面显示	编辑内容
	取消	显示弹窗	无跳转，当前页面显示	取消该条记录
预约挂号统计管理页面	新增	显示弹窗	无跳转，当前页面显示	同步数据成功后跳转到当前页面并刷新
	编辑	显示弹窗	无跳转，当前页面显示	修改预约挂号统计信息成功后跳转到当前页面并刷新

课程思政

　　人口老龄化是指人口生育率降低和人均寿命延长引起的总人口中因年轻人口数量减少、年长人口数量增加而导致的老年人口比例相应增长的动态。国际上通常的看法是，当一个国家或地区 60 岁以上老年人口占人口总数的 10%，或 65 岁以上老年人口占人口总数的 7%，即意味着这个国家或地区的人口处于老龄化。2021 年 5 月 11 日，第七次全国人口普查结果显示，中国 60 岁及以上人口占比超 18%，人口老龄化程度进一步加深。国家卫生健康委员会预计到 2035 年左右，中国 60 岁及以上老年人口将破 4 亿，进入重度老龄化阶段。

　　时代在进步，科技在发展，但是智能时代的列车，也不能将老年人落下。应从维护老年人在数字社会中的人格尊严和主体性，保障老年人享有平等的数字选择权出发，把数字无障碍作为老龄时代的重要公共政策安排。例如，在设计智能化产品时必须关注老年人存在视觉受损、记忆力和注意力问题，设计者应采用较大的字体、更直观的界面元素、清晰的措词及有用的功能提示等，如按钮的尺寸至少应为 9.6mm、确保易于管理隐私和安全设置，以提升他们的用户体验。

【知识点】人机交互界面设计，中老年用户 UI 设计。

【课程思政元素】社会责任、尊敬老人，工程伦理。

二、各层之间的接口设计

Java Web 应用中接口的设计：

1. 数据库层　数据库层就是 SQL 语句、数据库、表、视图、触发器等的创建和管理。

2. 持久层（Hibernate、JPA、JDBC）　这一层的目的很明确，就是 ORM，不用定义接口和类，只要使用框架就可以了。

3. DAO 层　这一层比较重要，这里定义的都是对一些最原始的类进行操作的方法。

4. Service 层　隔离了业务需求变化和数据库之间的关系。不管上面的业务逻辑怎么变化，只修改 Service 层的代码就可以了。Service 通过调用 DAO 来实现对数据库的操纵，很显然 DAO 不知道 Service 的存在，所以 Service 怎么变 DAO 都不用去理会。

5.View 层　在这一层不用定义接口，使用 Web 框架的接口、类。

表 7-13 为各层之间的接口设计

表 7-13　各层之间的接口设计

名称	接口名称	接口作用	备注
云函数层	wx.cloud.callFunction（）	调用云函数	
云数据库层	db.collection（'databaseName'）.add（）	对数据库进行增操作	
云数据库层	db.collection（'databaseName'）.remove（）	对数据库进行删操作	
云数据库层	db.collection（'databaseName'）.update（）	对数据库进行改操作	
云数据库层	db.collection（'databaseName'）.get（）	对数据库进行查操作	
云存储层	wx.cloud.uploadFile（）	上传文件至云存储	

三、内部接口设计

不同软件系统之间可以通过程序调用的方式实现交互，调用入口就是软件接口。计算机软件部件间的接口叫软件接口。内部接口指系统内部各部件间的接口。

模块（module）一词使用很广泛。通常对应于用一个名字就可以调用的一段程序语句（子程序或函数）。模块具有输入和输出、逻辑功能、运行程序、内部数据 4 种属性。例如，读者要借走某本图书，需要检查读者是否满足借书条件、登记借阅记录、修改图书状态、图书库存修改等，请为此进行模块概要设计。

表 7-14 为预约挂号小程序内部接口设计。

表 7-14　预约挂号小程序内部接口设计

接口	接口说明
const cloud = require（'wx-server-sdk'） cloud.init（{ 　env: cloud.DYNAMIC_CURRENT_ENV }）	将本身云环境初始化为共享资源环境
cloud.Cloud（{ 　appid: 'wx6d4afbc08e687f71'， 　resourceAppid: 'wx5360993ca8c600de'， 　resourceEnv: 'my-hospital-1gmctpjl682fe2ed'， 　}）	连接资源方云环境
exports.main = async（event, context）=> {}	云函数入口
const cloud = require（'wx-server-sdk'） cloud.init（{env: 'my-hospital-1gmctpjl682fe2ed'，}）	初始化云函数

wx.navigateTo（{
　url: 'pageUrl?key=' +value，
　}）
wx.redirectTo（{
　url: 'pageUrl?key=' +value
}）
	页面携带参数跳转，pageUrl 是要跳转的页面，key 是携带的参数名，value 是携带的参数值

onLoad: function（options）{}	页面加载函数，初始化页面时触发，options 封装了从上一页面传递到本页面的所有参数，以"options. 参数名"方式调用
wx.setStorageSync（string key, any data）	将数据存储在本地缓存中指定的 key 中。会覆盖掉原来该 key 对应的内容
any wx.getStorageSync（string key）	从本地缓存中同步获取指定 key 的内容

四、外部接口设计

外部接口是系统对外提供给其他系统使用的接口。应用编程接口（application programming interface，API）是一种应用程序提供的外部接口。常用的几种接口技术包括 RPC、Thrift、RMI、Web Service、RESTful API，以及共享数据库、中间文件、消息中间件。

软件接口设计包含 4 个方面的内容：①传输协议（如何通信），指应用系统间传输数据所用的协议，例如 TCP、HTTP、RPC 等，是异步还是同步，安全性的要求等。②数据协议（数据如何编码），指应用系统间传输的数据所采用的格式，例如 JSON、XML、私有协议等。③接口定义格式（接口是什么功能），包括函数或操作名称、参数数量、参数数据类型、返回值。④数据内容（接口传递什么数据），指应用系统间传输的数据内容有统一的标准管理，例如 JSON 数据应该包含哪些字段，以及可能返回哪些错误信息。

图 7-32 为门诊预约挂号小程序外部接口设计。

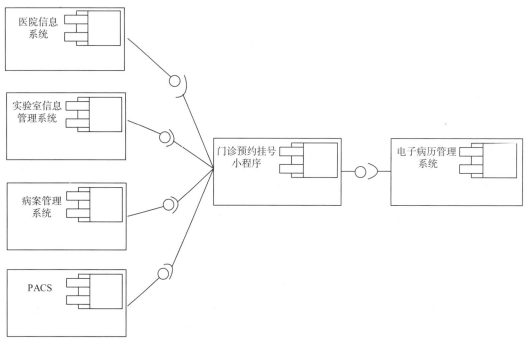

图 7-32　门诊预约挂号小程序外部接口设计

微课视频　微课视频

第四节　数据库设计

微课 PPT　微课 PPT

一、将对象映射到关系数据库

在采用面向对象的方法分析与设计系统时，在业务需求实现后，先定义需要持久化的对象（实体对象），再依据数据库的三大范式及性能要求将对象持久化，并考虑特殊需求，即非功能需求（高并发、大吞吐）、业务需求（海量查询、统计）、数据仓库。OR-Mapping 负责"数据"和"表现"的分离，数据如何存储与查询通过数据库的三大范式与性能优化实现，数据如何表现通过业务执行逻辑和高效面向对象设计实现。OR-Mapping 策略有对象持久化、单个对象的映射、关联关系的映射策略、泛化（继承）关系的映射策略，实现关系映射策略、聚合关系与组合关系映射策略、依赖关系映射策略。

（一）主键的生成

在一般情况下，应为每张表定义一个主键，所有的外键最好都设计为对主键的引用，而不是设计为对其他候选键的引用。在将 UML 模型中的类映射成数据库中的表时，可用如下两种方法来定义其对应的主键：

1. 将对象标识符映射为主键 每张表中都增加一个对象标识符列，将对象标识符列作为表的主键。对象标识符简化了关系数据库的主键方案。主键只由表中的一个属性构成，各表的主键具有相同的大小。使用对象标识符的另一个好处是在开发时就考虑到了对象间关系的可维护性。当所有表的主键都采用相同类型的列来实现时，程序人员就非常容易编写出适用该特性的通用代码。该方法唯一的缺点是在数据库维护时很难看出基于对象标识符的主键具有什么样的内在含义。

2. 将对象的某些属性映射为主键 这种方法得到的主键具有一定的内在含义，从而为数据库的调试和维护提供了方便。但这种主键的修改比较困难，它们的修改可能要涉及许多外键的修改。

在一般情况下，如果一个数据库应用程序的 UML 模型中有 30 个以上的类，那么最好使用第一种方法得到关系数据库中表的主键。对较小的数据库应用而言，两种映射方案都可以。

（二）属性类型到域的映射

属性类型是 UML 术语，对应于数据库里的域，域的使用不仅增强了设计的一致性，而且也提高了应用程序的可移植性。简单域非常容易实现，仅仅要定义相应的数据类型和大小。每个使用了域的属性，在映射时可能需要为每个域约束加入一条 SQL 的 Check 查询子句来表示在域上的约束，例如限定域的取值范围等。

（三）类的属性到列的映射

UML 模型中类的属性映射为关系数据库表中的零列或几列。一般可将类的属性直接映射成表的一个字段，但要注意以下两种特殊情况：

1. 并不是类中的所有属性均是永久的。例如，发票中的"合计"属性可由计算所得而不需要保存在数据库中，此时，该类属性（称为派生属性）不需要将它映射为数据库表中的列。

2. 当 UML 类的一个属性本身就是对象时（如类 Customer 中包含一个作为其属性的 Address 对象），就要将它映射为数据库表中的几列（Address 类实际上有可能映射为一张或多张表）。当然，也可将几个属性映射成数据库表中的一个列。例如，代表身份证号码的类至少包含 3 个数字属性（属地、出生年月日、在同一天内的顺序编号），每个都表示身份证号码中的一部分，而身份证号码可以在地址表中作为单独的列存储。

（四）类到表的映射

在将类映射为关系数据库中的表时，需要对类之间的继承关系进行处理。继承关系的处理方法取决于在数据库中怎样组织类中被继承的属性。不同的处理方式对系统的设计有着不同的影响。除了非常简单的数据库之外，一般不会把类一一对应地映射为数据库表。在映射时，可采取以下 4 种方法来处理类之间的继承关系：将所有的类都映射成表；将有属性的类映射成表；子类映射的表中包含超类的属性；超类映射的表中包含子类的属性。

（五）关联关系的映射

在将 UML 模型向关系数据库映射时，不仅需要将对象映射至数据库，而且还要将对象之间的关系映射至数据库。对象之间有 4 种类型的关系：继承、关联、聚合和组合。要有效地映射这些关系，就必须理解它们之间的不同点。在前面类到表的映射中已讨论了继承关系的处理，因此下面只讨论关联、聚合和组合关系的处理。

1. 关联、聚合和组合之间的差异　从数据库的角度看，关联、聚合与组合二者之间的区别主要表现在对象相互之间的耦合程度。对于聚合和组合，在数据库中对整体所做的操作通常需要同时对其组成部分进行操作，关联则不然。

2. 关联关系的实现　关系数据库中的关系是通过外键来维护的。外键是在一张表中出现的一个或多个数据属性，它可以是另一张表的键的一部分，或者是另一张表的键。外键可以让一张表中的一行与另一张表中的一行关联起来。如果要实现一对一和一对多的关系，那么只需要将一张表包含另一张表的键。

3. 多对多关联的实现　为实现多对多的关联关系，通常需要引入关联表。关联表是一张独立的表，它用于在关系数据库中维护两张或多张表之间的关联。在关系数据库中，关联表中包含的属性通常是关系中涉及的表中的键的组合。关联表的名字通常是它所关联的表的名字的组合，或者是它实现的关联的名字。

4. 一对多关联的实现　在实现一对多关联时，可将外键放置在"多"的一方，角色作为外键属性名的一部分。对于一对多类型的关系，也可以用关联表实现。使用关联表可使数据库应用程序具有更好的扩展性。另外，关联表增加了关系数据库中表的数目，并且它不能使一方的最小重复性强制为 1。

5. 零或一对一关联的实现　在实现这种关联时可将外键放置在"零或一"的一端，该外键不能为空值。

6. 其他一对一关联的实现　在实现这种关联时，可将外键放置在任意一边，具体情况依赖于性能等因素。

（六）类间约束的映射

在 UML 模型中建立类的关联时，有 4 种类间的约束，分别是可选对可选约束（0..1:0..*）、强制对可选约束（1:0..*）、可选对强制约束（0..*:1）、强制对强制约束（1..*:1..*）。当类映射为数据库表时，每种约束必须体现在相应的引用完整性中。可选对可选约束相对较弱，对于父子表间没有限制。对于强制对可选约束，在子表数据修改时，必须检测父表相关数据的存在或者在父表中创建新的数据。对于可选对强制约束，在父表数据修改时，必须保证子表中相应的数据存在或者至少修改子表相应的一个键值。对于强制对强制约束，在父表创建新值的同时，在子表之中至少生成一个新数据，而在子表创建新值时，必须检测父表中是否有相应值的存在。

二、门诊预约挂号小程序的数据库设计

由于本系统数据库使用的是云开发环境提供的云数据库，因此只需要设计字段名称，但是为了该挂号系统能够与医院其他系统之间进行数据的交换，所以在下列表格中给出字段名称、数据类型和长度，以方便接口的定义。下面分别给出数据表说明、主要数据表的结构及数据库表关联（图 7-33，表 7-15 至表 7-27）。

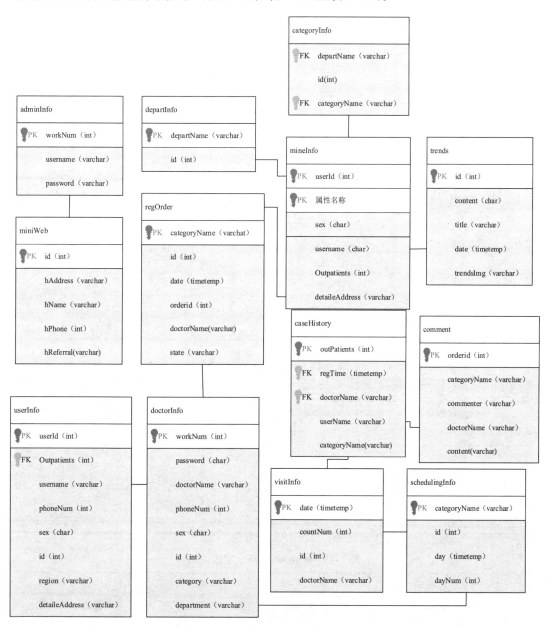

图 7-33　数据库模型

表 7-15   doctorInfo 字段说明

字段名称	数据类型	长度	说明
workNum	int	11	工号，主键
password	char	6	密码
doctorName	varchar	10	姓名
phoneNum	int	11	电话号
sex	char	2	性别
id	varchar	10	编号
category	varchar	50	科室类别
department	varchar	50	科室

表 7-16   userInfo 字段说明

字段名称	数据类型	长度	说明
userId	int	6	患者号，主键
Outpatients	int	10	就诊号
username	varchar	11	姓名
phoneNum	int	11	电话号
sex	char	20	性别
id	varchar	10	编号
region	varchar	50	地区
detaileAddress	varchar	50	详细地址

表 7-17   regOrder 字段说明

字段名称	数据类型	长度	说明
categoryName	varchar	11	科室类别名，主键
id	int	10	编号
date	datatime	0	时间
orderid	int	10	订单号
doctorName	varchat	11	医生姓名
state	varchar	5	状态

表 7-18   schedulingInfo 字段说明

字段名称	数据类型	长度	说明
categoryName	varchar	11	科室类别名，主键
id	int	10	编号
day	datatime	0	天
dayNum	int	10	天数

表 7-19　visitInfo 字段说明

字段名称	数据类型	长度	说明
date	datatime	0	日期，主键
id	int	10	编号
countNum	int	10	统计数
doctorName	varchar	10	医生姓名

表 7-20　caseHistory 字段说明

字段名称	数据类型	长度	说明
outPatients	int	10	就诊号，主键
regTime	datatime	10	就诊日期，外键
doctorName	varchar	10	医生名，外键
userName	varchar	10	用户名
categoryName	varchat	10	科室类别名

表 7-21　comment 字段说明

字段名称	数据类型	长度	说明
orderid	int	10	订单号，主键
categoryName	varchar	10	科室类别名
commenter	varchar	10	评论者
doctorName	varchar	10	医生名
content	varchar	50	内容

表 7-22　mineInfo 字段说明

字段名称	数据类型	长度	说明
userId	int	3	用户号，主键
username	varchar	10	用户名
sex	char	10	性别
Outpatients	int	5	就诊号
detaileAddress	varchar	50	详细地址

表 7-23　adminInfo 字段说明

字段名称	数据类型	长度	说明
workNum	int	10	工号，主键
username	varchar	10	用户名
password	varchar	10	密码

表 7-24 miniWeb 字段说明

字段名称	数据类型	长度	说明
id	int	10	编号，主键
hAddress	varchar	50	地址
hName	varchar	10	姓名
hPhone	int	11	电话号
hReferral	varchar	50	介绍

表 7-25 departInfo 字段说明

字段名称	数据类型	长度	说明
departName	varchar	10	科室名，主键
id	int	10	编号

表 7-26 categoryInfo 字段说明

字段名称	数据类型	长度	说明
departName	varchar	10	科室名，外键
categoryName	varchar	10	科室类别名，外键
id	int	10	编号

表 7-27 trends 字段说明

字段名称	数据类型	长度	说明
id	int	10	编号，主键
content	char	50	内容
date	datatime	0	日期
title	varchar	20	标题
trendsImg	varchar	50	动态图

三、门诊预约挂号网页的数据库设计

本系统数据库采用 MySQL 数据库，系统数据库名称为 GH，下面分别给出数据表概要说明、主要数据表的结构（图 7-34，表 7-28 至表 7-32）。

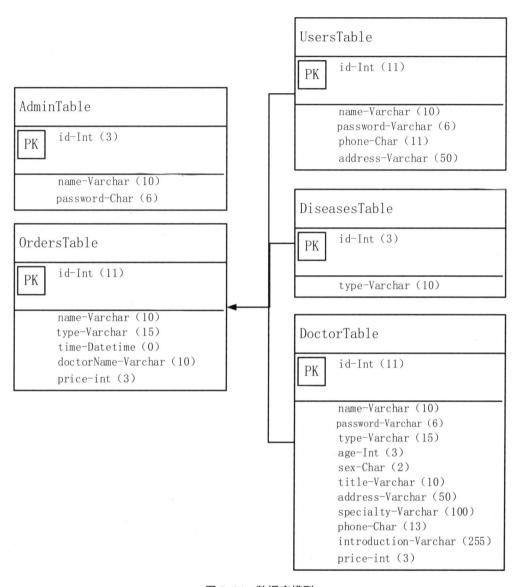

图 7-34　数据库模型

表 7-28　doctor 表字段说明

字段名称	数据类型	长度	说明
id	int	11	编号、主键
name	varchr	10	用户名
password	char	6	密码
type	varchar	10	类型
age	int	3	年龄
sex	char	2	性别
title	char	10	标题

字段名称	数据类型	长度	说明
address	varchar	50	地址
specialty	varchar	50	
phone	char	13	电话
introduction	varchar	255	
price	int	3	价格

表 7-29　user 表字段说明

字段名称	数据类型	长度	说明
id	int	6	编号、主键
password	char	10	密码
phone	char	11	电话号码
address	varchar	50	地址

表 7-30　order 表字段说明

字段名称	数据类型	长度	说明
id	int	10	编号、主键
name	varchar	10	姓名
time	datatime	0	预约时间
doctorname	varchar	10	医生姓名
price	int	3	挂号费

表 7-31　admin 表字段说明

字段名称	数据类型	长度	说明
id	int	10	编号、主键
name	varchar	10	姓名
password	char	6	密码

表 7-32　diseases 表字段说明

字段名称	数据类型	长度	说明
id	int	3	编号、主键
type	varchar	10	科室

第五节　测试用例设计

信息系统测试是在信息系统开发过程中，通过确定的方法，从信息系统模型和软件代码中发现并排除潜在的错误，以得到能可靠运行的信息系统的过程。信息系统开发的复杂性决定了在所开发的信息系统中肯定会隐含和残存各种各样的错误和问题。

测试要做大量的工作。它包括确定测试目的和测试对象、编制测试计划、组织测试队伍、选择测试方法、设计测试用例、实施测试和测试结果评价等项工作。根据测试的对象和时间顺序，需要进行模型测试、单元测试、集成测试、系统测试和验收测试等方面的工作。

对信息系统测试可以采用多种方法，并可从不同角度对测试方法进行分类。根据是否执行被测程序，可以分为静态测试和动态测试，其中动态测试方法又可以分为功能测试方法和结构测试方法；根据测试对象，可以分为模型测试方法和程序测试方法；根据开发方法，可以分为传统测试方法和面向对象测试方法；根据测试的重复性，可以分为顺序测试和回归测试；根据被测对象的覆盖性，可以分为穷举测试和抽样测试。

软件测试用例的基本要素包括测试用例编号、测试标题、重要级别、测试输入、操作步骤、预期结果。软件测试用例的设计主要从上述几个域考虑，结合相应的软件需求文档，在掌握一定测试用例设计方法的基础上，可以设计出比较全面、合理的测试用例（表 7-33，表 7-34）。

表 7-33　"登录 / 注册"测试用例设计

用例名称	登录 / 注册测试用例	
测试目的	验证"预约挂号"软件功能是否符合需求	
用例描述	系统登录；用户名存在、密码正确的情况下，进入系统；页面信息包含：页面背景显示，用户名和密码录入接口，输入数据后的登入系统接口	
预置条件	一部已经安装了微信软件的测试手机并打开该软件	
测试步骤	1. 用户点击手机的"预约挂号"应用图标，进入"预约挂号"应用； 2. 用户在登录框输入"预约挂号"账号和密码； 3. 点击登录按钮； 4. 点击注册	
预期结果	1. 已经绑定的手机，账号会自适应填入； 2. 用户成功登录"预约挂号"小程序，进入客户端主界面； 3. 根据当前账户的注册情况，给予相应的注册提示，并能成功注册	
测试结果		
备注		
设计人员	设计日期	

表 7-34 "文件上传"测试用例设计

用例名称	文件上传测试用例	
测试目的	验证"预约挂号"软件功能是否符合需求	
用例描述		
预置条件	一部已经安装了微信软件的测试手机并已经成功登录	
测试步骤	1.用户登录"预约挂号"手机客户端; 2.用户在就诊人管理界面点击"身份证正面""身份证反面"按钮; 3.在弹出的菜单中点击"上传文件"按钮,在手机 SD 卡中选择需要上传的文件,在弹出的"确定上传"界面点击"确定"按钮 4.文件上传完成,用户刷新"就诊人管理"的界面进行查看	
预期结果	1.用户通过手机客户端成功上传文件; 2.门户与客户端上传的文件保持一致	
测试结果		
备注		
设计人员		设计日期

测试用例应该由产品相关的需求人员、软件测试人员和软件开发人员评审,提交评审意见,然后根据评审意见更新测试用例。如果认真操作这个环节,测试用例中的很多问题都会暴露出来,比如用例设计错误、用例设计遗漏、用例设计冗余、用例设计不充分等。

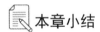 本章小结

从工作任务的视点看,系统分析是需求的计算机概念化,系统设计是计算机概念实例化;从抽象层次的视点看,系统分析是高于实现语言、实现方式的,系统设计是基于特定的语言和实现方式的;从角色的视点看,系统分析员承担系统分析任务,设计师承担系统设计任务;从工作成果的视点看,系统分析的典型成果是分析模型和组件模型,系统设计的成果是设计类、程序包。本章具体讨论了设计模型、包设计、接口设计、数据库设计和测试用例设计。

思考题

1.分析类映射到设计类时,需要注意什么?

2.如何做好包设计?

3.如何做好接口设计?

4.如何将面向对象的类映射到关系数据库的表?

思考题答案
要点

扫一扫
测一测

第八章　面向对象信息系统实现 ▷▷▷▷

扫码看 PPT

◎ 导学

思维导图：预习、听课、做笔记、整理思维导图。

讨论：信息系统实现的特点、工作过程及系统集成的概念、内容、关系、作用等。网页预约挂号与小程序预约挂号的区别与联系。

实践：运用程序设计、系统实现及相关知识，完成某医药信息系统实现工作。

教授给他人：面向对象信息系统实现专题分享、汇报、讲座，至少包含开发技术、开发环境、关键功能模块实现、用例测试、程序文档等内容。

育人目标：把马克思主义立场观点方法的教育与科学精神的培养结合起来，提高学生正确认识问题、分析问题和解决问题的能力。

系统实现的任务是通过一系列迭代过程，把信息系统的设计模型转变为可以交付测试的信息系统，其重心是实现信息系统的软件。信息系统软件由源程序代码、二进制可执行代码和相关的数据结构构成，这些内容以构件的形式被组织。面向对象的系统实现的工作包括确定系统的实现结构，子系统、类和接口的实现，单元测试，系统集成等。本章首先介绍信息系统实现工作的特点、过程、集成，然后给出网页预约挂号关键模块实现和小程序预约挂号关键模块实现。

微课视频

第一节　系统实现概述

微课 PPT

程序设计是给出解决特定问题程序的过程，是软件构造活动中的重要组成部分。程序设计往往以某种程序设计语言为工具，给出这种语言下的程序。程序设计过程应当包括分析、设计、编码、测试、排错等不同阶段。系统实现是开发系统应用软件的过程，与程序设计有很多重叠的内容，但它侧重实现功能的可运行软件产品。面向对象系统实现的工作包括确定系统的实现结构，子系统、类和接口的实现，单元测试，系统集成等。

一、实现工作的特点

1. 基于构件的实现　构件（component）是信息系统软件的构成件。在不同的开发阶段，构件表现为分析件、设计件、实现件、测试件等不同形式，也可以称其为分析构件、设计构件、实现构件和测试构件。实现构件是实现的产物，并具有源代码件、执行件、文件、库、表、文档等多种形式。执行件是源代码件编译后的结果，可以直接投入运行。文件是信息的存储体，可以是源代码件、执行件、文档等内容。库可以是类库、动态链接库、数据库等。表表示数据库中的数据表。文档泛指形成的所有文字材料。

2. 基于迭代的实现 实现需要通过多次迭代完成。在细化阶段构建出信息系统软件的基本构架。每一次迭代将在上一次迭代的基础上，实现一个子系统或子系统的部分内容，并把本次迭代所实现的结果加入已实现的系统之中，通过多次迭代就可以产生所要的信息系统软件。在实现过程中，为了加快系统的开发进度，常常需要组成多个开发小组，并行进行实现工作。一个小组承担一部分开发工作，当完成了一个子系统或一个构件的实现工作，就把它汇入已实现的系统中，一次迭代完成后，又重新开始下一次迭代工作。因此，迭代通常又是多路并进的过程。

实现模型（implementation model）是在实现工作中，对信息系统的抽象描述。在实现模型中，实现系统是实现模型的顶层子系统，实现系统与设计模型中的设计系统相对应。实现系统由多个实现子系统构成，实现子系统又呈现为层次结构，在实现子系统中可以包含其他实现子系统。每一个实现子系统又由构件和接口构成。

二、实现工作过程

首先，由结构师确定实现结构，然后再制订实现的迭代计划。接下来由构件师通过多次迭代实现各个子系统和每一个子系统中的类和接口，并进行单元测试。构件师把每次迭代的结果交由集成师进行系统集成。通过多次迭代完成，实现最终系统。

1. 集成开发环境 集成开发环境（integrated development environment，IDE）是用于提供程序开发环境的应用程序，一般包括代码编辑、调试和图形用户界面等工具。集成了代码编写功能、分析功能、编译功能、调试功能等一体化的开发软件服务套。所有具备这一特性的软件或者软件套（组）都可以叫集成开发环境。如微软的 Visual Studio 系列，Borland 的 C++ Builder、Delphi 系列等，Java 常见开发工具 MyEclipse、Eclipse、Intellij IDEA，Python 开发工具 PyCharm，Android 集成开发工具 Android studio。HuaWei DevEco Studio 是基于 IntelliJ IDEA Community 开源版本打造，面向全场景多设备，提供一站式的应用/服务集成开发环境（IDE），支持分布式多端开发、分布式多端调测、多端模拟仿真，提供全方位的质量与安全保障。

2. 标准化接口模式 采用标准化接口模式可实现预约挂号系统与医院内部系统的通信。当多个对象不能够抽象出共同的父类，但有共同的行为时就需要将这种行为封装成接口。

标准规范的制定离不开接口，制定标准的目的就是让定义和实现分离，而接口作为完全的抽象，是标准制定的不二之选。抽象得以让接口的调用者和实现者完全解耦。解耦的好处是调用者不需要依赖具体的实现，这样也就不用关心实现的细节。这样，不管是实现细节的改动，还是替换新的实现，对于调用者来说都是透明的。标准接口在系统设计过程中发挥着重要的作用，可为设计实现互操作性与低成本，并减少设计所需的时间。

采用标准化接口模式，实现预约诊疗系统与医院内部系统的通信，促进预约挂号系统与医院信息系统（HIS）系统的对接。挂号系统与 HIS 连接，才能及时反映医生排班情况的变更并做出相应的处理，可避免因应对病房抢救任务抽调医生而造成门诊医生紧缺的问题，而且可以解决并缩短患者就诊时间，真正方便患者就医。

三、系统集成

系统集成（system integration）是把系统构件按照设计要求，构装成最终可交付使用的信息系统的工作。系统集成的要素是构成信息系统的构成件。信息系统的构成件主要包括三方面的内容：第一，开发的构件。它包括所有代码件、数据库、文件等。第二，购入件。它包括从原系统中继承的构件、从其他厂家购入的构件，以及从基础构件库中引用的构件等。第三，中间件。系统集成需要把这些构件有效地构装成最终系统。

系统集成是一个渐进的、逐步迭代的过程。从大的方面看，需要通过多次迭代构成最终系统，把每一次迭代的结果集成到上一次迭代的内容之中形成新的中间系统。在每一次迭代中，又需要把多个类集成为构件，把多个构件集成为子系统，或者把多个构件集成为能够实现本次迭代目标的中间结果。

集成的过程是一个设置集成环境、组装、测试和实施运行的过程。首先需要设置集成环境。集成的基础环境是系统开发的环境。除此之外，为了有效地实施集成，常常还需要设置一些特殊环境。例如，设置特殊数据，编写集成所要的特定集成程序等。组装过程是把所要集成的构成件通过汇合、编译、连接等过程，形成可以运行的中间系统。然后对这个组装成的系统进行集成测试，以查找其中所存在的问题及不协调的地方，最后形成能够达到预期目标的中间结果。

课程思政

系统观念要求在系统与要素、要素与要素、结构与层次、系统与环境之间相互联系、相互作用的动态过程中认识事物、把握规律，进而从总体上实现事物结构和功能优化。系统观念是马克思主义认识论和方法论的重要范畴，是马克思主义政党基础性的思想和工作方法。毛泽东同志形象地将统筹兼顾比喻为"弹钢琴"，并深刻指出"弹钢琴要十个指头都动作""要有节奏，要互相配合"等，借弹钢琴之事道出了抓工作之理。新时代新征程上，习近平新时代中国特色社会主义思想，坚持运用系统观念和系统方法全面统筹、协调推进社会主义现代化建设各方面各领域工作，提出一系列原创性治国理政新理念、新思想、新战略，形成了一个系统全面、逻辑严密、内涵丰富、内在统一的科学理论体系。

在具体的工作实践中，坚持系统观念，秉持系统思维，可以提高工作质量，实现目标优化。系统集成就是要善于做加法、乘法，关键在顶层设计业务协同、系统关联和信息共享，实现要素完整的加法效应与元素关联的乘法效能。在信息化领域，系统集成通常是指将软件、硬件与通信技术组合起来为用户解决信息处理问题的业务，集成的各个分离部分原本就是一个个独立的系统，集成后的整体的各部分之间能彼此有机地和协调地工作，以发挥整体效益，达到整体优化的目的。

大学生要坚持和运用系统观念，坚持发展地而不是静止地、全面地而不是片面地、系统地而不是零散地、普遍联系地而不是单一孤立地认识和处理问题。

【知识点】系统集成。

【课程思政元素】系统观念，党史教育，马克思主义立场观点方法。

微课视频

第二节　网页预约挂号关键模块实现

微课PPT

一、患者预约挂号模块

1. 患者登录页面实现　表8-1为患者登录页面包含的元素，图8-1为宁夏医科大学附属某医院的网站患者登录页面。

表8-1　患者登录页面元素表

元素名称	功能	元素描述	必须/可选	数据校验
用户名	登录时输入用户名	文本框	必须	6～20位
密码	输入用户密码	文本框	必须	不能为空
登录	输入后点击跳转	按钮	必须	无
注册	点击后跳转到注册页面	链接	可选	无

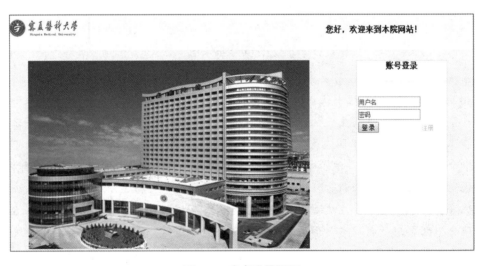

图8-1　患者登录页面

2. 患者挂号首页实现　表8-2为患者挂号首页包含的元素，图8-2为宁夏医科大学附属某医院的患者挂号系统页面。

表 8-2 患者挂号首页元素表

元素名称	功能	元素描述	必须/可选	数据校验
返回首页	返回到用户首页	链接	可选	已登录的用户
个人挂号查询	查询已挂的号	链接	可选	已登录的用户
安全退出	退出登录	链接	可选	已登录的用户
点击查询	查询号源	文本框	可选	已登录的用户
全部医生信息	查看所有专家及号源	链接	可选	已登录的用户
预约挂号	预约挂号（操作）	连接	可选	已登录的用户，有号源

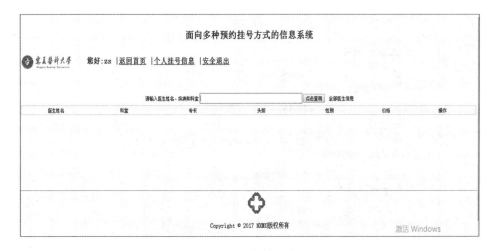

图 8-2 患者挂号首页

3. 显示个人挂号信息页面实现 表 8-3 为患者预约挂号首页包含的元素，图 8-3 为宁夏医科大学附属某医院的个人挂号信息界面。

表 8-3 患者预约挂号首页元素表

元素名称	功能	元素描述	必须/可选	数据校验
取消	取消预约	链接	可选	已登录的用户并且已经成功预约挂号

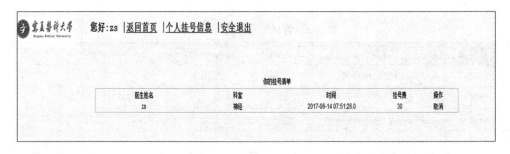

图 8-3 个人挂号信息页面

4. 患者注册页面实现 表 8-4 为患者注册页面包含的元素，图 8-4 为宁夏医科大学附属某医院的患者注册页面。

表 8-4　患者注册页面元素表

元素名称	功能	元素描述	必须/可选	数据校验
信息输入框	输入注册信息	文本框	必须	不能为空
验证码	防止恶意登录	图片	必须	不能为空，且一致
确认按钮	提交注册信息	按钮	必须	无

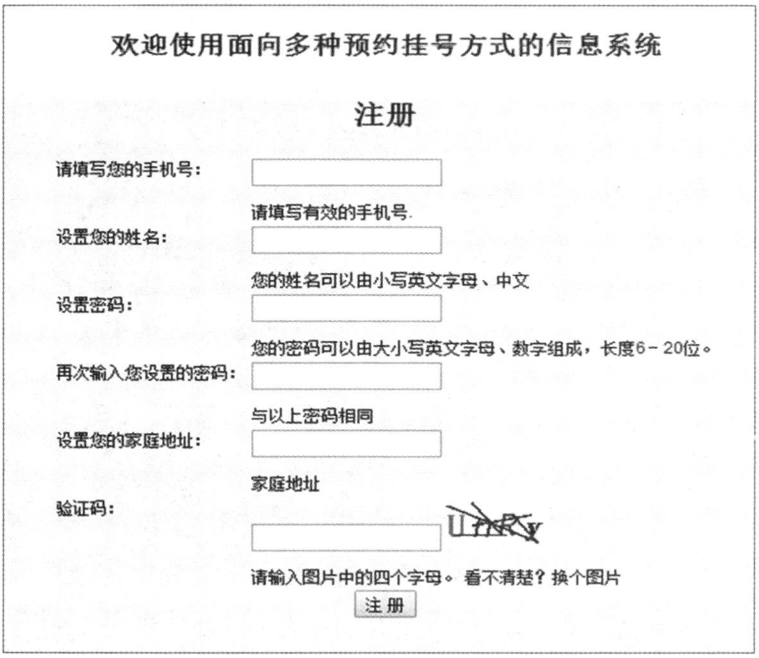

图 8-4　患者注册页面

二、管理员模块

1. 管理员登录页面实现　表 8-5 为管理员登录页面包含的元素，图 8-5 为管理员登录页面。

表 8-5　管理员登录页面元素表

元素名称	功能	元素描述	必须/可选	数据校验
用户名	登录时输入用户名	文本框	必须	6～20 位
密码	输入用户密码	文本框	必须	不能为空且与数据库信息一致
登录	输入后点击跳转	按钮	必须	无
重置	清空信息	按钮	可选	无

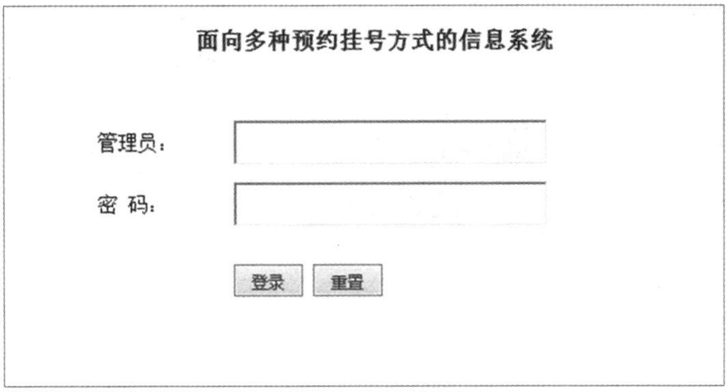

图 8-5　管理员登录页面

2. 医生信息管理页面实现　表 8-6 为医生信息管理页面包含的元素，图 8-6 至图 8-8 为医生信息管理页面。

表 8-6　医生信息管理页面元素表

元素名称	功能	元素描述	必须/可选	数据校验
修改	修改当前医生信息	链接	可选	信息添加完整
删除	输入用户密码	链接	可选	无
删除	输入用户密码	链接	可选	无
添加	添加新的医生	按钮	必须	不能为空

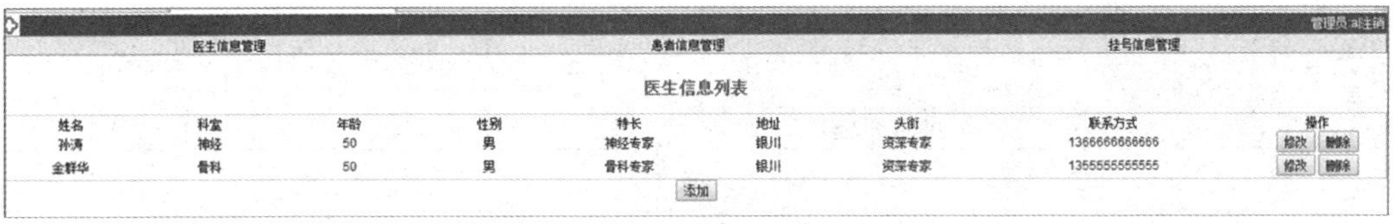

图 8-6　医生信息管理页面

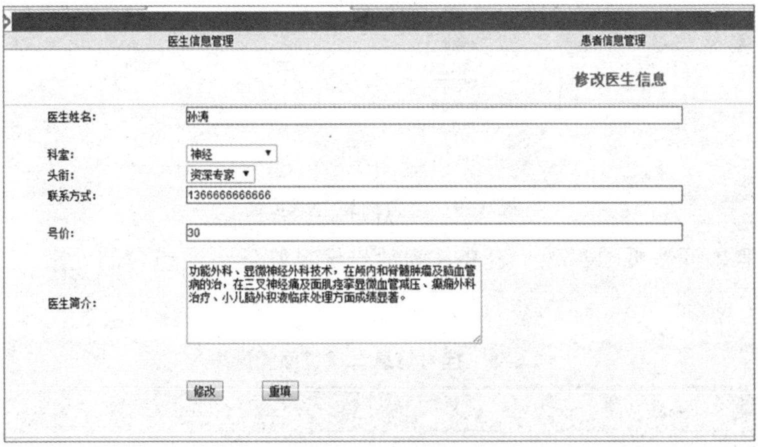

图 8-7　修改医生信息页面

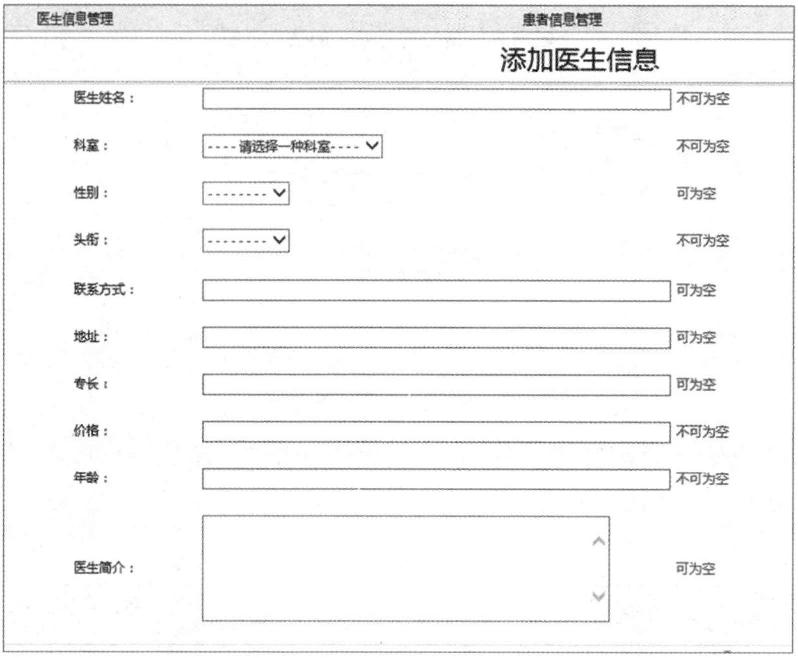

图 8-8　添加医生信息页面

3. 患者信息管理页面实现　表 8-7 为患者信息管理页面包含的元素，图 8-9 为患者信息管理页面。

表 8-7　患者信息管理页面元素表

元素名称	功能	元素描述	必须/可选	数据校验
删除	删除已注册患者的注册信息	按钮	可选	当前有数据

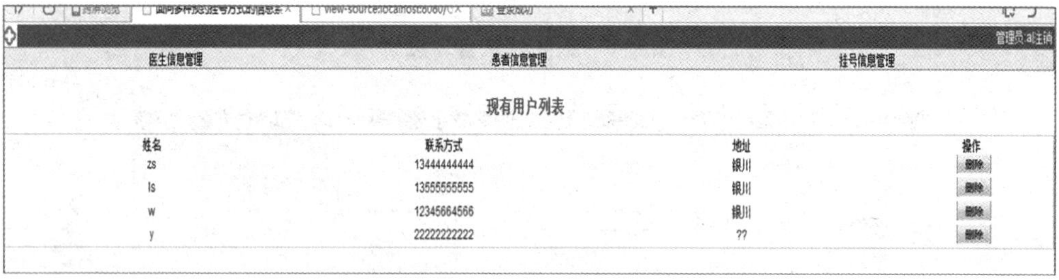

图 8-9　患者信息管理页面

4. 挂号信息管理页面实现　表 8-8 为挂号信息管理页面包含的元素，图 8-10 为挂号信息管理页面。

表 8-8　挂号信息管理页面元素表

元素名称	功能	元素描述	必须/可选	数据校验
删除	删除患者的挂号信息	按钮	可选	当前有数据

医生姓名	病人姓名	科室	时间	操作
孙涛	zs	神经	2017-06-14 07:51:26.0	删除
金群华	ls	骨科	2017-06-15 07:52:51.0	删除

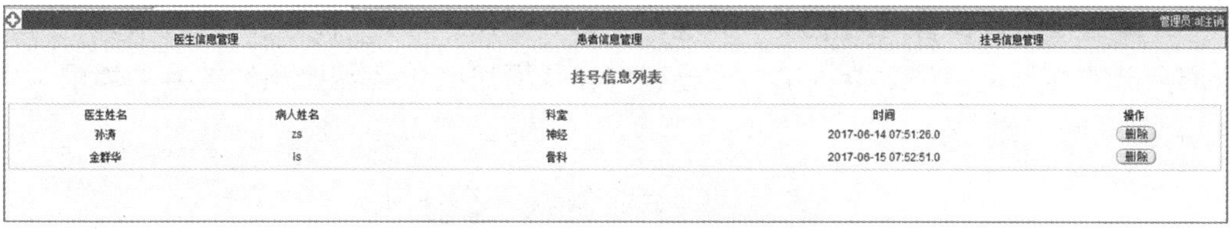

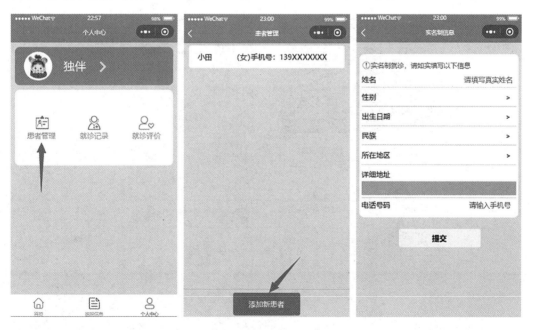

图 8–10　挂号信息管理页面

第三节　小程序预约挂号关键模块实现

微信开发工具会创建一个新的项目，这个框架可以自动产生一个 page 文件，并且可以对整个软件的 App 和多个网页进行详细的说明。在这个网页下面，可以有效地分割各个文件夹，每个页面包含 4 个文件，分别是 WXML 文件、WXSS 文件、JS 文件、JSON 文件。

云函数即在云端（服务器端）运行的函数，一个云函数可以由多个文件组成，占用一定量的 CPU 和其他运算资源，各云函数完全独立，可以在不同的区域部署，开发者不需要花钱就可以建立自己的服务器，只需编写函数代码并部署到云端即可在小程序端调用，同时云函数之间也可互相调用。

一、就诊服务功能模块实现

1. 患者管理功能模块实现　患者登录小程序之后，点击患者管理，可以实现患者的添加、修改和删除（图 8–11 至图 8–13）。

图 8–11　个人中心页面

图 8–12　患者管理页面

图 8–13　患者信息管理页面

2. 综合信息查询管理功能模块实现 患者登录小程序之后，点击综合信息，可以查询自己的挂号记录、缴费订单、报告查询，从而达到患者需要预约挂号的需求（图8-14）。

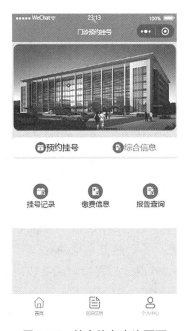

图 8-14 综合信息查询页面

3. 预约挂号管理功能模块实现 患者登录小程序之后，点击预约挂号，能够按照科室、医生、日期及要预约的时间段进行预约挂号（图 8-15 至图 8-20）。

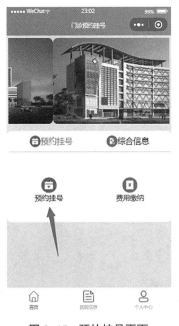

图 8-15 预约挂号页面

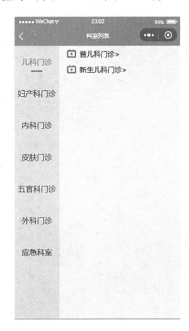

图 8-16 科室列表页面

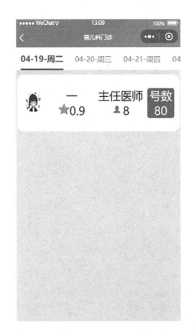

图 8-17 选择日期和医生页面

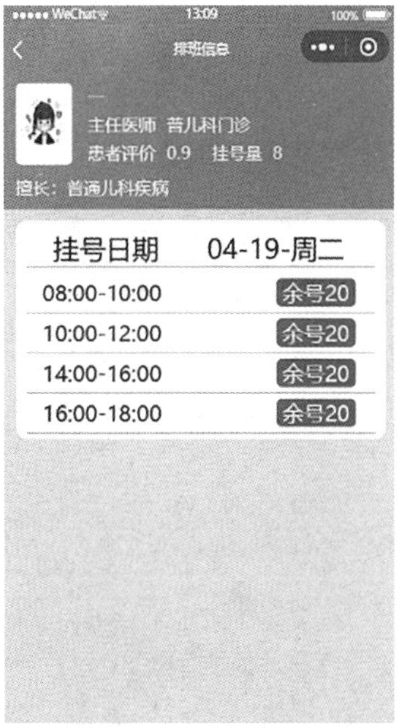

图 8-18 选择时间页面

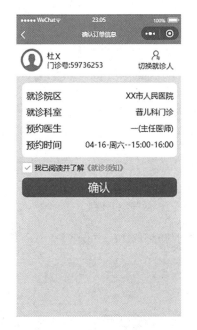

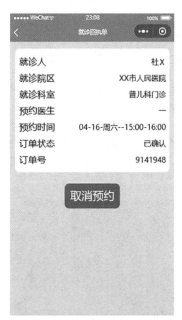

图 8-19 确认挂号页面

图 8-20 挂号成功页面

预约挂号管理功能模块的关键代码：

```
// 图 8-19   确认挂号页面的关键代码
// .js
// pages/confirmReg/confirmReg.js
const db = wx.cloud.database（）
Page（{
 data: {
  items: [
   { name: 'agree', value: ' 我已阅读并了解 ', checked: 'true' },
  ],
  bgcolor:"",
  flag:true,
  categoryName:"",
  doctorName:"",
  jobTitle:"",
  date:"",
  time:"",
  userName:"",
  outPatients:"",
  patientList:[],
  id:"",
  doctorPhoto:"",
  openid:""
 },
 ......
 confirm:function（）{
  var that = this
  if（that.data.flag==true）{
   wx.requestSubscribeMessage（{
    tmplIds: [
     'z3uIlxwW4PAf5PFjUUb6BVbR3r5DfinhmhHSLbF1JjM'
    ],
    success（res）{
     if（res["z3uIlxwW4PAf5PFjUUb6BVbR3r5DfinhmhHSLbF1JjM"] == "accept"）{
      console.log（" 用户点击确认 "）
      that.regConfirm（）
     }else if（res["z3uIlxwW4PAf5PFjUUb6BVbR3r5DfinhmhHSLbF1JjM"] == "reject"）{
      console.log（" 用户点击取消 "）
     }
    },
    fail（fail）{
     console.log（fail）;
    }
   }）
  }
 },
 ...
      var _id = res.result._id
      wx.navigateTo（{
       url: '/pages/regOrder/regOrder?_id='+_id,
```

```
      })
    },
      fail:res=>{
        console.log（res）
      }
    })
  }
})
},
select:function（e）{
  console.log（e）
  this.setData（{
    userName:e.currentTarget.dataset.username,
    outPatients:e.currentTarget.dataset.outpatients,
    id:e.currentTarget.dataset.id
  }）
  this.hideModal（）
},
patientManage:function（）{
  wx.navigateTo（{
    url: '/pages/patientManage/patientManage',
  }）
},
toReg:function（）{
  wx.navigateTo（{
    url: '/pages/register/register?to='+0,
  }）
},
onLoad: function（options）{
  wx.cloud.callFunction（{
    name:"getOpenId",
    success:res=>{
      var userid = res.result.openid
      db.collection（'mineInfo'）.where（{userId:userid}）
      .get（）
      .then（res=>{
        this.setData（{
          id:res.data[0].userId,
          userName:res.data[0].username,
          outPatients:res.data[0].Outpatients
        }）
      }）
      .catch（err=>{
        console.log（"err:", err）
      }）
    }
  }）
  if（this.data.flag==true）{
    this.setData（{
```

```
      bgcolor:"#0066ff",
      categoryName:options.categoryName,
      doctorName:options.doctorName,
      jobTitle:options.jobTitle,
      date:options.date,
      time:options.time,
      doctorPhoto:options.doctorPhoto
    })
   }
  },
})
```

```
// 图 8-19   确认挂号页面的关键代码
// .wxml
<view class="user">
 <image class="userIcon" src="/images/user.png"></image>
 <view class="userInfo">
  <text class="userName">{{userName}}</text>
  <text class="outPatients"> 门诊号 :{{outPatients}}</text>
 </view>
 <view class="switchUser" bindtap="switchUser">
  <image src="/images/switchUser.png"></image>
  <text> 切换就诊人 </text>
 </view>
</view>
......
<checkbox-group bindchange="checkboxChange" class="check">
 <label class="checkbox" wx:for="{{items}}" wx:key="index">
  <checkbox value="{{item.name}}" checked="{{item.checked}}"/>{{item.value}}
 </label>
  <text bindtap="regNotice" style="color: #1296db;">《就诊须知》</text>
</checkbox-group>
<text class="confirm" bindtap="confirm" style="background-color: {{bgcolor}};"> 确认 </text>
<view class="commodity_screen" bindtap="hideModal" wx:if="{{showModalStatus}}"></view>
<view animation="{{animationData}}" class="commodity_attr_box" wx:if="{{showModalStatus}}">
 <text style="font-size: 40rpx;"> 切换就诊人 </text>
 <scroll-view class="userList" scroll-y enhanced="true" show-scrollbar="false" enable-flex="true">
  <block  wx:for="{{patientList}}" wx:key="index">
    <view class="userItem" bindtap="select" data-username="{{item.userName}}" data-outpatients="{{item.
outPatients}}" data-id="{{item.id}}">
    <text style="font-size: 40rpx;color: white;margin-left: 20rpx;font-weight: bold;">{{item.userName}}</text>
    <text style="font-size: 40rpx;color: white;margin-left: 20rpx;"> 门诊号 :{{item.outPatients}}</text>
   </view>
  </block>
 </scroll-view>
 <view class="fun">
   <text class="funItem" bindtap="toReg" style="border-right: 2rpx solid #dfe6e9;"> 添加就诊人 </text>
   <text class="funItem" bindtap="patientManage" style="border-left: 2rpx solid #dfe6e9;"> 管理就诊人 </text>
 </view>
</view>
```

4. 浏览微网站管理功能模块实现　患者登录小程序之后，点击医院信息，能够查看医院的地址、电话和医院的简介（图 8-21）。

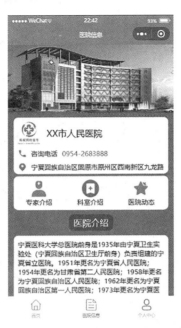

图 8-21　微网站信息页面

5. 满意度收集管理功能模块实现　对于就诊过程或者流程上有不满意的地方或者想要提出建议，可以通过就诊评价进行反馈（图 8-22 至图 8-25）。

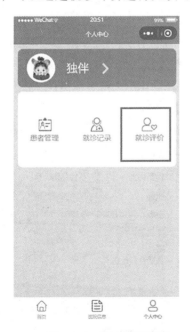

图 8-22　就诊评价页面

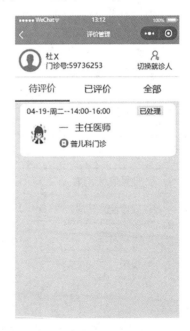

图 8-23　待评价页面

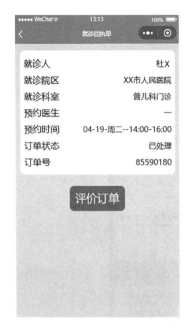

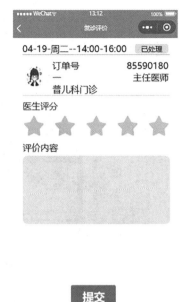

图 8-24 需评价订单页面   图 8-25 评价页面

二、医生服务功能模块实现

1. 个人简历管理功能模块实现 医生登录小程序之后，点击我的信息，可以查看个人信息（图 8-26，图 8-27）。

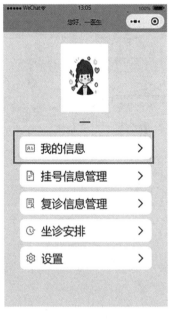

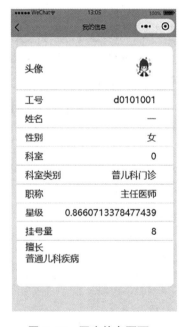

图 8-26 管理页面   图 8-27 医生信息页面

2. 坐诊时间管理功能模块实现 医生登录小程序之后，点击坐诊安排，可以自主进行坐诊时间调整和安排（图 8-28 至图 8-30）。

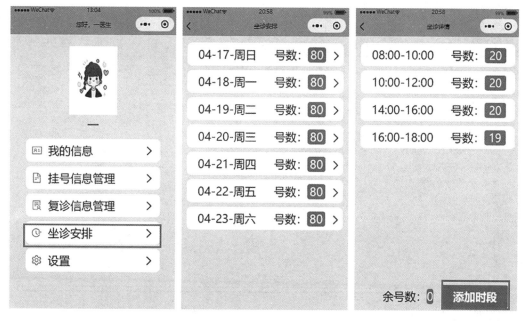

图 8-28　管理页面　　　　**图 8-29　坐诊安排页面**　　　　**图 8-30　坐诊详情页面**

坐诊时间管理功能模块的关键代码：

```javascript
// 图 8-29  坐诊安排页面的关键代码
// .js
// pages/visitArrangement/visitArrangement.js
Page（{
 data: {
  dateList:[],
  visitList:[],
  doctorName:"",
 },
 visitDetails:function（e）{
  wx.navigateTo（{
    url: '/pages/visitDetails/visitDetails?doctorName='+this.data.doctorName+'&countNum='+e.currentTarget.dataset.
countnum+'&date='+e.currentTarget.dataset.date,
  }）
 },
 onLoad: function（options）{
  console.log（options）
  this.setData（{
   doctorName:options.doctorName,
   categoryName:options.categoryName
  }）
  var doctorName = options.doctorName
  var categoryName = options.categoryName
```

```
wx.cloud.callFunction（{
  name : "getDate",
  success:res=>{
    var t0 = JSON.stringify（res.result.t0）.replace（/"/g,"）
    var t1 = JSON.stringify（res.result.t1）.replace（/"/g,"）
    var t2 = JSON.stringify（res.result.t2）.replace（/"/g,"）
    var t3 = JSON.stringify（res.result.t3）.replace（/"/g,"）
    var t4 = JSON.stringify（res.result.t4）.replace（/"/g,"）
    var t5 = JSON.stringify（res.result.t5）.replace（/"/g,"）
    var t6 = JSON.stringify（res.result.t6）.replace（/"/g,"）
    var t7 = JSON.stringify（res.result.t7）.replace（/"/g,"）
    var weekArr = new Array（t0,t1,t2,t3,t4,t5,t6,t7）
    this.setData（{
      dateList:weekArr
    }）
  }
}）
}）
```

```
// 图 8-29   坐诊安排页面的关键代码
// .wxml
<block wx:for="{{visitList}}" wx:key="index">
  <view class="visitItem" bindtap="visitDetails" data-date="{{item.date}}" data-countnum="{{item.countNum}}">
    <text class="date">{{item.date}}</text>
    <text class="count"> 号数：</text>
    <text class="countNum">{{item.countNum}}</text>
    <image class="enter" src="/images/enter.png"></image>
  </view>
</block>
```

3. 挂号信息管理功能模块实现　患者预约挂号之后，医生登录小程序能够查询患者预约信息，在挂号信息管理中，医生可以为已预约患者进行就诊处理（图 8-31，图 8-32）。

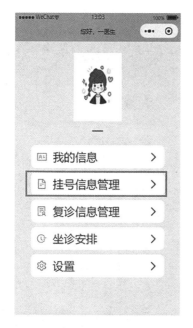 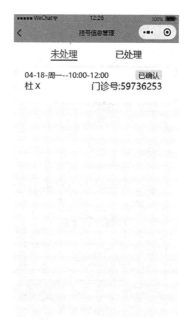

图 8-31 管理页面 图 8-32 挂号信息管理页面

4. 病历管理功能模块实现 医生在处理患者挂号信息中，可在挂号详情页面中处理，在此页面医生可对患者的病情进行记录（图 8-33 至图 8-35）。

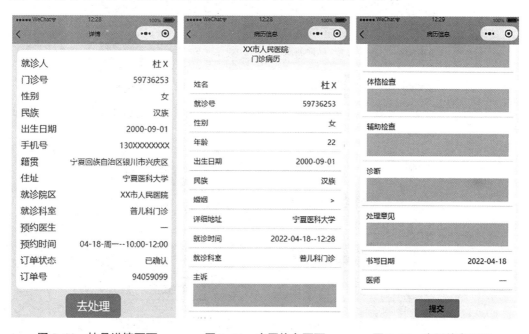

图 8-33 挂号详情页面 图 8-34 病历信息页面 图 8-35 病历信息页面

三、门诊挂号资源管理功能模块实现

1. 微网站管理功能模块实现 管理员可在微网站管理中对医院信息和医院动态进行

添加、删除和修改，以方便用户浏览（图8-36至图8-39）。

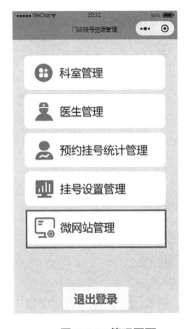

图8-36 管理页面

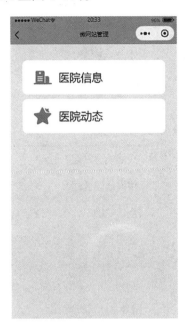

图8-37 微网站管理页面

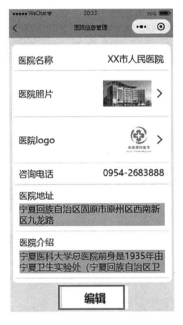

图8-38 医院信息编辑页面

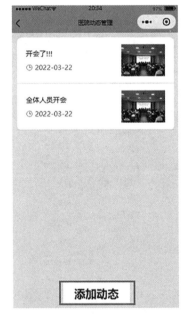

图8-39 添加动态页面

2. 科室管理功能模块实现 管理员能够管理现有科室信息，也能够进行科室的修改、增加（图8-40至图8-42）。

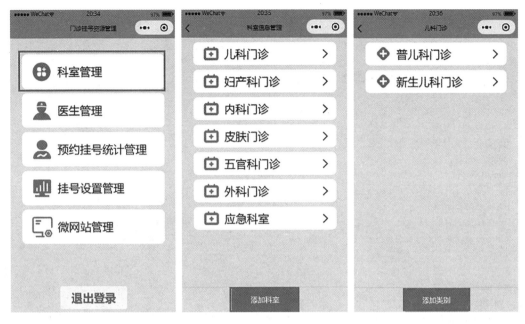

图 8-40 管理页面   图 8-41 科室信息管理页面   图 8-42 科室类别管理页面

3.医生管理功能模块实现 管理员能够进行医生信息的增、删、查、改操作（图 8-43 至图 8-45）。

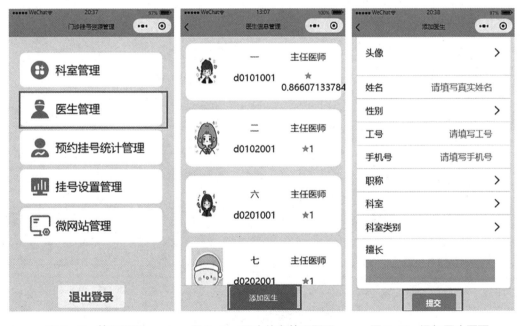

图 8-43 管理页面   图 8-44 医生信息管理页面   图 8-45 添加医生页面

医生管理功能模块的关键代码：

```
/// 图 8-44　医生信息管理页面的关键代码
// .js
// pages/doctorManage/doctorManage.js
Page（{
 data: {
  doctorList:[],
  jobTitle:[" 主任医师 "，" 副主任医师 "],
  workNum:[],
  departName:""
  }，
 addDoctor:function（）{
  wx.navigateTo（{
  url: '/pages/addDoctor/addDoctor'，
}）
}，
opt:function（e）{
  wx.showActionSheet（{
  itemList: [' 删除 ']，
  success（res）{
   if（res.tapIndex==0）{
    wx.showModal（{
      title:" 提示 "，
      content:" 确认删除该医生吗 ?"，
      confirmColor:"#c0392b"，
      success（res）{
        if（res.confirm）{
wx.cloud.callFunction（{
name:"doctorDatabase"，
            data:{
operation:"del"，
_id:e.currentTarget.dataset.id
            }，
        success:res=>{
          wx.redirectTo（{
            url: '/pages/doctorManage/doctorManage'，
            }）
        }，
    fail:res=>{
    console.log（res）
      }
    }）
  }
}
}）
}
}}）
```

续表

```
},
......
onLoad: function( options ) {
 wx.cloud.callFunction( {
    name:"doctorDatabase",
    data:{
      operation:"get"
      },
    success:res=>{
       var doctorArr = new Array( )
       for（var i = 0 ; i < res.result.data.length ; i++）{
          var temp = {
          workNum:res.result.data[i].workNum,
          id:res.result.data[i]._id,
          jobTitle:this.data.jobTitle[res.result.data[i].jobTitle],
doctorName:res.result.data[i].doctorName,
photoUrl:res.result.data[i].photoUrl,
          starLevel:res.result.data[i].starLevel,
          departName:res.result.data[i].department
          }
          doctorArr.push（temp）
          }
       this.setData（{
          doctorList:doctorArr
          }）
       },
       fail:res=>{
          console.log（res）
}
} )
},
} )
```

```
// 图 8-44  医生信息管理页面的关键代码
// .wxml
<scroll-view class="doctorList" scroll-y enhanced="true" show-scrollbar="false" enable-flex="true">
 <view class="box">
 <block wx:for="{{doctorList}}" wx:key="index">
  <view class="doctorItem" bindtap="doctorDetails" bindlongpress="opt" data-id="{{item.id}}" data-departName="{{item.departName}}">
  <image class="photo" src="{{item.photoUrl}}"></image>
<view class="itemRight">
<view class="rightTop">
  <text class="doctorName">{{item.doctorName}}</text>
  <text class="jobTitle">{{item.jobTitle}}</text>
</view>
<view class="rightButton">
```

续表

```
 <text class="departName">{{item.workNum}}</text>
 <view class="star">
 <image src="/images/starLevel.png"></image>
<text>{{item.starLevel}}</text>
     </view>
</view>
</view>
</view>
</block>
</view>
</scroll-view>
<view class="addDoctor" bindtap="addDoctor">添加医生 </view>
```

4. 挂号设置管理功能模块实现 挂号设置管理对医生的坐诊信息进行排班处理，对医生的排班申请进行修改（图 8–46 至图 8–49）。

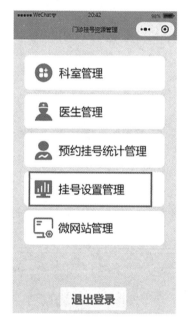

图 8–46 管理页面

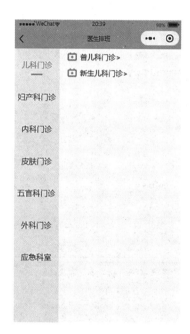

图 8–47 医生排班页面

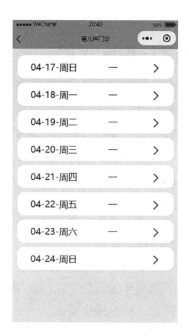 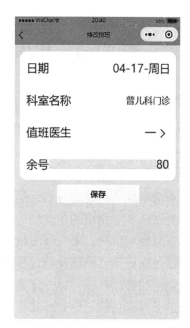

图 8-48　选择日期页面　　　　　图 8-49　修改排班页面

5. 预约挂号统计管理功能模块实现　能够对预约挂号系统中所做的操作进行统计查询，以便于预约和就诊状况整体统计，能够通过统计信息进行就诊流程的优化，以提高预约挂号和就诊的效率（图 8-50 至图 8-52）。

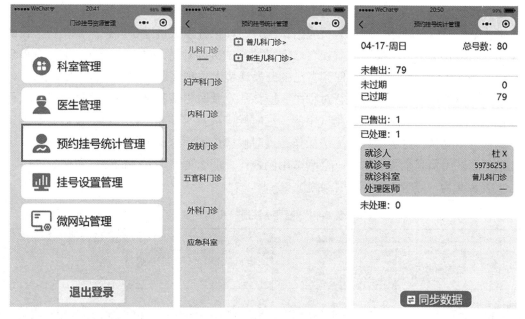

图 8-50　管理页面　　　　图 8-51　预约挂号统计管理页面　　　　图 8-52　同步数据页面

第四节　用例测试与程序文档

一、用例测试

测试用例设计完毕后，接下来的工作是测试执行，测试执行中应该注意以下几个问题。

1. 全方位的观察测试用例执行结果　测试执行过程中，当测试的实际输出结果与测试用例中的预期输出结果一致的时候，是否可以认为测试用例执行成功了？答案是否定的。即便实际测试结果与测试的预期结果一致，也要查看软件产品的操作日志、系统运行日志和系统资源使用情况，来判断测试用例是否执行成功了。

2. 加强测试过程记录　测试执行过程中，一定要加强测试过程记录。如果测试执行步骤与测试用例中的描述有差异，一定要记录下来，作为日后更新测试用例的依据；如果软件产品提供了日志功能，比如有软件运行日志、用户操作日志，一定在每个测试用例执行后记录相关的日志文件，作为测试过程记录，一旦日后发现问题，开发人员可以通过这些测试记录方便的定位问题。而不用测试人员重新搭建测试环境，为开发人员重现问题。

3. 及时确认发现的问题　测试执行过程中，如果确认发现了软件的缺陷，那么可以毫不犹豫地提交问题报告单。如果发现了可疑问题，又无法定位是否为软件缺陷，那么一定要保留现场，然后知会相关开发人员到现场定位问题。如果开发人员在短时间内可以确认是否为软件缺陷，测试人员应给予配合；如果开发人员定位问题需要花费很长的时间，测试人员千万不要因此耽误自己宝贵的测试执行时间，可以让开发人员记录重现问题的测试环境配置，然后，回到自己的开发环境上重现问题，继续定位问题。

4. 及时更新测试　测试执行过程中，应该注意及时更新测试用例。往往在测试执行过程中，才能发现遗漏了一些测试用例，这时候应该及时补充；往往也会发现有些测试用例在具体的执行过程中根本无法操作，这时候应该删除这部分用例；也会发现若干个冗余的测试用例完全可以由某一个测试用例替代，那么可删除冗余的测试用例。

表 8-9 为"登录/注册"用例测试。

表 8-9　"登录/注册"用例测试

ID	场景	测试步骤	预期结果	实际结果	备注
TC1	初始页面显示	从用例入口处进入	页面元素完整，显示与详细设计一致	一致	PASS
TC2	用户名录入—验证	输入已存在的用户：test	输入成功	一致	PASS
TC3	用户名—容错性验证	输入：aaaaabbbbb cccccdddddeeeee	输入到蓝色显示的字符时，系统拒绝输入	不一致	超过规定长度范围

续表

ID	场景	测试步骤	预期结果	实际结果	备注
TC4	密码—密码录入	输入与用户名相关联的数据：test	输入成功	一致	PASS
TC5	系统登录—成功	TC2，TC4，单击登录按钮	登录系统成功	一致	PASS
TC6	系统登录—用户名、密码校验	没有输入用户名、密码，单击登录按钮	系统登录失败，并提示：请检查用户名和密码的输入是否正确	一致	PASS
TC7	系统登录—密码校验	输入用户名，没有输入密码，单击登录按钮	系统登录失败，并提示：需要输入密码	一致	PASS
TC8	系统登录—密码有效性校验	输入用户名，输入密码与用户名不一致，单击登录按钮	系统登录失败，并提示：错误的密码	一致	PASS
TC9	系统登录—输入有效性校验	输入不存在的用户名、密码，单击登录按钮	系统登录失败，并提示：用户名不存在	一致	PASS
TC10	系统登录—安全校验	连续3次未成功	系统提示：您没有使用该系统的权限，请与管理员联系	一致	PASS

二、程序文档

许多程序是提供给别人使用的，如同正式的产品应当提供产品说明书一样，正式提供给用户使用的程序，必须向用户提供程序说明书。其内容应包括程序名称、程序功能、运行环境、程序的装入和启动、需要输入的数据，以及使用注意事项等。

📄 本章小结

面向对象的开发方法把描述对象的数据和操作结合在一起，符合客观世界的实际情况。封装后的对象就是客观实体，对象各自独立，相互间可以通信、协作。面向对象的开发方法并不绝对排斥面向过程和面向数据的开发方法，面向对象是从宏观上看的，具体细节中还要用到面向过程和面向数据的方法。本章介绍了面向对象信息系统实现工作的特点、过程、集成，给出了网页预约挂号关键模块实现和小程序预约挂号关键模块实现。网页预约挂号关键模块实现包含患者预约挂号模块和管理员模块；小程序预约挂号关键模块实现，包含就诊服务功能模块、医生服务功能模块、门诊挂号资源管理功能模块。

🧠思考题

1. 如何利用集成开发环境高效开发信息系统？
2. 如何采用标准化接口模式实现预约挂号系统与医院内部系统的通信？
3. 如何实现号源调用、号源锁定和号源释放？
4. 如何实现线上线下号源分配智能化？

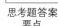

思考题答案要点

扫一扫
测一测

第九章　结构化信息系统建模 ▷▷▷▷

扫码看 PPT

◎ 导学

思维导图：预习、听课、做笔记、整理思维导图。

讨论：组织系统的结构与功能、信息系统的功能与结构的概念、内容、关系、作用等。业务流程图、数据流图、系统流程图、结构图的区别与联系。代码设计、界面设计、过程设计的概念、内容、关系、作用等。

实践：运用业务流程分析、功能模块分析、数据流程分析等知识、完成某医药信息系统的业务流程分析、功能模块分析、数据流程分析等工作。

教授给他人：信息系统处理功能表达专题分享、汇报、讲座，至少包含数据字典、处理逻辑表达。

育人目标：引导大学生自觉培养自身的学习能力，做到善于学习、乐于学习、勤奋学习、终身学习，不断增强学习的自觉性，通过躬身实践将知识转化为工作能力。

结构化系统分析与设计方法是一种瀑布模型的方法，也是一种严格由文件主导的系统方法。结构化系统分析采用介于形式语言和自然语言之间的描述方式，通过一套分层次的数据流图，辅以数据字典、处理逻辑等工具来描述系统，结构化建模的主要工作就是构建系统数据流图。结构化设计是一种面向数据流的设计方法，通过变换映射和事务映射把数据流图变换成软件结构，并基于模块设计原则提出满足软件需求的最佳软件结构；适合于软件系统的总体设计和详细设计，特别是将一个复杂的系统转换成模块化结构系统。本章介绍结构化业务需求分析、结构化信息系统分析、结构化信息系统设计。

微课视频

第一节　结构化业务需求分析

微课 PPT

从组织的视点看，通过组织目标分析、组织结构图、确定业务、组织/业务关系图，已经明确了组织系统的结构与功能；从信息系统的视点看，通过业务功能一览表和业务明细表，给出了信息系统的功能，业务明细表的说明部分也为描绘信息系统的结构奠定了基础，可通过实体分析获得信息系统结构方面的信息。业务流程图的绘制基本上按照业务的实际处理步骤和过程绘制。换句话说，它就是一本用图形方式来反映实际业务处理过程的"流水账"。绘制出这本"流水账"，对于开发者理顺和优化业务过程是很有帮助的。

一、组织系统的结构与功能

（一）组织目标分析

随着医院信息化发展，门诊挂号一直是医院提高服务质量的重要环节，医院专家一直在追寻一种更有效率、更便捷的方式。由于我国人口众多，传统的医院门诊挂号是即时挂号、即时就诊的模式，这种就诊模式给患者带来许多不便，最突出的是"三长一短"的问题，即挂号时间长、候诊时间长、交费时间长、看病时间短。患者挂号是一项琐碎、复杂而又十分细致的工作，患者数量庞大，一般不允许出错，如果实行手工操作，每天挂号情况及挂号时间等须手工填制大量的表格，这就会耗费医院管理工作人员大量的时间和精力，患者排队的时间长，辗转过程多，影响了医疗秩序。所以，如何利用现代信息技术使企业拥有快速、高效的市场反应能力和高效率已是医院特别关心的问题。

利用互联网实现门诊网上预约挂号功能，结合现场及电话预约，共同实现门诊预约服务，方便患者，改善门诊就医环境。利用现代信息技术开展电话预约挂号、因特网上预约挂号、有线电视网上预约挂号、刷卡挂号和通过挂号员工手工挂号等方式实现医院门诊挂号系统的多样性，使医院的挂号工作更具人性化。本系统分析面向多种预约方式的门诊挂号系统设计与实现，在多种挂号方式中提高工作效率，推进医院发展的步伐。

（二）组织结构

组织结构与功能分析是整个系统分析工作中最简单的一环。组织结构与功能分析主要有三部分内容，即组织结构分析、业务过程与组织结构之间的联系分析、业务功能一览表。其中，组织结构分析通常通过组织结构图来实现，将调查中所了解的组织结构具体地描绘在图上，作为后续分析和设计的参考。业务过程与组织结构分析通常是通过业务与组织关系图来实现的，利用系统调查中所掌握的资料着重反映管理业务过程与组织结构之间的关系，它是后续分析和设计新系统的基础。业务功能一览表是把组织内部各项业务功能都用一张表罗列出来，它是今后进行功能数据分析，确定新系统拟实现的功能和分析，建立、管理数据指标体系的基础。

挂号处是门诊患者到医院的第一个服务窗口，它的基本任务是接待患者，迅速完成患者分诊挂号任务。同时，将患者挂号信息迅速通知相关科室，如将患者挂号信息通知病案科使其准备好病案，送到医师诊室。

医院挂号处与其他科室的联系：①挂号处与财务科：由于挂号处涉及财务收入，因此要按照财务规定每日按时上交挂号现金，保管少量的周转金。在挂号工作中，只需接受财务科的严格监督就可以。如果财务部门对挂号工作的指导和管理在工作流程上不顺畅，并不利于工作的协调。②挂号处与门诊部：门诊部是一个行政部门，对门诊所属的区域有协调、管理的任务。但将挂号处完全归属于其领导则对业务指导不利，因为挂号处的具体业务与门诊部的职能没有直接联系，缺乏对业务的指导性。③挂号处与病案科：在有门诊病案而挂号处又不归属到病案科的医院中，日常工作会产生大量的矛盾。例如：挂号员认为自身的工作是挂号，对与病案号的采集和传递时间不注意，因而易造成患者等候时间过长；有的则将患者的预约条丢失或排错就诊日期。只有将挂号处归属到病案科进行管理，这些工作才可能被协调好。

医院挂号处的分类大致有以下几种情形。按照患者身份及就诊地点分类设置：普通患者挂号处、急症患者诊挂号处、院职挂号处、卫干（对处、司级服务）挂号处、高干外宾挂号处、特需挂号处等。按照空间位置设置有集中挂号、分散（分科）挂号和后收挂号费三类。①集中挂号：一般医院大都采用集中挂号，而且将一进医院门诊楼的一层大厅作为挂号地点。主要优点是符合一般人的习惯，一进门就挂号。当患者需要挂多科号时，在一个地点就可以完成，方便患者。其缺点是挂号高峰时，患者集中在大厅，会出现过于拥挤的现象。②分散（分科）挂号：它的优点是能够迅速分流患者，而且分诊更为准确。缺点是不能在第一时间知道挂号信息，不能在一个地点挂多科号，需要更多的挂号员、挂号空间及设备。③后收费挂号。

挂号处的投诉机制：①设立专门处理挂号纠纷人员，一般由挂号处管理者负责处理纠纷。②处理纠纷应包括投诉记录、处理情况、处理结果、患者反馈意见等。③对于各种原因挂错号需要换号或退号和未挂上号的患者，应当遵照相关的医院规定协商解决，如遇下列情况应给予办理：由于院方过失（挂错号、医师更改出诊时间、病案暂时不能提供、化验报告延迟、药房无药等）准许退、换号，由于患者原因（已出具患者住院、急诊就诊证明者）不能按时就诊应准许退、换号。

挂号处人员配备及职责：①挂号处人员配备。应依据窗口开放数量、出诊医师数量合理配置，统筹安排挂号员、财会员、管理人员，应配备紧急情况处理人员（须具备计算机基础知识及网络安全知识），用于员工因意外而临时缺勤，或处理计算机及网络安全等紧急情况。②挂号处人员职责。挂号员：负责分诊、挂号、退号、结算；财会员：负责核对医师排班表、汇总挂号费、挂号总费用结算、上缴挂号费及兑换收据；管理员：负责挂号员工作排班，各科医师出诊排班，临时加、减、停号处理，挂号纠纷及退、换号的处理；挂号处挂号时间规定：固定挂号时间；季节性挂号时间。

（三）组织结构图

在医院信息系统建设中，必须有相应的组织落实与保证，其中，院长重视并亲自领导是系统建设的关键。重视培养自己的技术骨干队伍，调动各级、各类医护人员使用信息的积极性是系统实施的先决条件。建立医院信息系统，必须根据各级、各类医院的具体要求，充分做好需求分析，制订出系统建设的总体技术方案，有计划、有步骤、分期分批实施，最终实现医院信息系统建设的总体目标。

图 9-1 是面向多种预约方式的门诊挂号的组织结构图。

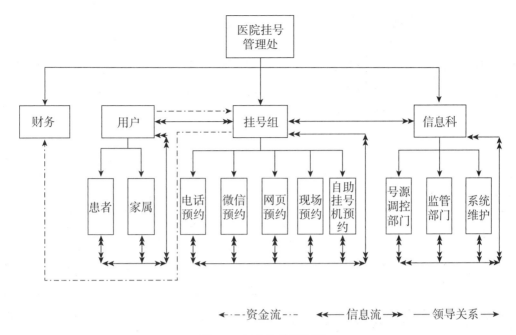

图 9-1 组织结构图示例

(四) 确定业务

业务是组织实体的有序活动过程。组织通过各个业务活动的执行来实现组织目标。业务是对组织职能的分解和过程化。

业务分析的第一项工作是确定组织中都具有哪些业务。首先，需要根据业务的特征来界定和确定组织应该具有的业务。只要是为实现组织职能的组织实体的有序活动过程就是组织业务。因此，对于业务判定的唯一准则是它是不是为实现组织职能的组织实体的活动过程。在收集组织业务时，还需要判定业务与组织目标的关系。对于那些与组织目标关系不紧密的业务可以忽略。

业务的确定建立在全面调查和分析组织现状的基础之上，只有对组织管理进行了深入分析，才能抽取出全面、正确的组织业务。对已经确定的组织业务应该记录在"业务明细表"中，标明各个业务的名称和简要说明。

依据规划阶段已经识别的企业过程、组织目标、组织结构图中各部门相关的责任，可确定企业的关键业务。例如，面向多种预约挂号方式信息系统的关键业务：注册登录、选择并填写就诊信息、拨打预约电话、咨询现场服务人员、现场服务人员预约操作、自助终端操作、关注微信号、短信验证、专家停诊、取消预约、爽约处理、选择支付方式并支付、打印回执单、打印就诊单。

(五) 组织／业务关系图

业务确定之后，接下来需要确定各个业务与组织机构的关系。业务一般分属于一个部门或跨涉几个部门，需要分析各个业务所属或所涉的部门，以便于我们分析业务的功能和业务流程。可以通过业务 / 机构关系图来描述机构和业务的关系。

　　组织结构图反映了组织内部和上下级关系。但是对于组织内部各部分之间的联系程度、组织各部分的主要业务职能和它们在业务过程中所承担的工作等却不能反映出来。这将会给后续的业务、数据流程分析和过程 / 数据分析等带来困难。为了弥补这方面的不足，通常增设组织 / 业务关系图或表来反映组织各部分在承担业务时的关系。利用组织 / 业务关系表反映组织各部门在负责工作时的关系，如表 9-1 所示。

表 9-1　组织 / 业务关系表示例

序号	业务	财务	现场服务人员	患者与家属	电话接线员	号源调控部门	监管部门	自助挂号机	家组	后台控制人员
1	注册登录			√						*
2	选择并填写就诊信息			√						*
3	拨打预约电话			√	#					*
4	咨询现场服务人员		#	√		*				
5	现场服务人员预约操作		√	#						
6	自助终端操作			√		*		#		*
7	关注微信号									
8	短信验证			#			*			√
9	专家停诊								√	#
10	取消预约			√						#
11	爽约处理			#						√
12	选择支付方式并支付	*		√						#
13	打印回执单			√				#		
14	打印就诊单		#	√						

　　注："√"表示该项业务是对应组织部门的主要业务；"#"表示该组织部门是辅助单位；"*"表示该组织部门是对应业务的协调部门；空白表示该项业务与对应业务组织无关。

二、信息系统的功能与结构

　　1. 业务功能一览表　组织的各部分并不能完整反映其所有业务，某功能在不同的时刻可能由不同的部门负责。因此，为了获得生命力更强的系统，应该了解依赖于组织结构的各项业务功能。业务功能一览图是一个完全以业务功能为主的树型图，最低层是业务功能，如图 9-2 所示。

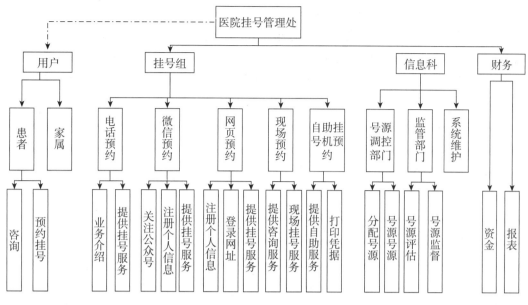

图 9-2 业务功能一览图示例

2. 业务明细表 对已经确定的组织业务应该记录在"业务明细表"中，标明各个业务的名称和简要说明，如表 9-2 所示。

表 9-2 业务明细表示例

编号	业务名称	说明
1	注册登录	用户使用网页挂号前需进行注册方可登录
2	选择并填写就诊信息	进入网页注册页后需填写相应的就诊信息
3	拨打预约电话	拨打预约电话进行电话挂号
4	咨询现场服务人员	如有不清楚的问题可咨询现场服务人员
5	现场服务人员预约操作	现场服务人员根据患者需求进行预约操作
6	自助终端操作	自助终端提供自助挂号服务
7	关注微信号	使用微信注册前需关注微信公众号
8	短信验证	填写完成后会进行短信验证，确认是本人操作
9	专家停诊	专家因不可抗拒原因停诊
10	取消预约	患者因各种原因可提前取消预约
11	爽约处理	对屡次爽约的患者按规定进行相应的处理
12	选择支付方式并支付	挂号成功后进行支付操作
13	打印回执单	打印回执单
14	打印就诊单	打印就诊单

三、实体分析

实体是组织中的各种事物，是构成组织的要素和单位。组织由各种实体构成，通过组织实体的活动和状态变化构成完整的组织活动，以实现组织的目标和使命。

业务流程涉及许多业务实体或称为业务数据、业务术语，分析存在于组织中的各种实体是组织业务分析的重要环节。实体分析的基本内容是发现问题域中的业务实体，这些实体之间的逻辑关系、数量关系、结构规则属于"领域建模""概念建模"的工作范围。

业务实体分析的原则是自底向上，基本过程依次是识别出业务实体、确定实体之间的关系、定义实体的关键属性，主要工具是 E/R 图或类图。

在构建业务需求模型阶段只识别业务实体，随后的数据库建模阶段再确定实体之间的关系和定义实体的关键属性。

组织中的每一个业务都会关联到多个实体，认识各业务所关联的实体对认识业务过程，以及业务与实体之间的关系有重要意义。业务所关联的实体可以通过业务实体表来描述，如表 9-3 所示。

表 9-3　识别业务实体示例

编号	业务名称	关联实体
1	注册登录	注册表、网址、注册界面
2	选择并填写就诊信息	挂号界面、挂号选项
3	拨打预约电话	电话号码、电话
4	咨询现场服务人员	服务人员、窗口
5	现场服务人员预约操作	电脑、患者提供的信息
6	自助终端操作	自助挂号机
7	关注微信号	微信号、手机
8	短信验证	验证的内容、电话号码、手机
9	专家停诊	专家号、停诊事由
10	取消预约	已挂号的流水账号、患者信息
11	爽约处理	爽约人员名单、爽约次数、处理结果
12	选择支付方式并支付	支付方式、支付金额、支付成功提示
13	打印回执单	电子回执单信息、纸质回执单
14	打印就诊单	电子就诊单信息、纸质就诊单

四、业务流程分析

1. 业务流程图　业务流程是组织业务的活动过程和业务实体围绕着实现组织目标的活动。在业务流程中伴随着组织中大量的人流、物流和资金流等实体流，以及管理这些实体流的信息流。业务流程图（transaction flow diagram，TFD）利用特定的符号表示某项业务处理过程，在绘制 TFD 的过程中可发现业务需求问题、分析不足、优化业务处理过程。

业务流程图是一种用尽可能少、尽可能简单的方法来描述业务处理过程的方法。它的符号简单明了，非常易于阅读和理解业务流程（表9-4）。但它的不足是对于一些专业性较强的业务处理细节缺乏足够的表现手段，比较适用于反映事务处理类型的业务过程。

业务流程是组织业务的活动过程。业务活动过程也是组织实体围绕着实现组织的某些目标的活动过程，在业务流程中伴随着组织中大量的人流、物流、资金流等实体流和信息流。但所有的实体流最终都要反映为能够被人们接收和处理的信息流。业务流程分析是业务分析中的一个很重要的内容。只有对业务流程进行深入分析，才能够深入地理解业务的活动过程，了解业务活动所涉及的各种组织实体，了解业务的过程、步骤、规则和方法。可以说，如果不分析业务流程，我们对组织的认识只能停留在表面层次，就没有真正地认识组织。业务流程分析有许多方法和工具。

表 9-4 业务流程图所用符号说明

符号	说明
	开始、结束
	业务处理单位
	业务处理描述
→	传递
	存储
	报表、处理结果
	资料数据

2. 表格分配图 图9-3业务流程图示例已经符合表格分配图的规范要求，因此可以作为面向多种预约方式的门诊挂号系统的表格分配图示例。

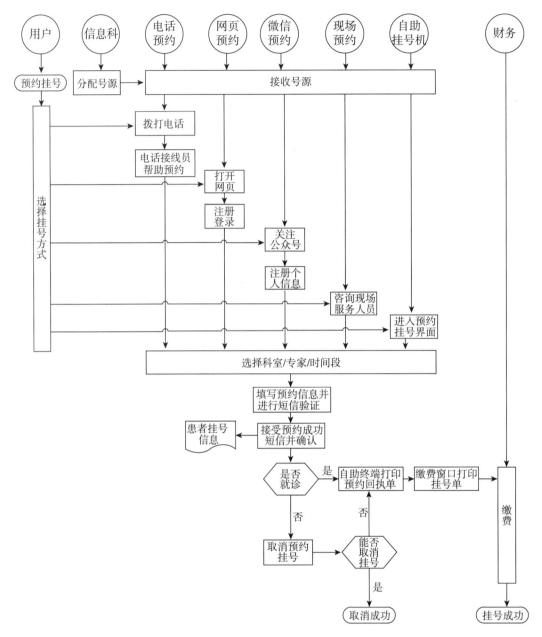

图 9-3 业务流程图示例

微课视频

第二节　结构化信息系统分析

微课 PPT

　　从信息系统功能的视点看，通过系统关联图、事件列表、功能分解图，能明确信息系统的功能模块；从系统稳定性的视点看，通过 DFD 片段、系统图、基本图等数据流程分析，能明确比功能更稳定的数据；从信息系统逻辑建模的视点看，通过数据字典、处理逻辑表达、新系统逻辑模型，能明确系统逻辑模型。

一、功能模块分析

1. 系统关联图　系统关联图（system context diagram，SCD）显示系统与环境的主要接口，界定系统的范围，以及系统外实体（行为者）和系统之间的交互关系（图9-4）。

关联图在表达系统边界时很有用。系统的范围是通过单个的处理和外部实体所表示的事物来定义的。提供和接收数据的外部实体在系统范围以外，其他任何事情都属于系统的范围。数据存储不画在关联图中是因为数据存储本身被认为是属于系统内部的（因为它们是表示系统处理的内部实现的一部分）。然而，当建模的系统和另一个系统对其共享时，数据存储可以被显示。

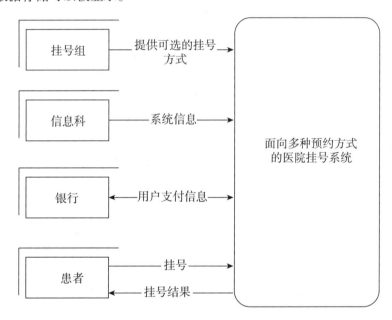

图 9-4　系统关联图示例

2. 列举事件　事件清单列举系统需要响应所有业务事件。事件类型有外部事件、时序事件、状态事件。事件列表包括外部实体（参与者）、事件（用例）、触发器（前置条件）、响应、去处（后置条件），如表9-5所示。

表 9-5　事件列表清单示例

事件编号	外部实体（参与者）	事件（用例）	触发器（前置条件）	响应	去处（后置条件）
P01		注册登录	进入注册界面	信息注册	信息科
P02	网站挂号	选择并填写就诊信息（网站）	登录成功	选择并填写	信息科
P03		短信验证并确认（网站）	发送验证码	短信提醒	患者

续表

事件编号	外部实体（参与者）	事件（用例）	触发器（前置条件）	响应	去处（后置条件）
P04	电话预约	电话接线员帮助预约	患者提供挂号需求	录入信息	信息科
P05		短信验证并确认（电话）	发送验证码	短信提醒	患者
P06	现场预约	录入患者基本信息	患者提供基本信息	录入成功	信息科
P07		帮助患者挂号	患者提供挂号需求	挂号成功	信息科
P08	异常处理	专家停诊	专家申请停诊	停诊	信息科
P09		取消预约	患者申请取消预约	删除预约记录	信息科
P10		爽约处理	生成爽约人员名单	启动处理程序	信息科／患者
P11	支付并打印凭据	选择支付方式并支付	挂号成功	缴费	银行
P12		打印回执单	缴费成功	打印回执单	患者
P13		打印就诊单	成功打印回执单	打印就诊单	患者

3. 功能分解图　功能分解是事件实例的抽象与概括，是对大量离散事件的组编。功能分解图将系统分解为各子系统或功能模块，一方面是对信息需求的总结，另一方面是将一个复杂的软件系统分解为多个相对简单的软件系统。当一页难以完整地显示整个功能分解图时，可加附页（图 9-5）。

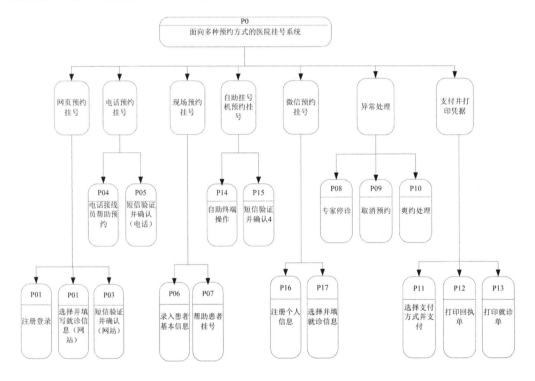

图 9-5　功能分解图示例

二、数据流程分析

1. 调查数据的汇总分析　在系统调查中我们曾收集了大量的数据载体（如报表、统计表等文件）和数据调查表，这些原始资料基本上是由每个调查人员按组织结构或业务过程收集的，它们往往只局部地反映了某项管理业务对数据的需求和现有的数据管理状况。对于这些数据资料必须加以汇总、整理和分析，使之协调一致，为今后实现数据库内各子系统之间的调用和共享数据奠定基础。

对调查数据汇总分析的主要任务，首先将系统调查所得到的数据分为如下三类：①本系统输入数据类（主要指报来的报表），即今后下级子系统或网络要传递的内容。②本系统要存储的数据类（主要指各种台账、账单和记录文件），它们是今后本系统数据库要存储的主要内容。③本系统产生的数据类（主要指系统运行所产生的各类报表），它们是今后本系统输出和网络传递的主要内容。

然后再对每一类数据进行如下三项分析：①汇总并检查数据有无遗漏。②数据分析，即检查数据的匹配情况。③建立统一的数据字典。

数据汇总是一项较为繁杂的工作，为使数据汇总能顺利进行，通常分为如下几步：①将系统调查中所收集到的数据资料，按业务过程进行分类编码，按处理过程的顺序排放在一起。②按业务过程自顶向下地对数据项进行整理。例如，对于成本管理业务，应从最终成本报表开始，检查报表中每一栏数据的来源，然后检查该数据来源的来源，一直查到最终原始统计数据（如生产统计、成本消耗统计、产品统计、销售统计、库存统计等）或原始财务数据（如单据、凭证等）。③将所有原始数据和最终输出数据分类整理出来。原始数据是以后确定关系数据库基本表的主要内容，而最终输出数据则是反映管理业务所需求的主要数据指标。这两类数据对于后续工作来说是非常重要的，所以将它们单独列出来。④确定数据的字长和精度。根据系统调查中用户对数据的满意程度及今后预计该业务可能的发展规模统一确定数据的字长和精度。对数字型数据来说包括数据的正、负号，小数点前后的位数，取值范围等；对字符型数据来说只需确定它的最大字长和是否需要中文。

数据分析：数据的汇总只是从某项业务的角度对数据进行了分类整理，还不能确定收集数据的具体形式及整体数据的完备程度、一致程度和无冗余的程度。因此，还需对这些数据做进一步的分析。分析时可借用 BSP 方法中的 U/C 矩阵来进行。U/C 矩阵本质是一种聚类方法，它可以用于过程数据、功能/组织、功能/数据等各种分析中，这里我们只是借用它来进行数据分析。

2. 数据流图　数据分析的最后一步就是对数据流程的分析，即把数据在组织（或原系统）内部的流动情况抽象地独立出来，舍去具体的组织机构、信息载体、处理工作、物资、材料等因素，单从数据流动过程来考察实际业务的数据处理模式。

数据流程分析主要包括对信息的流动、传递、处理、存储等进行分析。数据流程分析的目的就是要发现和解决数据流通中的问题。这些问题有数据流程不畅、前后数据不匹配、数据处理过程不合理等。问题产生的原因有的是属于原系统管理混乱，数据处理流程本身有问题，有的也可能是我们调查了解数据流程有误或作图有误。总之，这些问题都应该尽量地暴露并加以解决。一个通畅的数据流程是今后新系统用以实现这个业务处理过程的基础。

数据流程分析多是通过分层数据流图（DFD）来实现的。其具体做法：按业务流程图理出的业务流程顺序，将相应调查过程中所掌握的数据处理过程，绘制成一套完整的数据流图，一边整理绘图，一边核对相应的数据和报表、模型等。如果有问题，则会在这个绘图和整理过程中暴露无遗。

数据流图的优点：可以反映出数据的流向和处理逻辑过程；由于自顶向下展开，容易及早发现系统各部分的逻辑错误，也容易纠正；容易与计算机处理相对照。数据流图的缺点：人工绘制太麻烦，工作量较大，不能反映处理细节。

3. 数据流图的画法　系统分析的根本目的是分析出合理的信息流动、处理、存储的过程。数据流程分析有许多方法，如层次输入处理输出图（hierarchical input process output，HIPO）法和结构化方法等。其基本思想都是一样的，即把一个系统看成一个整体功能，明确信息的输入与输出。系统为了实现这个功能，内部必然有信息的处理、传递、存储过程，这些处理又可以分别看作整体功能，其内部又有信息的处理、传递、存储过程。如此一级一级地剖析，直到所有处理步骤都很具体为止。

画数据流图的原则：确定外部实体；确定系统在正常运行情况下的输入和输出；先从左侧开始，标出外部实体；然后画出由该外部实体产生的数据流和相应的处理逻辑；接受系统数据的外部实体通常画在数据流图的右侧；数据流图只反映数据的流向。

4. DFD 片段　数据流图是显示每个事件的输入、输出和数据存储的事件图。一个 DFD 片段是为事件清单（扩展为事件表）中的每个事件创建的。每个 DFD 片段是一个显示系统如何响应某个事件的独立模型。分析员通常是一次创建一个 DFD 片段，将精力集中在系统的每一个部分中。在事件表和关联图完成之后，DFD 片段才被画出来。

DFD 片段：用一个单一处理符号表示系统响应一个事件的 DFD。

DFD 是用数据处理、外部实体、数据流，以及数据存储来表示系统需求的图表。

外部实体：在系统边界之外的个人或组织，提供数据输入或接受数据输出。

处理：DFD 中的一个符号，代表从数据输入转换到数据输出的算法或程序。

数据流：DFD 中的箭头，表示在处理、数据存储和外部实体之间的数据移动。

数据存储：保存数据的地方，以便将来由一个或多个过程来访问这些数据。

DFD 中的"过程"来自功能分解图中的"二级功能：事件过程，基本过程"；DFD 中的"数据存储"来自实体—联系图中的"实体，实体之间的关系"。

表 9-6 为数据流图所用符号说明。

表 9–6　数据流图所用符号说明

符号	说明
外部实体	外部实体
→	数据流
标识　处理描述　完成者	数据处理，带该处理的完成者
标识　处理描述	数据处理
标识　数据存储	数据存储

5. 业务流程图与数据流图的区别与联系

（1）业务流程图与数据流图的区别　①描述对象不同：业务流程图的描述对象是某一具体的业务，数据流图的描述对象是数据流。②功能作用不同：业务流程图的目的是在对现有业务流程进行分析的基础上进行业务流程重组，产生新的更为合理的业务流程。数据流程分析的目的是发现和解决数据流通中的数据流不畅、前后数据不匹配、数据处理过程不合理等问题。数据流图比业务流程图更为抽象，更接近于信息系统的逻辑模型。③基本符号不同：例如，业务流程图中的箭头线表示信息流向，它没有名称；数据流图中的箭头线表示某一数据流，它有名称。④绘制过程不同：业务流程图的绘制是根据系统详细调查过程中所得的资料，按业务实际处理过程，用规定的符号绘制的，无严格规则，只需简要反映实际业务过程。数据流图的绘制遵守"自顶向下，逐层求精"原则。

（2）业务流程图和数据流图的联系　①业务流程图和数据流图都是从流程的角度动态地去考察分析对象，都是用图形符号抽象地表示调查结果。②数据和业务的具体联系有按组织结构或业务过程收集数据资料，以业务流程为单位汇总数据，遵照业务处理绘制数据流图。③由业务流程图可以导出相应的数据流图。

6. 预约挂号系统的数据流图　面向多种预约方式的门诊挂号信息系统的数据流图具体如图 9-6 至图 9-17 所示。

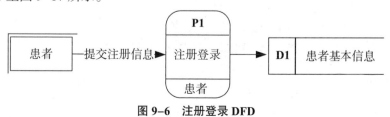

图 9-6　注册登录 DFD

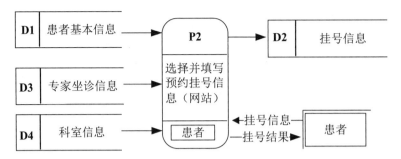

图 9-7 选择并填写就诊信息（网站）DFD

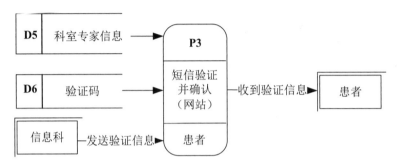

图 9-8 短信验证并确认（网站）DFD

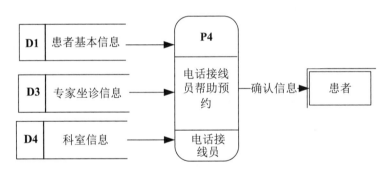

图 9-9 电话接线员帮助预约 DFD

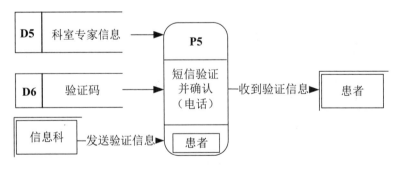

图 9-10 短信验证并确认（电话）DFD

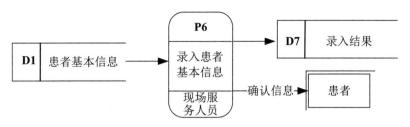

图 9-11　录入患者基本信息 DFD

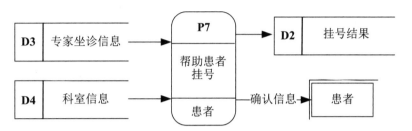

图 9-12　帮助患者挂号 DFD

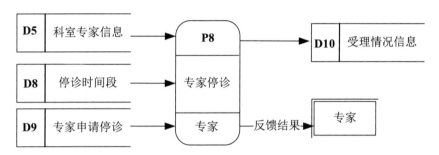

图 9-13　专家停诊 DFD

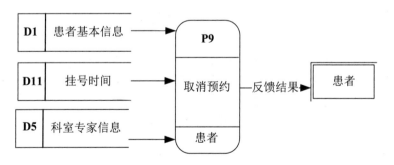

图 9-14　取消预约 DFD

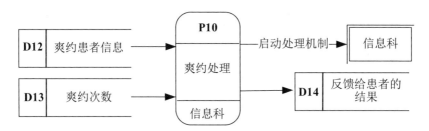

图 9-15 爽约处理 DFD

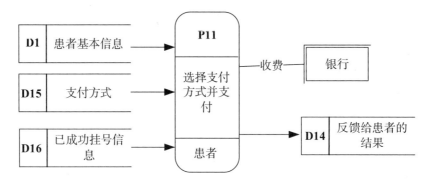

图 9-16 选择支付方式并支付 DFD

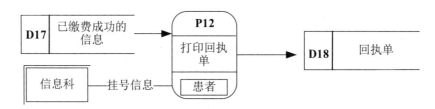

图 9-17 打印回执单 DFD

7. 系统图 系统图是将各个事件图合并后的数据流图，也是所有事件之间通过共享数据存储来进行沟通的整体系统视图（图 9-18）。

8. 基本图 基本图是显示单个事件处理细节的数据流图。图 9-19、图 9-20 给出了办公室外部实体主要负责的"评价"事件 DFD 的基本图。

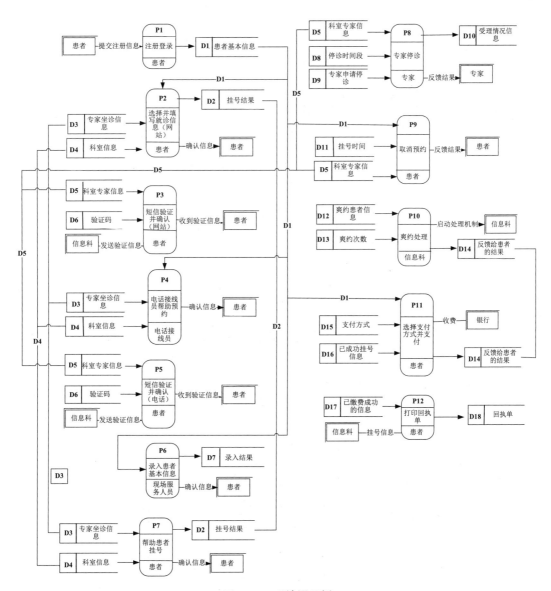

图 9-18 系统图示例

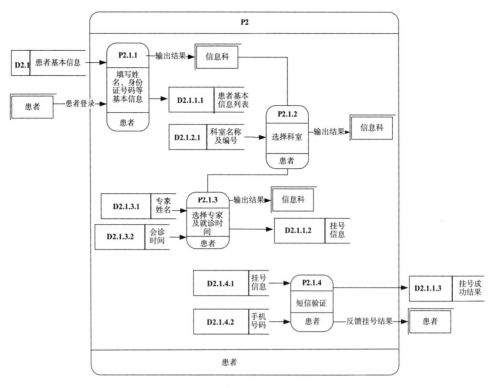

图 9-19 选择并填写基本信息 DFD 基本图

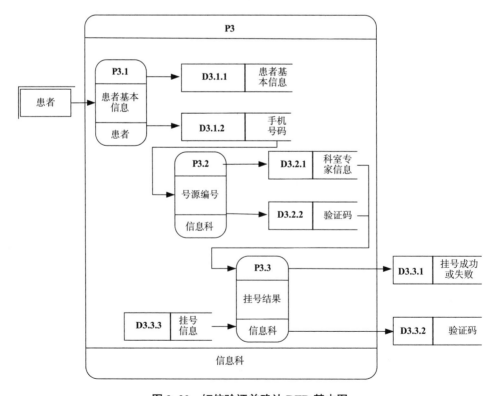

图 9-20 短信验证并确认 DFD 基本图

三、系统处理功能与逻辑模型

1. 数据字典　DFD 给出了系统的组成部分及其联系，但未明确数据存储、数据处理、数据流、外部实体的具体内涵，因此还需要其他方式对其补充说明。

数据字典把数据的最小组成单位看成是数据元素（基本数据项），若干个数据元素可以组成一个数据结构（组合数据项）。通过数据元素和数据结构来描写数据流、数据存储的属性。数据字典主要用来描述数据流图中的数据流、数据存储、处理过程和外部实体。

数据字典中有六类条目，即数据元素、数据结构、数据流、数据存储、处理过程、外部实体，不同类型的条目有不同的属性需要描述。

（1）数据元素是最小的数据组成单位，也就是不可再分的数据单位，如学号、姓名等。对每个数据元素，需要描述以下属性：①名称：数据元素的名称要尽量反映该元素的含义，便于理解和记忆。②别名：一个数据元素，可能其名称不止一个，若有多个名称，则需加以说明。③类型：说明取值是字符型还是数字型等。④取值范围和取值的含义：指数据元素可能取什么值或每一个值代表的意思。数据元素的取值可分为离散型和连续型两类。如人的年龄是连续型的，取值范围可定义为 0 ～ 150 岁，但有时，我们只要用"幼年、少年、青年、壮年、老年"表示，或者区分为成年、未成年即可，这时年龄便是离散型的。当然，这里的"连续"与高等数学中的"连续"含义不同。一个数据元素是离散还是连续，应视具体需要而定。⑤长度：指该数据元素由几个数字或字母组成。如学号按某校现在的编法由 10 个数字组成，其长度就是 10 个字节。除以上内容外，数据元素的条目还包括对该元素的简要说明、与它有关的数据结构等。

（2）数据结构的描述重点是数据之间的组合关系，即说明这个数据结构包括哪些成分。一个数据结构可以包括若干个数据元素或（和）数据结构。这些成分中有三种特殊情况：①任选项：可以出现也可以省略的项，用 [ ] 表示。②必选项：在两个或多个数据项中，必须出现其中一个的称为必选项。例如，任何一门课程或者是必修课，或者是选修课，二者必居其一。必选项的表示办法，是将候选的多个数据项用"{ }"括起来。③重复项：可以多次出现的数据项。例如一张订单可订多种零件，每种零件有零件名、规格、数量，这些属性用"零件细节"表示。在订单中，"零件细节"可重复多次，表示成"零件细节＊"。

（3）关于数据流，在数据字典中描述以下属性：①数据流的来源：数据流可以来自某个外部实体、数据存储或某个处理。②数据流的去处：某些数据流的去处可能不止一个，既可以流向多个处理，也可以流向处理和存储，每个处理和存储都要进行详细说明。③数据流的组成。指数据流所包含的数据结构。一个数据流可包含一个或多个数据结构。若只含一个数据结构，应注意名称的统一，以免产生二义性。④数据流的流通量：指单位时间（每日、每小时等）里的数据传输次数。可以估计平均数或最高、最低流量各是多少。⑤高峰时的流通量。

（4）数据存储的条目，主要描写该数据存储的结构，以及有关的数据流、查询要求。有些数据存储的结构可能很复杂，如"库存台账"，包括入库账和出库账，其中每一项又是数据结构。这些数据结构有各自的条目分别加以说明，因此在"库存台账"的条目中只需列出这些数据结构，而不需列出其内部构成。数据流程图是分层的，下层图是上层图的具体化。同一个数据存储可能在不同层次的图中出现。描述这样的数据存储，应列出最底层图中的数据流。

（5）对于数据流程图中的处理框，需要在数据字典中描述处理框的编号、名称、功能的简要说明，有关的输入、输出。对功能进行描述，应使人能有一个较明确的概念，知道这一处理框的主要功能。详细的功能，还要用"小说明"进一步描述。

（6）外部实体是数据的来源和去向。因此，在数据字典中关于外部实体的条目，主要说明外部实体产生的数据流和传给该外部实体的数据流，以及该外部实体的数量。外部实体的数量对于估计本系统的业务量有参考作用，尤其是关系密切的主要外部实体。

（7）数据流图同数据字典的联系。数据流图和数据字典共同构成系统的逻辑模型，没有数据字典，数据流图就不严格，没有数据流图，数据字典也难于发挥作用，只有数据流程图和对数据流程图中每个元素的精确定义放在一起，才能共同构成系统的规格说明（表9-7）。

表 9-7 数据字典

编号	组成/描述	相关联处理	相关实体
D1.1	网页网址	网页预约、注册登录	患者
D1.2	注册成功	网页预约、注册登录	患者
D2.1	患者基本信息（网页）	网页预约、选择并填写就诊信息	姓名、性别、年龄、身份证号
D2.2	专家坐诊信息	网页预约、选择并填写就诊信息	姓名、专家号、所属科室、坐诊时间
D2.3	科室信息	网页预约、选择并填写就诊信息	科室名称、科室编号
D2.4	挂号结果	网页预约、选择并填写就诊信息	科室、专家、时间、患者信息
D3.1	科室专家信息	网页预约、短信验证并确认（网页）	姓名、专家号、所属科室
D3.2	验证码	网页预约、短信验证并确认（网页）	时间、信息科
D4.1	患者基本信息（电话）	电话预约、电话接线员帮助预约	姓名、性别、年龄、身份证号、电话接线员编号
D4.2	专家坐诊信息	电话预约、电话接线员帮助预约	姓名、专家号、所属科室、坐诊时间
D4.3	科室信息	电话预约、电话接线员帮助预约	科室名称、科室编号
D5.1	科室专家信息	电话预约、短信验证并确认（电话）	姓名、专家号、所属科室
D5.2	验证码	电话预约、短信验证并确认（电话）	时间、信息科
D6.1	患者基本信息（现场）	现场预约、录入患者基本信息	姓名、性别、年龄、身份证号、电话接线员编号
D6.2	录入结果	现场预约、录入患者基本信息	患者基本信息、现场挂号人员编号
D7.1	专家坐诊信息	现场预约、帮助患者挂号	姓名、专家号、所属科室、坐诊时间
D7.2	科室信息	现场预约、帮助患者挂号	科室名称、科室编号

续表

编号	组成 / 描述	相关联处理	相关实体
D7.3	挂号结果	现场预约、帮助患者挂号	科室、专家、时间、患者信息
D8.1	专家信息	异常处理、专家停诊	姓名、编号、所属科室
D8.2	停诊时间段	异常处理、专家停诊	时间
D8.3	专家申请停诊	异常处理、专家停诊	申请理由、停诊时间、专家基本信息
D8.4	受理情况	异常处理、专家停诊	受理时间
D9.1	患者基本信息	异常处理、取消预约	姓名、性别、年龄、身份证号
D9.2	挂号时间	异常处理、取消预约	时间
D9.3	科室专家信息	异常处理、取消预约	姓名、专家号、所属科室
D10.1	爽约患者信息	异常处理、爽约处理	姓名、性别、年龄、身份证号
D11.2	爽约次数	异常处理、爽约处理	爽约次数
D10.3	反馈给患者的结果	异常处理、爽约处理	结果
D11.1	患者证件号 / 卡号	支付并打印凭据、选择支付方式并支付	患者基本信息、银行卡号
D11.2	支付方式	支付并打印凭据、选择支付方式并支付	支付宝、微信、现金、银行卡
D11.3	已成功挂号信息	支付并打印凭据、选择支付方式并支付	患者基本信息、就诊时间、所挂科室、所属专家
D11.4	反馈给患者的结果	支付并打印凭据、选择支付方式并支付	单据号、挂号信息
D12.1	已缴费成功信息	支付并打印凭据、打印回执单	缴费金额、缴费方式、缴费时间
D12.1	回执单	支付并打印凭据、打印就诊单	单据、反馈信息

数据流的属性有编号、名称、来源、去向、构成、流通量、备注说明等；处理过程的属性有编号、名称、输入、输出、处理、备注说明等；外部实体的属性有编号、名称、输出数据流、输入数据流、数量、备注说明等。

2. 处理逻辑表达　数据流图是系统分析的主要工具，它着重表达系统的逻辑功能及各个部分之间的联系。数据字典补充说明系统所涉及的数据是数据属性的清单。数据字典高度概括地描述处理功能，不可能也不应该过多地描述处理功能细节。为此，需要采用决策树、判定表、结构化语言和数学模型等工具补充完成该任务。

把决策逻辑描述为表或树的形式比相应的结构化英语的可读性要高。其中，决策表更加严密，而决策树更易读。分析员在决定用哪种方式最能准确地描述特定处理之前，这三种方法都应用来描述该处理。决策表：处理逻辑的一种表格表示方法，其中包括决策变量、决策变量值、行为或公式。决策树：用按树形结构组织起来的线条对处理逻辑进行图形化的描述。

决策树适用于 10～15 种行动的一般复杂程度的决策。有时可将决策表转换成决策树，便于用户检查。虽然决策表适用于很多数目的行动或条件组合，但数目庞大时使用也不方便。如果一个判断包含了一般顺序执行的动作或循环执行的动作，则最好用结构化语言表达。当涉及复杂优化问题时，需要数学模型与优化算法。

假设：选取多因素加权平均法（weighted average of multi-factor，WAMF）进行评价，对经济指标、功能指标、性能指标、用户满意度指标的权重分配如下：①至少要选定三种类型的评价指标。②如果选定的指标包括满意度指标，则满意度指标的权重是0.5，其他指标的权重相等；否则，各类指标的权重相等。表 9-8 和图 9-21 分别为决策表和决策树的示例。

表 9-8　决策表示例

指标权重分配		规则				
		1	2	3	4	5
条件	选定经济指标	Y	Y	Y	Y	N
	选定功能指标	Y	Y	Y	N	Y
	选定性能指标	Y	Y	N	Y	Y
	选定满意度指标	Y	N	Y	Y	Y
行动	经济指标权重 ω_1	1/6	1/3	1/4	1/4	0
	功能指标权重 ω_2	1/6	1/3	1/4	0	1/4
	性能指标权重 ω_3	1/6	1/3	0	1/4	1/4
	满意度指标权重 ω_4	1/2	0	1/2	1/2	1/2

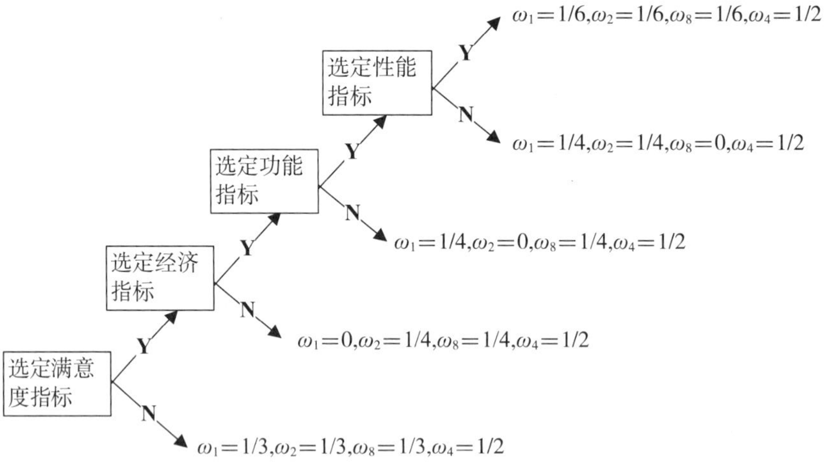

图 9-21　决策树示例

3. 新系统逻辑模型　系统分析阶段的任务是明确系统功能。通过对现行系统的调查分析，抽象出现行系统的逻辑模型，分析其存在的问题，如某些数据流向不合理、某些数据存储存在不必要的冗余、某些处理原则不合理等。产生这些问题有各种各样的原因，有的可能是习惯遗留下来的问题，有的可能是以前的技术落后造成的，还有些可能是某种体制不合理造成的。调查分析中，要抓住系统运行的“瓶颈”，即影响系统的关键之处。抓住这一点很重要，只有抓住主要矛盾，投入人力、物力，才能见到效率。

新系统来自原系统，比原系统更合理，效率更高。但对原系统的变动要切实可行，能较快带来效率，要尽可能循序渐进，不要企图一下子做过多的变更，形成不必要的社会和心理上的阻力。从形式上讲，新系统的逻辑模型与旧系统的逻辑模型相比变化不大，可能只是在一个或几个处理中引进新技术，改变几处数据的流程，或者改变某些数据存储的组织方式。但是，这是经过周密调查和分析的结果，其影响可能不是局部的。对这种影响必须要有充分的估计。此外，系统分析员要准备多个方案，客观地指出各种方案的利弊得失，如投资、收益、技术上的难易程度等。

新系统逻辑方案指的是经分析和优化后，新系统拟采用的管理模型和信息处理方法。因它不同于计算机配置方案和软件结构模型方案等实体结构方案，故称其为逻辑方案。

详细地了解情况，进行系统分析都是为最终确立新系统的逻辑方案做准备。所以说，新系统逻辑方案的建立是系统分析阶段的最终成果，它对于下一步的设计和实现都是基础性的指导文件。

新系统的逻辑方案主要包括对系统业务流程分析整理的结果、对数据及数据流程分析整理的结果、子系统划分的结果、各个具体的业务处理过程，同时新系统的逻辑方案也是系统开发者和用户共同确认的新系统处理模式及打算共同努力的方向。

系统分析工作对原系统进行了大量的分析和优化，这个分析和优化的结果就是新系统拟采用的逻辑处理方案。它包括如下几个部分：

（1）确定合理的业务处理流程　①删去或合并了哪些多余的或重复处理的过程。②对哪些业务处理过程进行了优化和改动，改动的原因是什么，改动（包括增补）后将带来哪些好处。③给出最后确定的业务流程图。④指出在业务流程图中哪些部分新系统（主要指计算机软件系统）可以完成，哪些部分需要用户完成（或是需要用户配合新系统来完成）。

（2）确定合理的数据和数据流程　①请用户确认最终的数据指标体系和数据字典。确认的内容主要是指标体系是否全面合理，数据精度是否满足要求并可以统计得到这个精度等。②删去或合并了哪些多余的或重复的数据处理过程。③对哪些数据处理过程进行了优化和改动，改动的原因是什么，改动（包括增补）后将带来哪些好处。④给出最后确定的数据流程图。⑤指出在数据流程图中哪些部分新系统（主要指计算机软件系统）可以完成，哪些部分需要用户完成（或是需要用户配合新系统来完成）。

（3）确定新系统的逻辑结构和数据分布　①新系统逻辑划分方案（子系统的划分）。②新系统数据资源的分布方案，如哪些在本系统设备内部、哪些在网络服务器或主机上。

（4）确定新系统的管理模型　确定新系统的管理模型就是要确定今后系统在每一个具体的管理环节上的处理方法。需要使用的管理模型一般应该根据系统分析的结果和管理科学方面的要求来决定。

微课视频

第三节　结构化信息系统设计

微课 PPT

结构化系统设计阶段的主要任务：将软件需求转化为数据结构和软件的系统结构，原则是采用自顶向下、逐步求精的设计方法，单入口单出口的控制结构，主要工具有结构图、层次图、HIPO 技术；对结构图进行细化，确定应该如何具体实现所要求的系统，得出对目标系统精确描述的数据结构与算法。

一、体系结构设计

信息系统体系结构设计是依据数据流图，从宏观的角度将软件划分成各个组成模块，并确定模块的功能及模块之间的调用关系。其主要工具有结构图、层次图、HIPO 技术。

结构化设计的主要任务是自顶向下地分解新系统中一个给定的程序所要执行的功能。系统结构图中每一个独立的程序都执行一系列的功能，使用结构图可以将程序功能有层次地组织起来。结构图的层次描述了系统每部分的功能和子功能。结构图是用来展示一个计算机程序模块间关系的层次图。

1. 精细化 DFD（数据设计，不是数据库设计） 精细化 DFD 是指把 DFD 转换成软件结构图前，设计人员要仔细地研究分析 DFD 并参照数据字典，认真理解其中的有关元素，检查有无遗漏或不合理之处，进行必要的修改。

课程思政

软件工程师应当参与终生职业实践的学习，并促进合乎道德的职业实践，特别是软件工程师应不断尽力于：深化他们的开发知识，包括软件的分析、规格说明、设计、开发、维护和测试，相关的文档以及开发过程的管理；提高他们在合理的成本和时限范围内，开发安全、可靠和有用质量软件的能力；提高他们产生正确、有含量的和良好编写的文档能力；提高他们对所从事软件和相关文档资料，以及应用环境的了解；提高他们对从事软件和文档有关标准和法律的熟悉程度；提高他们对本规范及其解释和如何应用于本身工作的了解；不因为难以接受的偏见不公正地对待他人；不影响他人在执行道德规范时所采取的任何行动；要认识违反本规范是与成为一名专业软件工程师不相称的。

【知识点】自身、开发知识、项目满意度、文档能力、标准法规。

【课程思政元素】终身学习，科学家精神，口头与书面表达能力，职业精神，社会适应能力。

数据设计是依据实体关系图和数据字典，采用数据资源管理的方法将数据规范化、标准化，形成元数据。确定数据处理方式对于满足用户的要求，改善系统服务质量，以及选择计算机系统设备都是很重要的。处理方式包括批处理、实时处理、CFD、

CSPEC、状态变迁图（STD 图）。

2. 信息系统的三层架构 客户层也可称表示层、视图层、人机界面层等，被提供给软件的操作者；业务层是对客户层操作的响应，执行动态代码完成运算，在企业级软件中也就是完成与业务相关的数据访问，也称业务逻辑；数据层简单理解就是存放数据的地方，它是为业务层的数据访问提供数据资源和操作。

三层客户 / 服务器结构：一种客户 / 服务器结构，它将应用程序划分成可视层、业务逻辑层和数据层。数据层：三层结构中负责和数据库交互的部分。业务逻辑层：三层结构中包含着实现业务规则处理程序的部分。可视层：三层结构中包含用户界面的部分。

三层结构是客户 / 服务器结构的一种变体，它也得到了广泛应用。三层结构将应用程序软件划分成一系列独立于硬件环境和地理位置的客户与服务器进程。既可以由一个处理器来承担所有层的计算，也可以将多个层的计算分配到多个处理器上。这种结构很灵活，最常见的结构包含如下几层：①数据层：它负责管理存储的数据，这些数据通常存储在一个或多个数据库中。②业务逻辑层：它负责实现业务处理的规则和逻辑。③可视层：它负责接收用户的输入，并将处理结果格式化输出。

采用层次图和 HIPO 图，以分析阶段的功能分解图为依据，顶层的数据流图对应于编程环境中的菜单、主调用窗体等，处于表示层；基本图中的过程，则多数处于应用逻辑层和数据访问层，底层的基本数据流图对应为被调用的最底层窗体及该窗体中某个按钮内的程序代码段。

图 9-22 为三层结构图示例。

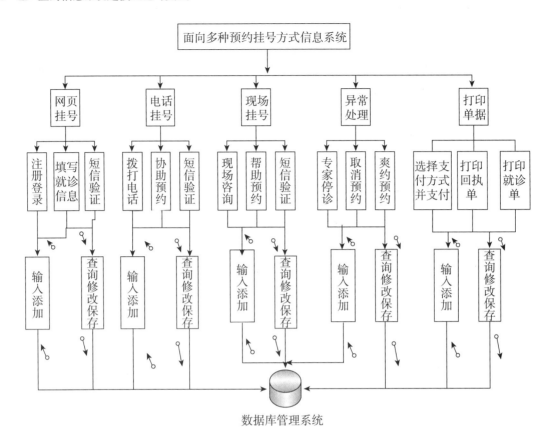

图 9-22　三层结构图示例

3. 表示层结构图　采用层次图和 HIPO 图,以系统关联图、系统图为依据绘制(图 9-23,图 9-24)。

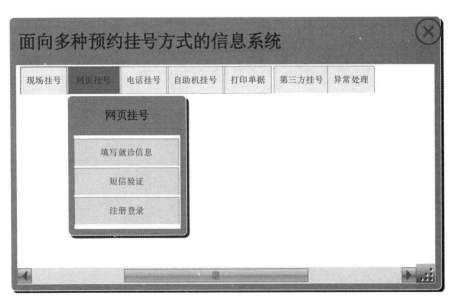

图 9-23　表示层结构图示例 1

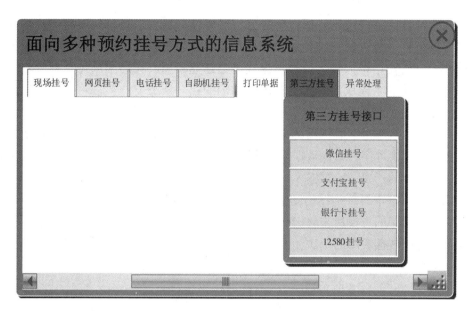

图 9-24　表示层结构图示例 2

4. 应用逻辑层和数据访问层结构图

（1）确定 DFD 类型（标明分界线）　依据数据流图类型，可将 DFD 分为变换型数据流和事务型数据流，对应的系统结构有变换型结构和事务型结构。系统流程图（system flowchart，SC）要考虑数据流图中哪些处理功能可以取消或合并，把相关的处理看作一个计算机作业流，体现出系统流程图的一个处理功能。这个处理功能将来在程序设计中就是一个独立的程序，并考虑信息进行加工处理的控制过程。

（2）初始 SC 框架　设计模块结构的上层，把 DFD 映射到系统模块结构。如果是变换型，确定变换中心和逻辑输入、逻辑输出的界线，映射为变换结构的顶层和第一层；如果是事务型，确定事务中心和加工路径，映射为事务结构的顶层和第一层。如图 9-25 和图 9-26 所示。

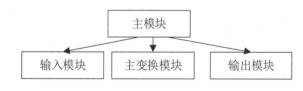

图 9-25　变换型的初始 SC 图示例

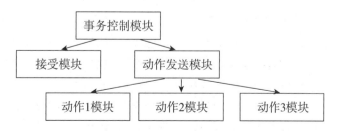

图 9-26　事务型的初始 SC 图示例

目前有两种方法开发结构图：事务分析和变换分析。事务分析使用作为输入的系统流程图和事件表建立树型结构的顶端模块，即产生主程序的主模块和第一层被调用模块。变换分析使用作为输入的数据流片段去建立子树，程序中的每个事件建立一棵子树。每棵子树的主模块对应于主程序结构图的第一层分支。我们将逐一介绍这两种方法。

变换分析：基于数据流图的结构图开发，用来描述输入—处理—输出数据流。变换分析建立在计算机程序将输入数据"转化"成输出信息之上。用变换分析建立的结构图通常有三棵主要的子树：一棵输入子树获得数据，一棵计算子树执行算法，一棵输出子树显示结果。其基本思想是结构图中的叶模块是从数据流图更细化的处理转化而来的，结构图中的中间层的主模块来自中间层处理，即分解得到底层模块的处理过程，结构图的结构直接影响数据流图的层次和嵌套。此外，还必须开发额外的主模块来为结构图提供正确的结构。

如图 9-27 和图 9-28 所示。

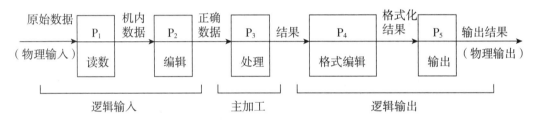

图 9-27　变换型数据流图

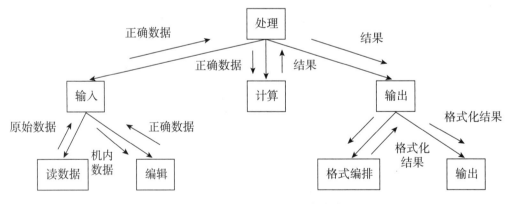

图 9-28　用变换分析由 DFD 导出的结构图

事务分析：基于数据流图的结构图开发，用来描述多种事务类型的处理。事务分析要识别每个独立的事务，这些事务必须由程序支持且必须为每一个单独的事务建立一个分支。实质上说，这个程序至少在最高层有一个简单的用户界面，并允许用户选择一种事务处理方式，然后激活相应的模块来执行这个处理。这个图没有在每个事务处理模块下写出补充的细节，每个按其完成的功能来命名的处理模块都是这些功能子树的主模块。每个子树都是根据该事件的 DFD 片段建立的，在建立过程中，还将用到转化分析。

如图 9-29 和图 9-30 所示。

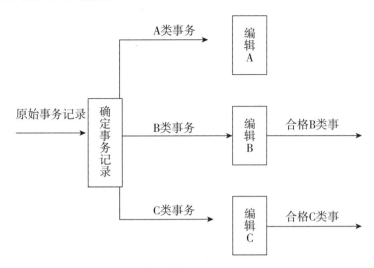

图 9-29　事务处理 DFD 图

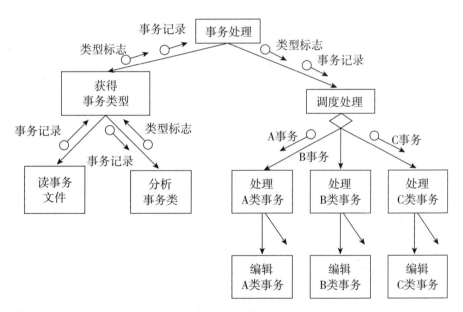

图 9-30　用事务分析得到的系统结构图

前面我们分别讨论了变换分析、事务分析，但实际应用中数据流图并非这么典型，这两种分析往往交替使用，数据流图的某一部分可能是变换型，另一个局部可能是事务性。这时一般以变换分析为主，辅以事务分析。各个系统有不同的特点，初始结构图的设计方法也不同。凡是满足系统说明书要求的结构图都可以作为初始结构图。初始结构图并不能完全反映用户的要求，因此，按数据流图导出的结构图还要参照小说明、查询分析等文档进行调整。

如图 9-31 和图 9-32 所示。

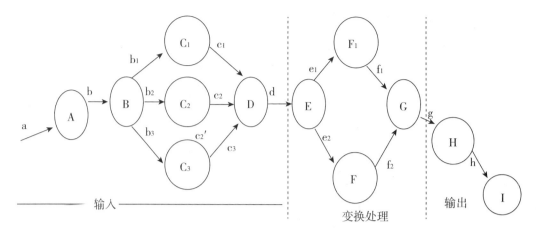

图 9-31　变换型和事务性业务处理图

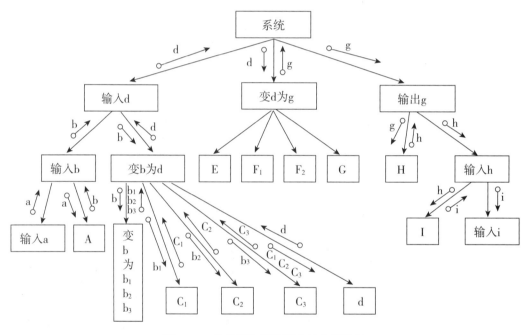

图 9-32　变换型和事务混合转化模块图

（3）分解 SC 各分支　设计出中下层模块结构，基于 DFD 逐步分解高层模块。设计原则：低耦合度、高内聚度；尽可能地采用数据信息作为模块之间联系的媒介，强调以功能划分模块；模块的作用范围应该在控制范围之内；模块的扇入系数尽可能大，高层扇出数较高，中间扇出数较少，低层模块有很高的扇入数；强调系统整体的最优性优于局部的最优性。

5. 描述关键模块功能、接口　模块结构图既可以反映系统整体结构，又能反映系统细节，能准确反映各组成部分（各模块）的功能，以及它们之间的层次及调用关系。通过模块结构图，将系统任务分解为许多模块，可以由不同的设计人员分别承担不同模块的设计和实施任务，便于管理和控制。采用的工具是 IPO 图。

　　模块结构图与数据流图的区别：数据流图着眼于数据流，反映系统的逻辑功能，即系统能做什么；模块结构图则着眼于控制层次，反映系统的物理模型，即如何逐步实现系统的总功能。模块结构图与数据流图的联系：模块结构图的控制是以数据流程为依据，根据数据流图规定的功能来设计出一套实现办法，是总体设计阶段的任务。

　　模块间的信息联系称为模块的耦合，表现了模块的外部特征，反映出模块之间连接的紧密程度。模块的耦合有非直接耦合、数据耦合、标记耦合、控制耦合、外部耦合、公共模块、内容耦合。

　　模块内部自身功能的内在联系称模块内聚，也称为模块内部紧凑性，是用以衡量模块内部自身功能的内在联系是否紧密的指标。模块内聚有偶然内聚、逻辑内聚、时间内聚、过程内聚、通信内聚、顺序内聚、功能内聚。

　　耦合是指程序中一个模块与其他模块间的相关程度。我们的目标是使模块尽可能相互独立。一个独立的模块可以在任何环境下执行。它有一个严格定义的接口，包括一些预先定义好的数据域。模块会在这些预先定义好的数据域中传回结果。模块无须知道有哪个模块会调用它。实际上，它可由任何其他模块调用，只要其他模块与这个模块的输入输出数据结构相符合即可。仅有简单的数据耦合是最好的耦合。换句话说，当调用模块时，有一个特定的数据项传过去，然后执行这个模块并返回一个输出数据项。这类模块可以在需要执行该功能的其他结构图中复用。

　　内聚指在一个完成良好任务的模块中的所有代码的凝聚程度。具有高度内聚的模块只执行一个单一的功能。模块中的所有指令都是这个功能的一部分，都是为这个功能服务的。低内聚的模块可以完成多个、松散关系的功能。

　　值得注意的是，耦合及传递的特定数据项的数量可以很好地表示模块的内聚程度。执行一个单一任务的模块往往是高内聚的，因为所有的内部代码使用同样的数据项。低内聚的模块往往有高耦合，因为相互有松散关系的任务经常对不同的数据项进行操作。因而，低内聚的模块经常由上层模块传递一些相互联系不大的数据项。

　　6. 信息系统流程设计　系统流程图是对组成一个完整系统的各计算机程序、文件、数据库，以及相关手工过程的表示。根据一些相似的特点把处理过程分为程序组和子系统，这些相似的特点可以是时间间隔相同（如按月执行的处理）、存取数据相同（如更新员工信息的所有处理）、用户相同（如生成市场部报表的所有处理）等。这样产生的程序组和子系统有数据流、控制流、永久存储数据间的交互等复杂的依赖关系。系统流程图标出了整个系统的文件、程序及人工处理部分。

　　7. 信息系统平台设计　信息系统平台涉及包括网络设计、物理设备设计、软件平台设计等。

　　网络设计：信息系统一般都是集成式、综合性的系统，网络把系统的各个部分连接到一起以形成一体化系统，网络在系统设计中占有很重要的地位。网络设计主要包括网络需求分析、网络结构设计和网络详细设计三部分内容。

　　物理设备设计：信息系统还包括大量的计算机和相关信息设备等物理设备，根据需要正确地选择物理设备也是平台设计的一个主要内容。

软件平台设计：软件平台是信息系统开发和运行所需的集成软件系统。设计和选择高效、实用、方便、功能齐全的软件平台，对信息系统开发有着十分重要的意义。目前，可供选择的软件平台很多，软件平台设计就需要系统分析员根据实际开发的需要，充分考虑各种软件平台的性能和适应范围，并结合开发队伍对软件平台的使用经验，选择出有效的软件平台。

8. 信息系统拓扑结构设计　信息系统的软件结构是由信息系统软件的各子系统按照确定的关系构成的结构框架。子系统是对软件分解的一种中间形式，也是组织和描述软件的一种方法。由多个子系统构成信息系统软件，每一个子系统又包括多个模块和接口。软件结构设计是把软件分解成多个子系统，并确定出由各子系统及其接口构成的软件结构。

信息系统拓扑结构设计需要确定信息系统的节点和节点的结构。节点是信息系统中一个在逻辑分布上相对独立的处理实体，一个节点一般要包括一台独立的计算机和外围设备。节点可以是人机交互的客户机，也可以是业务管理、数据库管理、Web 管理的服务器。

二、数据库设计

数据库设计是从用户需求和系统观点设计数据概念模型、逻辑模型和物理模型以优化数据管理，提供对应用程序透明的数据结构和应用程序设计，降低数据和应用程序之间的耦合性。数据库设计步骤和内容如下：

1. 需求分析　调查和分析用户的业务活动和数据的使用情况，弄清所用数据的种类、范围、数量及它们在业务活动中交流的情况，确定用户对数据库系统的使用要求和各种约束条件等，形成用户需求规约。需求分析是在用户调查的基础上，通过分析，逐步明确用户对系统的需求，包括数据需求和围绕这些数据的业务处理需求。在需求分析中，通过自顶向下，逐步分解的方法分析系统，分析的结果采用数据流图（DFD）进行图形化的描述。

2. 概念设计　对用户要求描述的现实世界（可能是一个工厂、一个商场或者一个学校等），通过对其中诸处的分类、聚集和概括，建立抽象的概念数据模型。这个概念模型应反映现实世界各部门的信息结构、信息流动情况、信息间的互相制约关系，以及各部门对信息储存、查询和加工的要求等。所建立的模型应避开数据库在计算机上的具体实现细节，用一种抽象的形式表示出来。以扩展实体联系模型（E-R 模型）为例：第一步先明确现实世界各部门所含的各种实体及其属性、实体间的联系及对信息的制约条件等，从而给出各部门内所用信息的局部描述（在数据库中称为用户的局部视图）；第二步再将前面得到的多个用户的局部视图集成为一个全局视图，即用户要描述的现实世界的概念数据模型。

3. 逻辑设计　主要工作是将现实世界的概念数据模型设计成数据库的一种逻辑模式，即适应于某种特定数据库管理系统所支持的逻辑数据模式。与此同时，可能还需为各种数据处理应用领域产生相应的逻辑子模式。这一步设计的结果就是所谓的"逻辑数据库"。

4. 物理设计 根据特定数据库管理系统所提供的多种存储结构和存取方法等依赖于具体计算机结构的各项物理设计措施，对具体的应用任务选定最合适的物理存储结构（包括文件类型、索引结构和数据的存放次序与位逻辑等）、存取方法和存取路径等。这一步设计的结果就是所谓的"物理数据库"。

5. 验证设计 在上述设计的基础上，收集数据并具体建立一个数据库，运行一些典型的应用任务来验证数据库设计的正确性和合理性。一般来说，一个大型数据库的设计过程往往需要经过多次循环反复。当设计的某步发现问题时，可能就需要返回到前面去修改。因此，在做上述数据库设计时就应考虑到今后修改设计的可能性和方便性。

6. 运行与维护设计 在数据库系统正式投入运行的过程中，必须不断地对其进行调整与修改。

三、界面与其他设计

完成体系结构设计和数据设计之后，设计阶段的工作还有代码设计、接口设计（界面设计、功能分解图）、输出输入设计（界面设计、TFD 的报表、各业务过程等）、过程设计（数据处理设计、DFD）。其依据是控制流程图、状态转移图、状态规格说明书、处理过程规格说明书。

1. 代码设计 代码（编码）是有序化、唯一化、规范化和标准化客观实体的标识。代码可分为数字型、字母型和混合型。代码设计是对系统中信息的编码。代码设计（数据编码）是由字母、数字或特殊字符组成的一组编码序列，是用来标记和描述信息系统中的有关事物的。常用的有顺序码、特征码、类型码和混合码 4 种类型的数据编码。

（1）顺序码 顺序码是按照事物的时间顺序所进行的编码。

（2）特征码 特征码是按照事物的某一方面的固有特征所具有的顺序进行的编码。

（3）类型码 类型码是对一组具有相同特性的事物赋予的统一编码。

（4）混合码 混合码是可以表示事物多种特征的编码。身份证号就是混合码，它可以反映一个人所在的省、县、乡，出生日期，性别及在同一个乡中的顺序编码号等特征。

2. 界面设计 界面设计（UI）是对用户与系统之间进行交互所采用的方式、途径、内容、布局及结构的总称，用户界面也叫人机界面、人机接口、人机输入输出或人机交互界面等。

接口的目的是提供应用程序与开发人员基于某软件或硬件得以访问一组例程的能力，而又无须访问源码，或理解内部工作机制的细节。应用程序编程接口（API）是一些预先定义的函数。

输入输出设计的主要任务有用户与系统的接口、用户图形界面、报表等。输入界面是用户向系统输入信息的人机界面；输出界面是系统向用户展示信息、功能和作用的人机界面；输入输出界面是同时能够进行输入、输出处理的混合界面，用户界面更多的是混合型的输入输出界面。输入和输出可以分为系统界面和用户界面两类。除此之外，用户界面还涉及人机交互方式、人机交互流程、输入输出设备和媒体等内容。

从物理意义、感官意义和概念意义上来说，用户界面都是用户开始使用系统时所获得的全部内容。对用户而言，用户界面就是系统。用户使用系统（系统模型）所必需的知识包括与对象相关的信息和系统可用功能的信息，即与系统分析员在系统分析阶段辛苦得来的需求模型相关的信息。

界面设计是人与机器之间传递和交换信息的媒介，包括硬件界面和软件界面，是计算机科学与心理学、设计艺术学、认知科学和人机工程学的交叉研究领域。近年来，随着信息技术与计算机技术的迅速发展、网络技术的突飞猛进，人机界面设计和开发已成为国际计算机界和设计界最为活跃的研究方向。

人机界面设计涉及以下内容：人机界面的定义、起源、发展、研究内容及发展趋势；人机界面设计中认知心理学、人机工程学，人机界面的艺术设计、色彩设计等；硬件人机界面的设计风格、人文关怀等；软件人机界面的形式与标准、软件人机界面设计、Internet 网页界面设计、图标设计等；人机界面设计评价与可用性测试；新交互技术及展望，介绍了多通道用户界面、下一代人机界面展望及附录。

软件用户界面是指软件用于和用户交流的外观、部件和程序等。如果经常上网的话，会看到很多软件设计很朴素，看起来给人一种很舒服的感觉；有些软件很有创意，能给人带来意外的惊喜和视觉的冲击；而相当多的软件页面上充斥着怪异的字体，花哨的色彩和图片，给人制作粗劣的感觉。软件界面的设计既要从外观上进行创意以达到吸引眼球的目的，还要结合图形和版面设计的相关原理，使得软件设计变成一门独特的艺术。

通常来说，企业软件用户界面的设计应遵循以下几个基本原则：

（1）用户导向原则　信息系统首先要明确到底谁是使用者，要站在用户的观点和立场上来考虑设计软件。要做到这一点，必须要和用户沟通，了解他们的需求、目标、期望和偏好等。

（2）KISS（keep it simple and stupid）原则　KISS 原则就是简洁和易于操作是网页设计的最重要原则。

（3）视觉平衡　设计时，各种元素（如图形、文字、空白）都会有视觉作用。根据视觉原理，图形与一段文字相比较，图形的视觉作用要大一些。另外，按照中国人的阅读习惯是从左到右、从上到下，因此视觉平衡也要遵循这个习惯。

（4）和谐与一致性　通过对软件的各种元素（颜色、字体、图形、空白等）使用一定的规格，使得设计良好的页面看起来应该是和谐的。或者说，软件的众多单独页面应该看起来像一个整体。软件设计上要保持一致性，这又是很重要的一点。一致的结构设计，可以让浏览者对软件的形象有深刻的记忆；一致的导航设计，可以让浏览者迅速而又有效地进入软件中自己所需要的部分；一致的操作设计，可以让浏览者快速学会在整个软件的各种功能操作。

3. 过程设计　系统流程图和结构图，提供了整个系统的结构和每个程序的内部结构。设计的另一个需求是描述每个模块的内部逻辑，一般有三种方法来描述：流程图、结构化英语和伪码。这三种方法在描述算法的逻辑上是相等的。流程图是通过使用方框、直线来描述程序逻辑的可视化方法。过程设计是采用程序流程图、盒图（N-S图）、问题分析图（PAD）、过程设计语言（PDL）、判定表等设计结构图最低层模块的内部逻辑。图9-33为预约挂号"现场确认"的程序流程图。

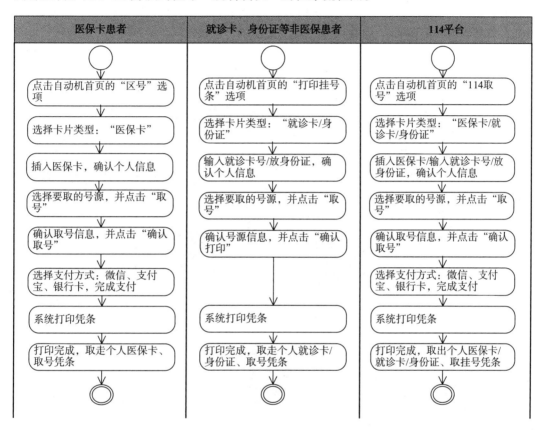

图9-33　预约挂号"现场确认"的程序流程图

📄 **本章小结**

　　一方面，系统分析是应用系统思想和方法，把复杂的对象分解成简单的组成部分，找出这些部分的基本属性和彼此间关系的过程。结构化分析方法的基本思想是"自顶向下，逐层分解"，主要工作是围绕组织结构、业务流程和数据流程进行重点分析，用数据流图、数据字典和处理逻辑说明工具构建新系统的逻辑模型，形成系统分析报告。另一方面，系统设计是根据新系统逻辑模型所提出的各项功能要求，结合实际条件，科学、合理地设计出新系统的解决方案，并为系统实施阶段的各项工作准备好必要的技术资料和有关文件。结构化设计主要工作是通过变换映射和事务映射把数据流图变换成软件结构，基于模块设计原则提出软件控制结构，并给出数据库设计、界面设计与其他设计。

　　本章以面向多种预约方式的门诊挂号信息系统为研究对象，着重给出以下模型。结构化业务需求模型：组织目标分析、组织结构图、确定业务、组织／业务关系图、业务功能一览表、业务明细表、实体分析、业务流程图、表格分配图；结构化系统分析模型：系统关联图、列举事件、功能分解图、DFD 片段、系统图、基本图、数据字典、处理逻辑表达、新系统逻辑模型；结构化系统设计模型：信息系统的三层架构、表示层结构图、应用逻辑层和数据访问层结构图、描述模块功能与接口、描述全局数据结构、代码设计、输入输出设计、过程设计。

思考题

1. 如何区分结构化业务需求分析与面向对象业务需求分析？

2. 如何区分结构化信息系统分析与面向对象信息系统分析？

3. 如何区分结构化信息系统设计与面向对象信息系统设计？

4. 整体上采用面向对象方法，在哪些具体工作任务中如何使用结构化思想、方法与工具？

思考题答案
要点

扫一扫
测一测

本书模拟
试卷

参考文献 ▷▷▷▷
....

［1］张文学，章新友，周怡，等.医药信息系统建模理论与实践［M］.北京：中国中医药出版社，2018.

［2］胡建平.医院信息系统功能设计指导［M］.北京：人民卫生出版社，2018.

［3］尚文刚.医院信息系统教程［M］.2版.北京：科学出版社，2022.

［4］李其铿，闫杰.医院信息系统及应用［M］.杭州：浙江大学出版社，2021.

［5］任连仲，陈一君，郭旭，等.HIS内核设计之道——医院信息系统规划设计系统思维［M］.北京：电子工业出版社，2021.

［6］杨富华，陈澜祯.数字化医院信息系统教程［M］.北京：科学出版社，2021.

［7］谭云杰.大象：Thinking in UML［M］.2版.北京：中国水利水电出版社，2012.

［8］科伯恩.编写有效用例［M］.王雷，张莉，译.北京：电子工业出版社，2012.

［9］吕云翔，赵天宇.UML面向对象分析、建模与设计［M］.北京：清华大学出版社，2018.

［10］齐治昌，谭庆平，宁洪.软件工程［M］.4版.北京：国防科技大学，2019.

［11］赵池龙，程努华，姜晔.实用软件工程实践教程［M］.5版.北京：电子工业出版社出版，2020.

［12］王晓敏，崔国玺，李楠，等.信息系统分析与设计［M］.5版.北京：清华大学出版社，2021.

［13］杜娟，赵春艳.信息系统分析与设计［M］.3版.北京：清华大学出版社，2021.

［14］梁昌勇.信息系统分析、设计与开发方法［M］.北京：清华大学出版社，2011.

［15］马费成.信息管理学基础［M］.3版.武汉：武汉大学，2018.

［16］黄梯云，李一军，叶强.管理信息系统［M］.7版.北京：高等教育出版社，2019.

［17］谭跃进.系统工程原理［M］.2版.长沙：国防科技大学，2017.

［18］谭跃进.决策支持系统［M］.2版.北京：电子工业出版社，2015.

［19］陈文伟.决策支持系统教程［M］.3版.北京：清华大学出版社，2017.

［20］李毅，张豫夫.医学信息分析与临床决策支持［M］.北京：北京大学医学出版社，2020.